LEÇONS CLINIQUES

SUR LES AFFECTIONS ULCÉREUSES

DES

ORGANES GÉNITAUX

CHEZ L'HOMME

PROFESSÉES A L'HOPITAL DU MIDI

PAR

R. DU CASTEL

Médecin des Hôpitaux de Paris

RECUEILLIES PAR MM. BERDAL ET CRITZMAN

Internes des Hôpitaux

Revues et publiées par l'auteur

PARIS

OCTAVE DOIN, ÉDITEUR

8, PLACE DE L'ODÉON, 8

——

1891

LEÇONS CLINIQUES

SUR LES AFFECTIONS ULCÉREUSES

DES

ORGANES GÉNITAUX

CHEZ L'HOMME

144

8530-91. — CORBEIL, Imprimerie CRÉTÉ.

LEÇONS CLINIQUES

SUR LES AFFECTIONS ULCÉREUSES

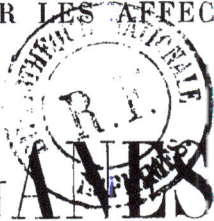

DES

ORGANES GÉNITAUX

CHEZ L'HOMME

PROFESSÉES A L'HOPITAL DU MIDI

PAR

R. DU CASTEL

Médecin des Hôpitaux de Paris

RECUEILLIES PAR MM. BERDAL ET CRITZMAN

Internes des Hôpitaux

Revues et publiées par l'auteur

PARIS

OCTAVE DOIN, ÉDITEUR

8, PLACE DE L'ODÉON, 8

—

1891

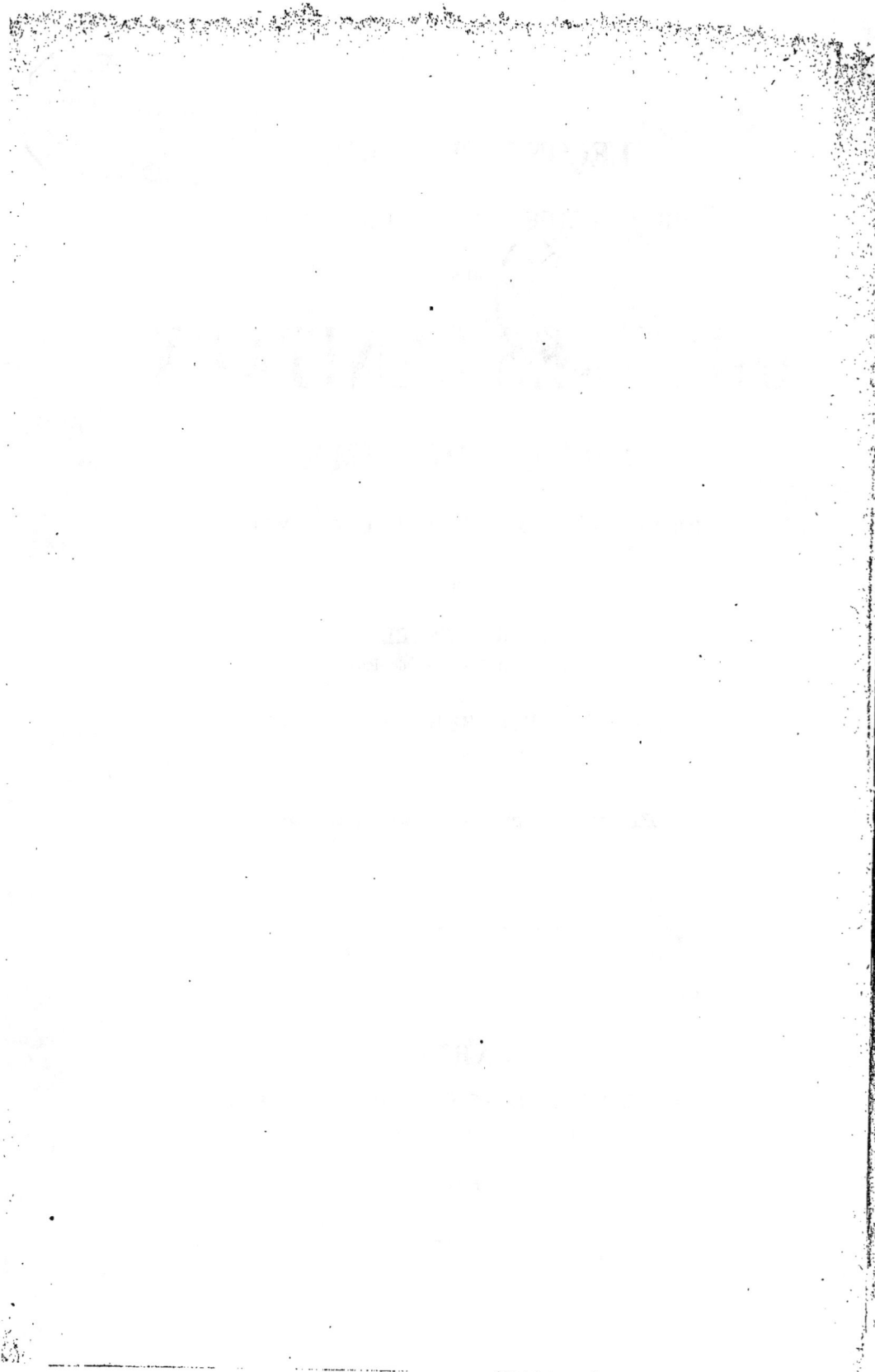

LES AFFECTIONS ULCÉREUSES
DES ORGANES GÉNITAUX

CHEZ L'HOMME

PREMIÈRE LEÇON

CHANCRE SYPHILITIQUE

Introduction.

Ulcération syphilitique initiale : forme, dimensions, nombre, profondeur, couleur rouge et couleur grise, état de la surface, sécheresse, exsudation séreuse et sanguine, bourrelet, indolence.

Induration syphilitique.

Lésions histologiques du chancre; lésions dermiques et épidermiques; leur rôle dans la production des différents caractères de l'induration et de l'ulcération. — Règles à suivre dans la recherche de l'induration. — Caractères et variétés de l'induration.

Proportions relatives de l'induration et de l'ulcération.

Évolution du chancre : papule initiale, incubation, réparation. — Cicatrice consécutive.

Variétés du chancre : chancres érosifs, intertrigineux, ulcéreux, cratériformes; nains et géants; herpétiformes.

Variétés suivant le siège : fourreau, sillon balano-préputial, gland, face interne et limbe du prépuce, frein, méat urinaire, urèthre, pubis, bourses.

Résumé des différents signes du chancre.

Valeur considérable des caractères optiques au point de vue du diagnostic.

, Messieurs,

Mon intention, au commencement des conférences de cette année, est de consacrer plusieurs leçons à l'étude des ulcérations vénériennes des organes génitaux chez l'homme : nous voyons ici défiler chaque jour sous nos yeux un nombre consi-

1

dérable de ces ulcérations ; nulle part ailleurs vous ne sauriez trouver meilleure occasion de les étudier, et il est fort important de savoir les distinguer les unes des autres. Si quelques-unes, telles que le chancre simple, les ulcérations de l'herpès, celles de la balanite, sont des affections purement locales, sans avenir, sans len demain, destinées à disparaître plus ou moins rapidement en laissant l'économie indemne de toute atteinte profonde, d'autres, les chancres syphilitiques, sont l'entrée en matière d'accidents multiples et polymorphes, le commencement de cette maladie si grave qui a nom vérole. Le jour où un malade viendra vous trouver terrifié, comme c'est l'habitude pour les porteurs d'ulcérations génitales, il est nécessaire que vous puissiez l'éclairer sur la nature de l'ulcération qu'il vous présente, ce qui n'est pas toujours facile ; il est nécessaire que vous sachiez distinguer les uns des autres, autant que nos connaissances actuelles le permettent, les ulcérations essentiellement bénignes de la balanite, le chancre simple avec ses menaces locales, le chancre syphilitique avec son pronostic toujours si anxieux malgré ses apparences souvent si bénignes ; il faut que vous puissiez dire à votre malade si oui ou non il va entrer dans la syphilis, cette affection qui, dans ses formes les plus légères, réserve toujours au patient des mois d'ennuis, des années d'angoisses, le maintenant sans cesse dans la crainte d'éruptions capables de trahir son état, le rendant pour longtemps un être inférieur incapable de contracter le mariage, ne le laissant même jamais moralement tranquille ; car, s'il est certain que la plupart des véroles guérissent bien, guérissent complètement, qu'un certain nombre même guérissent rapidement, nul ne peut cependant répondre que la vérole la plus simple et la plus légère à ses débuts, la mieux traitée, ne donnera pas après de longues années de silence quelque témoignage d'une vitalité persistante ; aucun syphilitique n'est sûr, quelque guéri qu'il paraisse, qu'il ne se réveillera pas, après nombre d'années de tranquillité et de repos, atteint d'un de ces accidents quelquefois graves auxquels la classification la plus usuelle donne le nom de tertiaires. Le client, qui vient vous consulter atteint d'une ulcération génitale, connaît souvent toute la gravité des accidents qui peuvent suivre certaines ulcérations génitales et, s'il vous demande de le guérir, il vous demande aussi de lui dire immédiatement si oui ou non il est menacé de la vérole, et c'est pour cela qu'il est de première importance que vous connaissiez bien les ulcérations vénériennes des organes génitaux, pour que vous puissiez délivrer de l'anxiété qui l'oppresse le malade porteur d'une ulcération inflammatoire banale ou d'un chancre simple, et non d'un chancre syphilitique.

Nous commencerons notre étude des ulcérations par celles du chancre syphilitique et du chancre simple, ce sont certainement les ulcères les plus importants des organes génitaux ; ce sont de plus, permettez-moi cette qualification, les enfants de la maison ; c'est, en effet, de cet hôpital du Midi que sont sortis les travaux auxquels nous devons la différenciation exacte de ces deux chancres ; jusqu'à Ricord leur histoire était confondue, et c'est l'illustre chirurgien de l'hôpital du Midi qui jeta les premières bases d'une distinction que ses élèves Bassereau, Fournier, Caby rendirent indiscutable. Étudions les caractères de ces deux chancres tels que ces maîtres éminents nous ont appris à les connaître et puisque, « à tout seigneur, tout honneur, » étudions d'abord le chancre syphilitique ; sa qualité d'accident premier de la vérole vaut bien qu'on s'occupe de lui avant de parler du chancre simple

Le chancre syphilitique, souvent appelé chancre induré, vous verrez tantôt pourquoi, constitue la première manifestation de la syphilis ; on a, dans ces dernières années, fortement critiqué la dénomination de chancre donnée à cet accident de la syphilis : un chancre, pour beaucoup de gens, ne peut être qu'un ulcère rongeur largement destructif ; or, tout autre est, dans la plupart des cas, l'accident initial de la syphilis. C'est une ulcération de peu d'importance, peu ou point douloureuse, sans tendance à l'extension ; c'est parfois, comme le dit le professeur Fournier, un bobo minuscule, indolore, et qui paraît facilement négligeable : aussi est-ce pour beaucoup d'auteurs faire trop d'honneur à un tel accident que de lui donner le nom de chancre. C'est pour cette raison que nombre de médecins, nos voisins d'outre-Rhin en particulier, ont proposé de substituer au nom de chancre celui de sclérose primitive, dénomination qui ne vaut guère mieux que celle de chancre ; car si l'ulcération est généralement peu importante, l'induration peut faire complètement ou presque complètement défaut dans l'accident primitif de la syphilis et ne peut servir à le définir dans tous les cas et dans toutes ses formes.

Si donc il fallait absolument abandonner la qualification de chancre induré ou de chancre syphilitique pour dénommer autrement l'accident initial de la vérole, je vous proposerais plus volontiers de nous rallier à la dénomination d'accident primitif, proposée par quelques auteurs, ou à celle de syphilome primaire, adoptée par mon savant ami, le professeur Leloir (de Lille) ; ces qualifications ont l'avantage, sur celles de chancre induré, de sclérose primitive, de ne se trouver jamais en défaut. Cependant, jusqu'à nouvel ordre, on peut, je crois, laisser l'usage faire loi et nous continuerons, si vous le voulez bien, à appeler indifféremment chancre induré ou chancre syphilitique l'accident initial de la vérole.

L'accident initial de la syphilis peut se présenter sous des aspects fort différents. Voyez d'abord cette énorme masse indurée dont la base repose sur le sillon balano-préputial et dont le sommet se perd dans l'intérieur du prépuce auquel elle enlève son élasticité. C'est un chancre induré du sillon glando-préputial avec sclérose très accentuée, comme il est fréquent de l'observer dans cette région : entraînez le prépuce en arrière du gland, vous verrez cette masse basculer comme bascule le cartilage tarse de la paupière quand vous renversez celle-ci ; saisissez la masse entre les doigts, et elle vous donnera, par sa dureté, par son élasticité, une sensation analogue à celle qu'on éprouve en saisissant un morceau de cartilage ; la consistance et la forme rappellent assez exactement celles du tragus de l'oreille. Ceci est un type d'induration chancreuse.

Voyez maintenant cette vaste ulcération du fourreau, profondément creusée, d'un rouge brun, à fond irrégulier, au-dessous de laquelle il est à peine possible de sentir une légère résistance des tissus ; cette autre ulcération du fourreau, beaucoup plus petite, d'un rouge vif, reposant sur une induration aplatie, dont la forme circulaire et la dureté rappellent assez bien aux dog ts qui la saisissent la sensation que donnerait une pastille ou un bouton de guêtre introduits sous la peau ; cette croûte sèche, minuscule, située sur le gland, et qui laisse voir, quand vous l'avez arrachée, une ulcération rouge brunâtre légèrement saignante et circonscrite par un petit bourrelet saillant : toutes ces ulcérations, malgré leurs différences d'aspect et d'étendue, sont des chancres syphilitiques, la première manifestation de véroles commençantes ; on y retrouve les deux caractères essentiels de la lésion primitive de la vérole, l'ulcération et l'induration : mais ces deux éléments y sont associés, combinés, dans des proportions fort différentes, c'est ce qui rend les aspects si dissemblables. L'aspect du chancre varie en effet beaucoup, suivant que c'est l'ulcération ou l'induration qui prédomine ; mais, dans presque tous les cas, il est possible de retrouver l'une et l'autre avec ses caractères spéciaux qu'il faut bien connaître pour savoir les retrouver dans les cas difficiles où ces caractères atténués ne frappent pas à première vue. Apprenons donc à bien voir ce qu'on doit voir, l'ulcération avec ses caractères optiques ; à bien sentir ce que l'on doit toucher, l'induration avec ses caractères tangibles ; nous étudierons ensuite les principales combinaisons de ces deux symptômes.

Ulcération syphilitique initiale. — La forme habituelle de l'ulcération chancreuse est arrondie, remarquablement circulaire, on pourrait souvent dire mathématiquement circulaire ; la configuration spéciale des parties sur lesquelles l'accident s'est développé peut modifier cette configuration naturelle ; dans le fond du sillon balano-préputial, vous verrez souvent le chancre se couper en deux moitiés, l'une située sur le gland, l'autre à la face interne du prépuce, moitiés susceptibles de se superposer exactement : c'est le chancre en volet. Dans cette même région, certains chancres érosifs s'allongent indéfiniment, occupent une étendue considérable de ce sillon, peuvent en faire le tour presque complet, formant de vastes érosions superficielles qui sont facilement confondues avec de simples ulcérations inflammatoires. Au niveau des plis de la peau ou des muqueuses, à l'orifice du prépuce, par exemple, le chancre se modèle sur les plis de la région, affecte une disposition allongée et se présente sous la forme d'une fissure ou d'une raghade aux deux moitiés symétriques plus ou moins perdue au milieu des plis de la peau.

Les dimensions de l'ulcération chancreuse ne dépassent en général pas celles d'une pièce de vingt ou de cinquante centimes ; elles peuvent être infiniment moindres, c'est ainsi qu'il existe des chancres nains nettement caractérisés dont la surface égale à peine ou n'égale point celle d'une lentille ; dans d'autres cas, au contraire, l'ulcération, sans être encore phagédénique, a des tendances envahissantes très prononcées, elle est serpigineuse et devient fort étendue ; vous pouviez voir, il y a quelque temps, dans notre service, un chancre érosif qui avait envahi presque toute la surface du gland et s'étendait au loin sur le fourreau.

L'ulcération syphilitique est habituellement unique ; mais les cas ne sont pas rares où l'on peut constater deux, trois et même un plus grand nombre de chancres sur le même sujet ; il ne faut donc pas trop se hâter de conclure de la multiplicité des chancres à la nature non syphilitique de l'accident, comme je le vois faire facilement par ceux d'entre vous qui arrivent ici plus riches en données théoriques qu'en expérience clinique.

L'ulcération chancreuse est une ulcération superficielle, sans tendance à l'extension en profondeur ; c'est une érosion plutôt qu'une ulcération ; dans l'immense majorité des cas, cette ulcération est sensiblement de niveau avec les parties environnantes, quelquefois même elle est surélevée au-dessus d'elles par suite de l'épaississement du derme ; il est rare que le processus destructif soit assez accusé pour qu'il y ait formation d'une véritable excavation.

Dans les cas ordinaires, on pourrait dire normaux, la transition du fond de l'ulcération aux parties saines de la peau se fait par une pente douce, presque insensible ; il en résulte une dépression creusée pour ainsi dire à l'évidoir ; nulle description ne saurait donner une idée aussi exacte de la conformation générale de l'ulcération que la comparaison que l'on a établie entre la cavité d'un godet et celle du chancre; l'ulcération syphilitique typique est, d'une manière frappante, une ulcération en godet.

La couleur du chancre est une des propriétés les plus importantes à connaître ; elle est, en effet, pour ainsi dire pathognomonique et constitue une des bases les plus certaines du diagnostic ; cette coloration présente une couleur fondamentale rouge, une couleur annexe grise. La couleur fondamentale de l'ulcération chancreuse, particulièrement sur la peau, est d'un rouge très accusé, plus ou moins foncé, pouvant tirer sur le marron ; cette rougeur a été comparée à celle du cuivre rouge, de la viande crue, à la tranche d'un jambon fumé (Hardy) ; cette dernière comparaison est peut-être la plus exacte ; elle se rapproche, en tout cas, davantage de la vérité que celle qu'on a voulu établir avec la couleur du cuivre, dont la rougeur n'a jamais le ton du chancre. L'aspect général est éclatant et donne à l'ensemble de l'ulcération une couleur tellement spéciale que toutes les comparaisons ne sauraient en donner une idée vraiment exacte ; il y a là une couleur, un ton tout particuliers qui n'ont leur semblable dans aucune autre lésion de l'économie et qui paraissent dus à la structure et à la vascularisation spéciale du tissu chancreux. La couleur grise est due à la production à la surface du chancre d'une pellicule d'un gris sale rappelant l'aspect des membranes diphthéritiques ou celui du vieux lard qui commence à rancir ; cette pellicule peut se rencontrer au niveau des muqueuses du gland ou du sillon balano-préputial et sur la peau du fourreau, peut-être plus fréquemment sur les premières ; son développement est souvent assez prononcé pour qu'on puisse la détacher avec une spatule ; on voit alors apparaître au-dessous d'elle la couleur rouge qu'elle masquait. Cette pellicule n'est habituellement pas assez étendue pour masquer complètement la couleur rouge du chancre, il est fréquent de rencontrer les couleurs rouge et grise associées et différemment mélangées à la surface d'un même chancre : une combinaison très commune, qui a particulièrement appelé l'attention, est celle dans laquelle les couleurs rouge et grise se trouvent concentriquement disposées; la grise forme un disque central que la rouge encadre en formant autour d'elle un anneau complet; cette disposition systématisée des deux couleurs a reçu le nom de chancre en cocarde.

Dans un certain nombre de cas, la couleur grise forme encore la couleur fondamentale du chancre, la rouge s'associe à elle sans former des figures régulières comme dans le cas précédent, elle se présente sous forme de points rouge foncé irrégulièrement disséminés au milieu de la couche grise; il en résulte un piqueté rouge marron sur fond gris, un chancre gris pointillé de rouge.

A la suite d'irritations répétées ou violentes, le chancre subit quelquefois une destruction ulcéro-caséeuse et l'ulcération peut prendre un aspect pultacé, mais c'est là une déviation du type normal.

La surface du chancre est égale ; elle peut être lisse; mais, dans la plupart des cas, elle est finement granuleuse ; je vous ai fait souvent remarquer ce caractère parfois tellement accusé que je n'hésitais pas à comparer le fond de l'ulcération chancreuse à la surface de section d'un poumon en état d'hépatisation, rapprochant les deux formes rouge ou grise du chancre des deux variétés rouge ou grise de l'hépatisation pulmonaire.

L'aspect de l'ulcération est souvent vernissé, luisant, et cet état brillant me semble dû en grande partie à la sécheresse même de la surface ; car c'est là encore un des phénomènes propres à l'érosion chancreuse qu'il ne se produise pas ou qu'il se produise fort peu de sécrétion à sa surface. Le chancre ne suppure pas, ou il suppure infiniment peu; il ne laisse ordinairement écouler qu'un peu de sérosité claire, transparente, ambrée, qui ne devient louche, grisâtre, légèrement purulente que dans les cas où le chancre a été soumis à une irritation artificielle. Cet état de sécheresse habituelle du chancre est une de ses caractéristiques ; le professeur Leloir (de Lille) a montré qu'en pressant un chancre syphilitique entre les deux doigts, c'est à peine si l'on augmente l'humidité de sa surface ; si on soumet au même mode d'exploration une ulcération d'autre nature, celle par exemple qui succède à une vésicule d'herpès, on voit très rapidement perler à la surface de celle-ci, sous forme de gouttelettes, une sérosité abondante. Il y a dans ce signe de l'*expression du suc*, un élément de diagnostic qu'il ne faut pas négliger dans les cas douteux.

Le liquide fourni par la surface du chancre laisse voir, à l'examen microscopique, quelques globules de pus, des granulations fines protéiques ou graisseuses, des cellules cornées et des cellules du corps muqueux de Malpighi en voie de destruction ; il renferme encore des productions végétales ou vibrionniennes, très abondantes surtout le jour de l'arrivée du malade à l'hôpital, avant que le chancre ait été soumis à aucun nettoyage et à aucun pansement (Cornil). Vous pourrez aussi rencontrer ce bacille que Lustgarten a considéré comme la caractéristique des lésions syphilitiques et comme le microbe causal de la syphilis ; vous me permettrez de ne point m'attarder à son étude, car la spécificité de ce bacille est aujourd'hui plus que discutée ; et ceux d'entre vous qui désireront être édifiés sur son peu de valeur, n'ont qu'à lire les justes critiques du professeur Cornil et de M. Alvarez.

Le professeur Leloir et mon collègue Balzer ont insisté sur ce fait qu'on ne rencontre dans le liquide recueilli à la surface du chancre induré, ni débris de tissu conjonctif, ni fibres élastiques, éléments qu'il est de règle de trouver dans les liquides recueillis à la surface de la chancrelle dont la tendance ulcéreuse est beaucoup plus accusée et qui ne consiste pas en une simple érosion comme le chancre, mais s'accompagne au contraire toujours d'une destruction plus ou moins profonde du derme. L'examen du liquide fourni par la surface d'un chancre (signe du raclage de M. Leloir) pourra donc être d'un grand secours ; mais il faut savoir que des débris conjonctifs, des fibres élastiques peuvent se rencontrer dans le liquide recueilli à la surface d'un chancre syphilitique, quand l'ulcération s'est approfondie et creusée à la suite d'irritations extérieures.

Les liquides sécrétés à la surface du chancre peuvent, dans les parties découvertes du fourreau et du gland, se concréter en une croûte plus ou moins épaisse, irrégulière, de couleur brunâtre, peu adhérente aux surfaces sous-jacentes ; quand on détache cette croûte, on découvre au-dessous d'elle l'ulcération chancreuse avec les caractères que je vous ai déjà fait connaître ; entre la croûte et l'ulcération, il y a souvent interposition d'une petite couche de sérosité transparente ; au moment de l'arrachement de la croûte il se produit un léger écoulement sanguin ; de toute la surface du chancre, on voit perler un sang foncé, couleur rouge brun, qui recouvre bientôt la surface de l'ulcère ; cette petite hémorrhagie a dans son allure quelque chose de particulier et se rattache à la vascularisation spéciale du tissu chancreux dont elle est manifestement une conséquence ; elle peut constituer une présomption de plus, en cas de diagnostic douteux.

Quand on examine avec soin comment se fait la transition entre le tissu érodé et le tissu sain, on constate souvent, à la jonction des deux, un léger bourrelet dû à l'épaississement des tissus à ce niveau, une mince surélévation en dos d'âne, ce que vous m'entendez quelquefois appeler un mur de circonvallation et qui mériterait plutôt le nom de talus. Il est tout à fait exceptionnel qu'on ne remarque à la limite de l'ulcération ce petit bourrelet en dos d'âne dont la face correspondant à l'ulcération présente souvent une couleur d'un rouge vif; ce bourrelet n'est que la traduction à l'œil de l'épaississement de l'épithélium et des papilles du derme dont l'histologie montre l'existence au pourtour de l'érosion ; là est sa raison anatomique. Ce bourrelet a une certaine importance parce qu'on ne le rencontre pas dans les érosions non syphilitiques du derme.

L'ulcération syphilitique est absolument indolente ; elle n'est le siège d'aucune douleur spontanée, d'aucune sensibilité spé-

ciale à la pression et aux frottements ; elle ne devient douloureuse que dans les cas où sa surface est soumise à des causes
d'irritation relativement puissantes ou répétées, pansements
intempestifs, frottements répétés.

En résumé l'ulcération syphilitique est habituellement une
érosion plutôt qu'une ulcération ; sa couleur fondamentale est
rouge, mais elle peut être masquée par une pellicule grisâtre,
par une membrane diphthéroïde due à l'altération vésiculeuse
des cellules épithéliales (Leloir).

Sa forme normale est remarquablement circulaire ; elle est
quelquefois modifiée par les dispositions anatomiques de la
région dans laquelle le chancre s'est développé ; elle devient
allongée, fissuraire.

La cavité de l'ulcération est une cavité en pente douce, en
forme de godet, creusée pour ainsi dire à l'évidoir, dont la surface est très finement granuleuse surtout au niveau de la peau.

Les bords sont, dans la plupart des cas, limités par un léger
bourrelet en dos d'âne se continuant en pente douce : d'un côté,
avec l'ulcération ; de l'autre, avec la peau normale.

La surface de l'ulcération ne fournit qu'une sécrétion fort rare,
ne renfermant de fibres conjonctives ou élastiques, que dans
les cas où l'érosion est devenue ulcération à la suite d'irritations
extérieures ; la sécrétion de la surface du chancre est susceptible de se concréter en une croûte brunâtre qui masque la surface de l'ulcération : Il se produit facilement au niveau de celle-
ci un écoulement sanguin ; un sang foncé et brunâtre sort à la
fois de nombreux points de la surface.

Induration syphilitique. — L'induration joue un rôle si important dans l'histoire du chancre syphilitique qu'elle a servi à
établir sa dénomination de chancre induré : il est vrai que, dans
quelques cas, cette induration peut faire défaut ou être difficilement perceptible pour un doigt qui n'est pas particulièrement
exercé ; mais on peut dire que ces faits sont de beaucoup les
plus rares, et que les cas sont exceptionnels dans lesquels une
main exercée ne peut en retrouver au moins quelque trace.

Cette induration n'est autre chose que la perception par le

doigt de la résistance toute particulière du tissu de nouvelle formation qui constitue le chancre, tissu dû à des altérations du derme que nous connaissons aujourd'hui grâce à l'histologie, et dont la connaissance nous a permis de saisir l'origine anatomique des différents caractères du chancre.

Aussi, avant d'aller plus loin, avant de passer à l'étude de l'induration syphilitique, ce ne sera pas, je crois, temps perdu de faire une incursion dans l'étude de l'anatomie pathologique de la lésion primitive de la syphilis; nous recueillerons dans cette incursion quelques données qui vous serviront à mieux comprendre la raison d'être, le pourquoi des faits que je vous ai exposés dans la précédente leçon et de ceux qu'il me reste encore à vous faire connaître.

On trouve dans le chancre des altérations du derme et des altérations de l'épiderme.

Les lésions du derme consistent en une infiltration des faisceaux conjonctifs par des cellules embryonnaires, qui sont accumulées surtout au pourtour des vaisseaux : les cellules conjonctives sont gonflées, hypertrophiées; les parois artérielles et veineuses sont souvent épaissies, sclérosées; l'adventice et les autres tuniques sont infiltrées par des cellules embryonnaires, l'endothélium tuméfié occasionne un rétrécissement plus ou moins prononcé du canal vasculaire, parfois son oblitération totale; c'est l'endartérite oblitérante syphilitique aiguë de Unna; au milieu de ces modifications pathologiques, les fibres du tissu conjonctif, les fibres élastiques sont peu ou ne sont pas altérées; l'ensemble des modifications du derme indique une affection à tendances plutôt organisatrices que destructives.

Du côté de l'épiderme, les lésions varient suivant qu'on les considère au milieu ou sur les bords du chancre.

Sur les bords, il y a hypertrophie de l'épiderme, du corps muqueux de Malpighi en particulier et de ses prolongements interpapillaires, parfois il y a une hypertrophie de la couche granuleuse dont les cellules sont plus riches en éléidine.

Dans les parties centrales, on trouve une dégénérescence vésiculaire des cellules ; celles qui sont situées au-dessous de la

couche cornée de la peau sont transformées en d'énormes vésicules qui, à un moment donné, s'ouvrent les unes dans les autres ;
il en résulte une cavité anfractueuse, cloisonnée, dans l'intérieur
de laquelle on trouve, au milieu d'un liquide transparent, des
cellules migratrices venues des vaisseaux voisins (Leloir).

Les modifications du derme et de l'épiderme commandent
l'aspect du chancre, déterminent ses caractères optiques : la couleur rouge résulte de l'état particulier du derme traversé par des
vaisseaux sclérosés et congestionnés, infiltré de cellules embryonnaires ; la couleur grise relève, au contraire, de l'intensité
plus ou moins grande de la prolifération épithéliale, de l'abondance plus ou moins grande de la desquamation ; la chute facile,
la destruction de l'épithélium, donnent naissance au chancre
rouge par la mise au jour de la coloration du derme ; le développement excessif de la couche épithéliale, le manque de desquamation, à la coloration grise.

La dégénérescence vésiculeuse des cellules paraît, dans quelques
cas, agir aussi d'une façon très marquée sur les premières phases
du développement du chancre, sur la lésion initiale. Dans le plus
grand nombre des faits, ce paraît être une papule qui constitue
cette lésion initiale, c'est à une papule que succède directement
l'ulcération chancreuse ; chez un certain nombre de malades, cependant, en particulier sur la peau, dans les premiers temps du
développement de l'accident initial de la syphilis, le liquide épan-
ché dans l'interstice des cellules épidermiques altérées peut
ne pas arriver à forcer la résistance de la couche cornée, et s'ac-
cumuler au-dessous d'elle : il en résulte la production d'une
vésico-pustule ; c'est la variété pustuleuse du chancre, état tran-
sitoire, du reste, car une telle vésicule ne tarde pas à se rompre
ou à sécher ; elle est remplacée par une croûte qui tombe rapidement.

Dans le chancre constitué, les lésions dermiques paraissent
commander, en même temps que la couleur, l'induration, ce signe
si important pour le diagnostic, dont nous allons faire maintenant l'étude.

Pour rechercher et bien apprécier l'induration, pour bien saisir les sensations auxquelles elle donne lieu et ne pas les laisser échapper dans les cas difficiles, je ne saurais vous donner meilleur conseil que de suivre les règles formulées par le professeur Fournier dans ses *Leçons sur la syphilis*. Voici ces règles :

Pratiquer le toucher du chancre en faisant mouvoir les doigts parallèlement aux téguments, ou, ce qui revient au même, dans la direction du plan du chancre.

Saisir le chancre aux extrémités mêmes d'un de ses diamètres, tout près de sa circonférence. Placés à distance des bords de l'ulcération, les doigts n'auraient qu'une sensation viciée et émoussée par l'interposition des parties saines.

Saisir le chancre superficiellement, comme si l'on voulait le soulever, le détacher, pour ainsi dire, des parties sous-jacentes : c'est la seule façon de bien isoler le chancre des tissus qui le supportent et d'en apprécier la résistance propre.

Exercer sur le chancre une certaine pression, d'une extrémité à l'autre d'un de ses diamètres, en recherchant si dans cet effort d'opposition des doigts, on perçoit une résistance anormale ; c'est cette résistance qui constitue l'induration syphilitique.

En procédant de la sorte, il sera tout à fait exceptionnel que vous ne sentiez pas au-dessous du chancre une masse dure, résistante plus ou moins accusée ; c'est la plaque d'induration caractéristique du chancre ; cette plaque déborde dans une plus ou moins grande étendue les limites de l'ulcération, elle tranche très nettement, par sa résistance élastique, sur la consistance des tissus environnants.

La plaque d'induration est à la fois ferme et élastique, sa consistance ne rappelle en aucune façon celle de l'œdème et des infiltrations inflammatoires ; elle donne, suivant son épaisseur, la sensation d'une lamelle de cartilage, de carton, de parchemin introduite sous la peau.

Pour ne citer que quelques exemples de ce qui se passe sur les organes génitaux de l'homme, l'induration, sur le fourreau, donne au-dessous des chancres très étendus et creusés la sensation d'une mince lamelle élastique ou d'une feuille de parchemin doublant

l'ulcération; avec les chancres petits, elle est souvent plus prononcée et revêt une forme circulaire et aplatie donnant aux
doigts qui la palpent une sensation analogue à celle que fournirait une pastille ou un bouton de guêtre introduit sous la peau.
L'induration des chancres du sillon glando-préputial est souvent
très accusée, se présentant tantôt sous forme de nodules, tantôt
sous forme de nappes pouvant occuper le fond du sillon balano-
préputial, ou s'étendre très loin dans l'épaisseur du prépuce,
auquel elle enlève son élasticité et sa souplesse, c'est donc sous
un double aspect que l'induration peut se présenter, tantôt elle
se présente sous la forme d'une nodosité plus ou moins volumineuse (induration noueuse, calleuse), tantôt sous la forme d'une
lamelle mince et aplatie, qui s'étale en surface au-dessous de
l'ulcération (induration lamelleuse, parcheminée, papyracée).

Quelle que soit la forme que l'induration affecte, ses limites sont
très nettes, abruptes; elles ne se confondent jamais d'une façon
progressive et insensible avec celles des tissus voisins; c'est,
pour ainsi dire, un corps étranger introduit au milieu des tissus
normaux; l'induration cesse brusquement, ce qui permet de la
délimiter facilement des tissus mous dans lesquels elle est enchâssée.

Le professeur Cornil a montré que la disposition et l'importance de l'induration chancreuse, que ses différentes modalités,
dépendaient du mode suivant lequel les différents réseaux vasculaires de la peau avaient été atteints : quand le réseau superficiel, situé en dessous des papilles est seul atteint, l'induration
reste superficielle, peu intense, foliacée, parcheminée; quand le
réseau profond du derme est atteint en même temps que le réseau intermédiaire, l'induration est à la fois superficielle et
profonde; c'est alors qu'elle prend la forme nodulaire et ces
consistances ligneuse, cartilagineuse, parfois si prononcées, si
étendues.

Quand l'induration se présente sous ses formes atténuées, la
constatation en devient difficile, même pour des doigts exercés
à ce genre de recherches, et c'est en pareil cas qu'il faut bien se
rappeler et appliquer avec soin les différents préceptes formulés

par le professeur Fournier; il est bon alors de comparer la sensation fournie par l'exploration du chancre avec celle que vous fournira un point voisin ou un point symétrique des téguments sains exploré de la même façon. Et si, après cette contre-épreuve il vous reste encore quelque doute sur la valeur des sensations que vous éprouvez, un mode d'exploration différent vous permettra quelquefois de saisir une induration qui vous avait échappé par les modes d'exploration ordinaires; vous roulerez entre les doigts la portion de peau ou de muqueuse qui supporte l'érosion chancreuse, et vous pourrez parfois obtenir de la sorte une sensation de résistance qui ne se sera pas nettement révélée par les procédés ordinaires de palpation.(Fournier)

Vous connaissez maintenant, messieurs, les deux éléments caractéristiques du chancre induré, l'ulcération et l'induration; l'ulcération avec sa couleur spéciale, sa forme en godet, ses bords en dos d'âne; l'induration sous ses formes nodulaire et lamelleuse, parcheminée, papyracée, foliacée. Ce n'est que tout à fait exceptionnellement que vous ne rencontrerez pas ces deux lésions associées, dans des proportions fort différentes, il est vrai, mais presque constamment associées; il faut cependant savoir qu'il est des cas où l'une ou l'autre peut faire défaut : l'induration peut exister sans ulcération; plus fréquemment c'est l'inverse qu'on observe et l'ulcération sans induration, pour être moins fréquente chez l'homme que chez la femme, n'est cependant pas absolument rare chez celui-ci : ces chancres sans induration appartiennent presque tous à la classe des chancres érosifs, c'est-à-dire à érosion particulièrement superficielle et ont reçu le nom de chancres épithéliaux, érythémateux, desquamatifs : ces chancres érosifs ressemblent beaucoup aux érosions simples; il est facile de les confondre avec les rougeurs et les ulcérations d'inflammations simples au milieu desquelles elles peuvent être noyées, avec celles de l'intertrigo par exemple, et une erreur de diagnostic est presque excusable en pareil cas : nous reviendrons sur ces chancres peu caractérisés à propos des variétés et du diagnostic du chancre; retenez simplement, pour le moment, que si, dans la plupart des cas, les deux caractères du chancre, ulcération et induration, ressortent très nettement, les cas ne sont pas absolument rares où l'un ou l'autre est atténué au point d'être difficilement perceptible.

Évolution du chancre. — Le chancre, tel que nous venons de le voir, est le chancre dans son état complet de développement; étudions rapidement les phases par lesquelles il passe avant d'arriver à ce complet développement; voyons de quelle manière se fait sa réparation.

Nos devanciers, alors que l'état peu avancé de leurs connaissances leur permettait honnêtement de tenter des inoculations de la vérole, ont pu plus d'une fois constater que la première lésion qui apparaît à la suite de pareille inoculation est habituellement une papule, qui s'ulcère rapidement, laissant à sa place l'ulcération syphilitique. Aujourd'hui que nous connaissons toute la gravité de la syphilis, l'importance des accidents qui peuvent suivre une inoculation syphilitique, accidents que nous ne sommes jamais sûrs d'enrayer, nous ne voudrions pas, nous ne serions, sous aucun prétexte, excusables de tenter une inoculation syphilitique; il n'est cependant pas exceptionnel que nous voyions le chancre tout à fait à ses débuts. Certains sujets, à la suite d'un rapprochement qu'ils ont lieu de croire dangereux, sont pris d'une frayeur extrême, terrifiés, atteints de ce qu'on a appelé la syphilophobie; il n'est plus pour eux un instant de tranquillité; chaque instant, pour ainsi dire, de leur vie, du jour, de la nuit, se passe à contempler leur gland, leur verge, à en scruter tous les coins et recoins pour voir si, dans un point quelconque, rien ne survient qui marque le début de la maladie qu'ils redoutent. Dès qu'ils aperçoivent ou croient avoir aperçu quelque chose d'insolite, d'irrégulier, ils se précipitent chez le médecin, tâchant de lui faire participer leurs craintes. Souvent ces malheureux vous dérangeront pour rien, mais si par hasard leurs craintes se justifient, si la vérole survient chez eux, ils la saisissent à ses débuts et viennent vous la montrer dans les premières heures de son apparition. Ce que la plupart des médecins peuvent constater en pareil cas, c'est l'apparition

2

d'une papule, d'une papule sans caractères particuliers ; quelquefois, mais beaucoup plus rarement, d'une vésicule. Deux fois je me suis trouvé en présence de véroles ainsi débutantes : la première fois ce fut chez un malade, qui la veille, à onze heures du soir avait constaté pour le première fois une petite tache rouge sur la face interne du prépuce ; le lendemain, à dix heures du matin, la petite tache rouge était devenue une petite papule sans caractères tranchés ; je l'excisai et, quelques semaines plus tard, l'apparition d'une roséole intense vint prouver que ce que nous avions excisé était bien un chancre, car nulle part ailleurs il ne s'était montré d'autre lésion qu'on pût considérer comme l'accident primitif de la syphilis.

Un jeune homme de dix-huit ans, vivant dans les mêmes appréhensions, vint me montrer, dix heures après l'avoir vu débuter, une lésion de prépuce qu'il craignait être un chancre ; c'était encore une papule de 2 à 3 millimètres de diamètre, mais dont le centre était déjà déprimé très nettement en godet sans être ulcéré ; en même temps, je constatai, ce que le malade n'avait pas vu, sur le bord gauche du méat, une toute petite papule, grosse au plus comme une tête d'épingle, d'où se détachait une mince squame. J'enlevai le chancre du prépuce, je dis chancre du prépuce, car la forme en godet ne laissait aucun doute sur la nature chancreuse de la lésion préputiale et j'obtins une réunion définitive et immédiate de la plaie d'excision ; mais la papule de l'extrémité du gland devint chancre du méat et la syphilis suivit son évolution régulière.

Vous le voyez, messieurs, la lésion initiale de la syphilis paraît être à ses débuts une papule, beaucoup plus rarement une vésicule ; mais cette papule, cette vésicule, vous les attendrez pendant de longs jours après que le malade s'est exposé à contracter la vérole : il y a entre le moment où le virus a été déposé à la surface du corps, entre le moment où le coït infectant a eu lieu et celui où le chancre se développe, une période de silence où il est impossible de rien constater dans le point qui doit devenir ultérieurement malade ; quelques sujets nous déclareront bien avoir ressenti dans ce point des élancements, une sensation

de cuisson ou de prurit ; mais ce sont le plus souvent les syphi-
lophobes dont je vous parlais tantôt et il n'y a qu'un compte fort
relatif à tenir de leurs dires.

Il y a toujours entre le moment où le malade s'est exposé à
contracter la vérole, et celui où le chancre apparaît, une période de silence pendant laquelle le virus semble sommeiller, pendant laquelle les tissus ne paraissent pas réagir, c'est ce qu'on a
appelé la période d'incubation ; la maladie couve avant de faire
explosion ; aucun indice tout au moins local, aucune modification de l'état général ne permet de prévoir l'imminence de la
maladie grave qui se prépare. Cette période d'incubation varie
dans des limites assez étendues et les statistiques des différents
auteurs ont donné des chiffres fort dissemblables comme limites
extrêmes du temps qui peut séparer l'inoculation syphilitique
de l'apparition du chancre ; ces chiffres auraient pu varier entre
un jour et trois mois : aujourd'hui il semble certain que le chan-
creinduré apparaît le plus souvent de vingt-cinq à trente jours
après le contact dangereux ; on n'admet plus guère qu'il puisse se
montrer moins de dix jours après ce contact, et il semble que les
chiffres inférieurs signalés reposent sur quelque diagnostic erroné,
sur la confusion avec le chancre d'une lésion simultanée et plus
hâtive développée dans le même point que lui. Quant aux incubations à longue durée, elles ont été incontestablement observées
un certain nombre de fois, et la production d'une maladie inter-
currente, d'une maladie fébrile en particulier, d'une fièvre
typhoïde, par exemple, paraît en favoriser la production.

La réparation du chancre commence après un laps de temps
qui varie ordinairement entre un et deux mois après sa naissance. La surface du chancre se couvre de bourgeons charnus,
et son aspect se rapproche de plus en plus de celui d'une plaie
simple ; l'enduit diphthéroïde, s'il existait, disparaît ; la couleur
rouge caractéristique s'atténue progressivement, bien qu'il soit
souvent possible, à un œil exercé, d'en reconnaître encore les
traces au milieu de chancres en plein bourgeonnement de cicatrisation. En même temps, l'induration cartilagineuse se résorbe

et les tissus situés autour de l'ulcération reprennent graduellement leur souplesse normale.

La travail de réparation, pour arriver à son développement complet, à la fermeture de l'ulcération, met en général encore deux ou trois septénaires, ce qui donne à la moyenne des chancres une durée de six semaines à deux mois. Quelques-uns cependant arrivent à parcourir en quelques jours la série de leurs transformations, ayant mis dans leur évolution une telle rapidité, que les malades n'y attachent pas grande importance, ne pouvant croire qu'une lésion qui a évolué avec une telle promptitude, avec une indolence complète, puisse être la première manifestation d'une affection aussi grave que la syphilis ; ils vivent tranquilles jusqu'à ce que l'explosion des accidents secondaires vienne leur ouvrir les yeux et leur procurer un réveil terrible.

La résolution de l'induration cartilagineuse marche d'un pas plus lent que la cicatrisation de l'érosion chancreuse ; aussi sentirez-vous souvent pendant plusieurs semaines, quelquefois pendant plusieurs mois, après que le chancre s'est cicatrisé, une induration persistante sous le tissu de la cicatrice.

Un point fort discuté est de savoir dans quelles proportions un chancre syphilitique laisse ou ne laisse pas à sa suite une cicatrice persistante, des stigmates indélébiles. Les désordres apportés par le chancre dans la nutrition des tissus peuvent-ils s'effacer complètement ? Est-il toujours, ou souvent, possible de distinguer, un certain temps après l'occlusion du chancre, dans la région que celui-ci a occupée, une modification des tissus qui distingue cette région des régions de peau saines qui l'environnent ? Est-il possible de rien trouver qui permette à distance d'affirmer que là un chancre a dû exister et qu'on est en présence d'un ancien syphilitique ?

L'immense majorité des chancres des muqueuses ne laissent à leur suite aucune cicatrice appréciable ; celle-ci, au niveau du gland et de la muqueuse du prépuce, n'est point persistante ; au bout de quelques mois, il est souvent impossible d'en retrouver la trace. Au niveau du fourreau, les désordres occasionnés par le chancre s'effacent plus lentement ; pendant longtemps, ordinairement pendant des années, il persiste, à son niveau, un état lisse de la peau, une surface luisante entourée d'une zone de pigmentation très marquée qui permet à un œil exercé de reconnaître facilement que là un chancre a existé et de faire un diagnostic rétrospectif. Cette pigmentation post-chancreuse s'efface le plus souvent après un certain nombre d'années et disparaît complètement ; chez quelques malades cependant, elle paraît pouvoir persister indéfiniment longtemps ; je voyais, il y a quelques jours, une cicatrice avec couronne pigmentée caractéristique dans le point où un chancre syphilitique s'était développé vingt-cinq ans auparavant.

Dans les cas où le chancre a pris la forme ulcéreuse, soit sur la peau, soit sur les muqueuses, il persiste à perpétuité dans le point que le chancre a occupé une cicatrice déprimée de profondeur en relation avec la profondeur qu'avait acquise l'ulcération ; mais la cicatrice, en pareil cas, ne revêt aucun caractère particulier ; elle ressemble à celle que pourrait occasionner une ulcération de toute autre nature, chancrelleuse, gommeuse ou banale.

Différentes variétés du chancre. — L'aspect du chancre, malgré qu'on y retrouve presque toujours ses deux éléments caractéristiques, induration et ulcération, est loin d'être toujours le même ; il varie considérablement suivant que sont plus ou moins développées les proportions absolues, les proportions relatives de l'ulcération et de l'induration. Il faut bien savoir que dans certains cas, rares il est vrai, l'un ou l'autre des deux éléments peut faire défaut : l'induration peut exister sans ulcération ; plus fréquemment, c'est l'inverse qu'on observe, et l'ulcération sans induration, pour être moins fréquente chez l'homme que chez la femme, n'est cependant pas absolument rare chez celui-ci ; ces chancres sans induration constituent les chancres dits érosifs, ils ont reçu aussi le nom de chancres épithéliaux, érythémateux, desquamatifs. Ces chancres érosifs ressemblent beaucoup aux érosions simples, cependant on y retrouve sou-

vent la rougeur caractéristique et le petit bourrelet de circonvallation que je vous ai signalé comme constituant une des
caractéristiques de l'ulcération chancreuse. La rougeur d'érosions de ce genre peut être noyée au milieu de rougeurs et d'ulcérations de nature inflammatoire simple, de celles de l'intertrigo par exemple (chancre intertrigineux) et alors sa nature
échappe facilement.

L'ulcération chancreuse, au lieu d'être constituée par une
simple érosion superficielle, peut tout au contraire creuser plus
ou moins profondément ; cette tendance à l'ulcération profonde
s'observe surtout à la suite d'irritations répétées de la surface
du chancre ou sous l'influence d'un mauvais état général; il se
produit alors un processus nécrobiotique moléculaire ou massif
rappelant celui qu'on observe dans les périodes avancées de la
syphilis, dans les lésions tertiaires et les gommes ; le fond d'un
tel chancre est facilement pultacé, gangréneux ; les bords deviennent élevés, parfois véritablement taillés à pic; si le processus est très intense, il peut se former des cavités considérables, de véritables cratères (chancres cratériformes); de tels
chancres du sillon peuvent détruire jusqu'au canal de l'urèthre
et donner lieu à la production de fistules urinaires; il est rare
qu'on ne retrouve autour de ces ulcérations profondes l'induration cartilaginiforme; souvent même celle-ci est très accusée.

Le peu de développement de certains chancres, dont les dimensions n'atteignent pas même celles d'une lentille, leur a valu
la qualification de chancres nains ; il en est d'autres qu'on pourrait appeler géants, dans lequel le noyau d'induration est à ce
point volumineux qu'il éveilla plus d'une fois dans l'esprit des
observateurs l'idée d'une tumeur plutôt que celle d'un accident
initial de la syphilis ; il est vrai de dire que de tels noyaux d'induration sont plus communs dans les chancres extra-génitaux
que dans ceux développés sur les organes génitaux.

Certains chancres sont susceptibles, par leur forme spéciale et
insolite, d'induire aisément en erreur un observateur insuffisamment prévenu des déviations considérables que peut subir
le type classique du chancre syphilitique ; ici c'est un groupe-

ment particulier de petits-nodules qui évoque plus facilement l'idée d'un herpès que celle d'un syphilome (chancre herpétiforme de Mauriac, Dubuc) ; là, c'est une fissure presque insignifiante, perdue au milieu d'un pli naturel ; on pourrait à l'infini multiplier la description des formes du chancre, tellement peut varier l'importance, la forme, la combinaison de l'ulcération et de l'induration ; retenez seulement, en présence de cette multiplicité d'aspect que peut prendre le syphilome primitif, qu'il ne faut jamais rejeter le diagnostic de chancre syphilitique qu'après l'examen approfondi d'une ulcération.

Le siège du chancre syphilitique exerce une grande influence sur sa forme ; les sièges les plus habituels, sur les organes génitaux de l'homme, sont le sillon balano-préputial, la face interne du prépuce, le frein, l'orifice du canal urinaire, le fourreau, toutes régions où l'inoculation se fait facilement à la faveur de déchirures produites pendant le coït ou d'érosions inflammatoires si fréquentes sur ces diverses parties.

Sur le fourreau, l'ulcération acquiert facilement des dimensions assez considérables, probablement à cause des irritations fréquentes auxquelles elle est soumise ; le chancre prend volontiers la forme ulcéreuse : l'induration est ordinairement peu accusée avec les chancres étendus ou creusés ; avec les chancres petits, elle est plus prononcée, revêt une forme circulaire et aplatie qui donne aux doigts qui la palpent une sensation analogue à celle que fournirait une pastille ou un bouton de guêtre introduits sous la peau ; la coloration est habituellement caractéristique qu'elle tourne vers le rouge brun ou qu'elle soit recouverte de la pellicule diphthéroïde.

Dans le sillon balano-préputial, l'induration est souvent coupée en deux moitiés symétriques situées l'une sur la base du gland, l'autre sur la face interne du prépuce ; quand on rabat le prépuce sur le gland, ces deux moitiés se recouvrent exactement l'une l'autre et se superposent comme se superposent les feuillets d'un livre ; ce chancre a reçu le nom de chancre en volet.

Les chancres en cocarde ne sont pas rares dans cette région.

C'est dans le sillon balano-préputial que se développent ordinairement les chancres à tendance ulcéreuse très accusée, auxquels on a donne le nom de cratériformes et qui quelquefois peuvent arriver à perforer l'urèthre. L'induration des chancres de cette région est souvent très accusée; elle peut faire tout le tour de la base du gland qu'elle enserre dans un véritable anneau cartilagineux ; elle se contente le plus souvent d'envoyer dans l'épaisseur du prépuce, entre ses deux feuillets, un prolongement considérable dont la consistance et la forme rappellent celle du tragus de l'oreille, et qui bascule, quand on ramène le prépuce en arrière, comme bascule le cartilage tarse de la paupière quand on retourne celle-ci.

Les chancres du gland sont en général de petite dimension ; la disposition en godet y est nettement accusée; l'induration, assez développée; le bourrelet périphérique, très net; chez les malades dont le prépuce ne recouvre pas le gland, il se produit à la surface une croûte brunâtre.

Les chancres de la face interne du prépuce sont habituellement des chancres typiques, leurs dimensions n'excèdent que rarement celles d'une pièce de cinquante centimes ; l'ulcération, peu profonde, est d'un rouge caractéristique ; l'induration cartilaginiforme est très nettement accusée. Sans être très surélevés, ces chancres font souvent un relief marqué au-dessus des parties environnantes, ce qui est dû à la souplesse des tissus au milieu desquels la masse dure se trouve enchâssée.

Le phimosis inflammatoire est fréquent avec pareille localisation de l'accident primitif de la syphilis; le développement de plaques de lymphangites dans l'épaisseur du prépuce rend souvent alors difficile la perception et l'isolement par le palper de la plaque d'induration chancreuse ; celle-ci acquiert quelquefois des dimensions considérables : le prépuce entier peut être le siège d'un œdème dur qui le convertit en un cylindre rigide, dépourvu de toute souplesse, ne fléchissant plus sous la pression des doigts et ne permettant plus de sentir le gland et de le palper.

Le chancre syphilitique se développe assez souvent sur le frein

déchiré au moment du rapprochement ou dans les fossettes situées sur ses faces latérales; le frein devient dur, rigide, perd
toute sa souplesse et gêne les mouvements du prépuce; l'induration, en pareil cas, gagne volontiers les parois du méat. En
décalottant, on découvre, au lieu de la surface tranchante du
frein, un plateau plus ou moins large d'un rouge foncé; c'est la
surface du chancre.

Le chancre du limbe est habituellement perdu dans les plis
du prépuce; il affecte alors la forme fissuraire; sa disposition
lui donne une apparence de profondeur plus apparente que réelle
et qu'il perd quand on parvient à l'étaler; il donne aux doigts,
qui le saisissent, la sensation d'un pois ou d'une lentille placée
à l'entrée du prépuce; il est tout à fait rare que ce chancre ne
s'accompagne pas de phimosis. Le chancre, placé à l'extérieur
sur le bord même du limbe, est très souvent un chancre érosif,
remarquable par l'éclat de sa coloration rouge et le peu d'épaisseur de son induration.

Le chancre uréthral donne lieu à un écoulement qui est assez
facilement pris pour celui d'une blennorrhagie à ses débuts; vous
voyez tous les ans venir à notre consultation un certain nombre
de malades pour qui cette erreur de diagnostic a été commise:
pour qui se méfie, pareille erreur est facile à éviter.

Il est tout à fait exceptionnnel que le chancre induré soit
perdu dans les profondeurs du canal; il occupe généralement
l'entrée même de l'urèthre; mon collègue M. Mauriac déclare
n'avoir jamais vu de chancre syphilitique plus profondément
situé que la fosse naviculaire ou la portion balanique du gland
et tous ces chancres avaient plus ou moins intéressé le méat.
J'ai, pour ma part, observé, pour la première fois, dans ces
derniers temps un chancre syphilitique limité aux profondeurs
de l'urèthre. Chez un malade couché au n° 1, de notre salle VI,
on sentait, à deux centimètres en arrière de la fosse naviculaire,
sur le trajet de l'urèthre, un noyau sphérique d'une dureté
cartilagineuse, du volume d'une petite noisette; le malade se
plaignait d'avoir un rétrécissement de l'urèthre et urinait de
de plus en plus difficilement; en pressant sur le canal, on

faisait sourdre un liquide gommeux auquel se mêlait assez facile-ment une petite quantité de sang; dans l'aine droite, il y avait un ganglion tuméfié indolent. A ceux qui suivaient à cette époque ma visite, je disais que je ferais volontiers le diagnostic de chancre syphilique intra-uréthral, si ce chancre n'était presque pas pour moi un mythe; le malade sortit sans être complète-ment guéri, présentant encore une induration assez prononcée, mais urinant plus facilement et sans que nous ayons pu faire un diagnostic ferme; quinze jours plus tard, notre malade reve-nait à la consultation de l'hôpital et nous montrait une roséole des plus caractéristiques, confirmant ainsi pleinement un diagnos-tic que nous n'avions osé affirmer à cause de sa rareté : il est, en effet, tout à fait exceptionnel que les chancres de l'urèthre, quelle que soit la profondeur du point dans lequel ils prennent nais-sance, ne viennent, à un moment donné, faire saillie au méat; les chancres absolument intra-uréthraux sont tout à fait excep-tionnels; il est certain que parmi vous, bien peu, pas un peut-être n'aura l'occasion d'en observer; c'est donc un diagnostic qu'il ne faut faire qu'à la dernière extrémité et après avoir discuté toutes les chances d'erreur de diagnostic. L'histoire du chancre de l'urèthre se fond, pour ainsi dire toujours, avec celle du chancre du méat urinaire.

Dans le chancre du méat urinaire, les lèvres de celui-ci appa-raissent tuméfiées, surélevées au-dessus de la muqueuse environ-nante; elles ont un aspect sec et brillant, une couleur rouge sombre; dans leur intervalle, on voit sourdre une gouttelette de sérosité jaunâtre transparente, sanguinolente par moments; l'aspect particulier que le méat prend en pareil cas a été com-paré à celui d'un col utérin vierge. Si l'on palpe un tel méat, on est frappé de sa perte d'élasticité; l'extrémité du gland a perdu toute souplesse; on sent à son sommet une masse dure arron-die donnant au doigt une sensation rappelant assez bien celle que donnerait une noisette; les lèvres du méat sont rigides, elles ne s'affaissent plus sous la pression des doigts; dans un assez grand nombre de cas on peut cependant, à travers l'orifice minuscule resté béant, apercevoir la rougeur sombre de l'érosion chancreuse ; souvent une petite hémorrhagie se produit au moment où l'on comprime l'urèthre et une gouttelette de sang apparaît à l'extérieur.

Quand l'urèthre est envahi, la palpation permet de constater une résistance exagérée et un épaississement de ses parois le convertissant en un tube rigide ; l'induration syphilitique de l'urèthre ne se prolonge ordinairement pas au delà de la fosse naviculaire ; elle peut cependant quelquefois se prolonger beaucoup plus loin et j'ai observé un malade dont l'induration chancreuse s'étendait depuis le méat jusqu'aux environs du cul-de-sac du bulbe. L'induration syphilitique se distingue de certaines indurations inflammatoires qu'il n'est pas rare de rencontrer dans le cours des blennorrhagies violentes en ce que l'épaississement des parois est beaucoup plus prononcé dans la vérole que dans la chaudepisse ; la dureté plus accentuée, ligneuse au lieu d'être molle et œdémateuse ; les limites avec les tissus environnants sont plus brusquement tranchées, plus abruptes, l'induration chancreuse se distinguant nettement de la consistance des tissus voisins normaux ou peu s'en faut, tandis que l'épaississement inflammatoire de la blennorrhagie se termine par un œdème inflammatoire auquel succède, d'une façon insensible, sans limites tranchées, la résistance des tissus normaux et qui ne donne que des sensations émoussées.

Dans le cas de chancre du méat ou de l'urèthre, il y a souvent écoulement spontané d'une sérosité visqueuse, facilement mélangée de sang, très peu abondante ; les cas sont beaucoup plus rares où il y a un véritable écoulement purulent ; l'écoulement du chancre du canal fait sur le linge des taches raides comme celles d'une solution de gomme épaisse, de couleur grisâtre ou rougeâtre suivant que le sang se mélange ou non à la sérosité.

Le chancre de l'urèthre n'est pas une affection douloureuse ; les douleurs spontanées font défaut ; il n'y a qu'un élancement plus ou moins intense au moment de la miction urinaire ; la perte d'élasticité du canal et un certain degré de rétrécissement amené par l'épaississement des parois peuvent rendre la miction difficile.

Dans la région pubienne, riche en poils, les chancres prennent facilement la forme ecthymateuse : ils se recouvrent de croûtes épaisses, d'un brun foncé, qui agglutinent les poils desquels il est difficile de les détacher : quand on est parvenu à faire tomber les croûtes, on se trouve en présence d'ulcérations en général assez profondes, reposant sur une base peu indurée et sécrétant un pus relativement abondant.

Le chancre n'est pas rare sur les bourses, et ses caractères y sont assez tranchés pour que le diagnostic en soit habituellement facile ; mais je ne m'attarderai pas à vous en faire la description ; je n'ai pas l'intention de vous faire dans ces leçons l'histoire des maladies des bourses ; ce n'est pas que celles-ci ne soient assez souvent le siège d'ulcères vénériens ; mais on y rencontre fréquemment aussi des ulcérations consécutives à des affections du testicule, nombre d'affections cutanées dont l'histoire se rattache beaucoup plus à celle des dermatoses en général qu'à celle des affections vénériennes qui nous occupent surtout ici ; il y a là une pathologie fort complexe qui pourrait nous entraîner très loin ; c'est pour cela qu'il me semble préférable de limiter notre étude aux affections ulcéreuses du gland et du prépuce, pour qui leur fonctionnement particulier crée une pathologie spéciale, et de laisser de côté les accidents des bourses.

L'étude que nous venons de faire du chancre et des différentes modifications qu'il subit, suivant qu'il se développe dans l'une ou l'autre région des organes génitaux, vous a montré, messieurs, que le chancre syphilitique, au milieu de ses modalités nombreuses, possède un certain nombre de caractères, faciles à retrouver dans la plupart des cas ; ces caractères constituent par leur réunion un ensemble tout particulier, quelques-uns d'entre eux sont suffisamment spéciaux pour permettre de poser sur leur seule constatation un diagnostic presque sûr. Ces caractères du chancre sont :

Couleur rouge tellement caractéristique qu'elle permet souvent d'affirmer même à distance le diagnostic, masquée quelquefois par la production d'une *membrane grise nacrée* qui donne à la lésion une couleur *lardacée;*

Induration présentant une consistance cartilaginiforme facile à percevoir quand elle est massive ou nodulaire; mais s'atténuant souvent pour donner des sensations parcheminée, papyracée, foliacée, sensations d'une appréciation délicate pour une main peu exercée;

Forme nettement circulaire sur les surfaces planes; devenant allongée dans les plis, fissures; en pareil cas, symétrie parfaite des deux moitiés;

Cavité à pente douce, comme creusée à l'évidoir, dite en godet;

Bourrelet en dos d'âne limitant l'induration, nettement accusé dans la plupart des cas;

Sécheresse de l'ulcération due à la rareté des sécrétions à sa surface; suintement sanguin facile; formation fréquente d'une croûte brunâtre au niveau des surfaces découvertes due à la dessiccation des sécrétions et de l'exsudat sanguin;

Nombre : le plus souvent unique;

Indolence.

Les différents aspects du chancre dépendent surtout des modifications de son induration et des caractères optiques de l'ulcération; c'est assurément l'induration qui subit les oscillations les plus considérables; excessive ici, atténuée dans d'autres cas, au point de devenir difficilement perceptible, même pour une main exercée. Les caractères optiques, au contraire, sont presque toujours caractéristiques par leur ensemble : forme mathématiquement circulaire, excavation en godet, bords en dos d'âne et surtout couleur rouge tout spéciale cédant, quand elle manque, le pas à une couleur lardacée due à la production d'une pellicule grise nacrée facile à enlever avec une spatule : les qualités optiques du chancre ont quelque chose de si particulier que s'il fallait décerner une valeur prédominante à l'un des deux facteurs, induration ou caractères optiques, je donnerais sans hésiter l'importance majeure pour le diagnostic à ces derniers, tellement ils conservent toujours quelque chose de spécial alors que l'induration est souvent à ce point atténuée qu'il faut un doigt bien exercé pour oser l'affirmer ; et, parmi les caractères optiques, on pourrait peut-être classer dans un ordre de valeur décroissante : la couleur, la sécheresse, la forme arrondie, car la rougeur, comme je vous le disais tantôt, a quelque chose de tout particulier et je ne connais pas d'autre ulcération pathologique dont la surface puisse être aussi sèche, aussi peu suintante que celle du chancre syphilitique.

DEUXIÈME LEÇON

I. *Chancre simple.*

Unicistes et dualistes.

Ulcération chancrelleuse : origine presque constamment vénérienne ; localisations ; incubation ; vésicule initiale ; forme ; douleurs ; profondeur ; bords ; souplesse de la base ; nombre ; inoculabilité ; fond ; suppuration ; signe du raclage du professeur Leloir et de Balzer.

Inoculabilité ; agents destructeurs du virus.

Évolution : incubation, pustule initiale, ulcération ; durée naturelle de l'ulcération ; durée du pouvoir infectieux. — Cicatrice de guérison. — Manque d'infection générale consécutive.

Variétés du chancre simple. — Chancres exulcéreux, folliculaire, papuleux, ecthymateux, elevatum. — Chancres simples du sillon balano-préputial, du limbe, du fourreau, de l'urèthre, du méat. — Nature du chancre simple.

II. *Chancre mixte.*

Double inoculation simultanée ou successive. — Transformations du chancre simple et du chancre syphilitique par suite de la double inoculation. — Évolution retardée des accidents secondaires (Diday).

Messieurs,

Vers la fin du xv⁰ siècle, la syphilis faisait son apparition en Europe, où elle atteignait bientôt une fréquence considérable et se présentait sous les formes les plus graves ; les Américains, du moins c'est l'opinion de la plupart des médecins, les Américains, à qui nous venions de porter la petite vérole jusqu'alors inconnue chez eux, n'avaient point voulu rester en retard avec nous et nous avaient rendu la grosse en échange. Bientôt la blennorrhagie et le chancre simple, bien que beaucoup plus anciennement connus en nos pays, durent céder le pas à la nouvelle venue ; leurs histoires, au lieu d'occuper chacune une place à part dans les descriptions médicales, furent rapprochées de celle du chancre syphilitique et vinrent se fondre dans la description de la vérole ; blennorrhagie, chancre simple, chancre induré ne furent plus considérés que comme des variantes de l'accident initial de la vérole. Cette fusion des trois grandes lésions vénériennes persista pendant les xvıᵉ, xvııᵉ, xvıııᵉ siècles, et au commencement du nôtre elle persistait encore. Ce fut la gloire de Ricord de jeter la lumière dans ces ténèbres, d'apporter l'ordre dans ce chaos ; ce fut lui qui proclama à nouveau la nécessité de différencier d'une façon absolue la blennorrhagie, le chancre simple, le chancre syphilitique.

La blennorrhagie redevint une inflammation du canal, occupant une place tout à fait à part, et n'ayant rien à faire avec la vérole ; en même temps, Ricord insistait sur les caractères cliniques différents du chancre simple et du chancre syphilitique ; il montrait que tandis que celui-ci est la première manifestation d'une maladie destinée à se généraliser et menaçant l'économie de manifestations multiples et parfois graves, celui-là, tout au contraire, est un accident purement local, limitant ses effets nocifs à la région dans laquelle il est né et jamais suivi d'accidents d'infection constitutionnelle ; il émit cette hypothèse que chacun de ces chancres pourrait bien être le résultat de l'inoculation de deux virus différents, il montra enfin que le chancre simple est indéfiniment réinoculable au porteur, tandis que le pus du chancre syphilitique, inoculé à un sujet syphilitique, reste sans résultat ou ne reproduit qu'une ulcération à base molle, ulcération entièrement analogue au chancre simple, pour les caractères extérieurs. Nous verrons plus tard ce qu'il faut penser de cette dernière proposition du grand syphiligraphe.

La distinction établie par Ricord fut affirmée par son élève Bassereau ; celui-ci, après avoir opposé l'ancienneté du chancre simple, toujours connu dans nos pays, à l'apparition récente de la vérole, survenue seulement à la fin du xvᵉ siècle, créa la méthode de contrôle dite des confrontations ; il s'efforça de retrouver le plus souvent possible les sujets auprès desquels avaient été

contractés les différents chancres qu'il lui était donné d'observer :
ce moyen d'étude lui permit d'établir que, si l'on confronte les
malades atteints de chancres, qui n'ont déterminé aucun symptôme de syphilis générale, avec les sujets qui les ont infectés,
on voit ceux-ci, sans exception, être également atteints de
chancres qui bornent leur action au point primitivement contami-
miné, et ne sont suivis d'aucun accident du côté de la peau, des
muqueuses et des viscères. Tout au contraire, les porteurs de
chancres syphilitiques ne transmettent que des chancres syphilitiques et la vérole à leur suite.

La méthode des confrontations donna, entre les mains du
professeur Fournier et de Caby, des résultats absolument identiques à ceux qu'elle avait fournis à Bassereau ; elle permit à ces
auteurs de constater que le chancre second est toujours identique
au chancre originel et, dans le cas où un même sujet a transmis
à plusieurs individus l'affection dont il était porteur, les chancres
présentent une parfaite analogie chez tous les individus conta-
gionnés, quels qu'aient été le tempérament, la constitution, l'état
de santé actuel de chacun de ces derniers. Ce qui donne naissance au chancre simple et au chancre induré, ce n'est donc
pas, comme on l'avait cru pendant les siècles précédents, une
évolution différente d'un même virus, évolution différente relevant de qualités dissemblables du terrain sur lequel le virus a
été inséré ; c'est bien réellement l'existence de deux virus différents, reproduisant toujours des lésions d'aspect identique, quels
que puissent être le tempérament, la constitution, l'état de santé
du sujet contaminé. Des résultats fournis par la méthode des
confrontations comme de ceux fournis par la méthode des inoculations, il ressort donc que :

1° Le chancre simple est incapable de reproduire par contagion autre chose qu'un chancre simple qui apparaît dans les
jours qui suivent l'exposition au contage et qui peut être inoculé
presque indéfiniment sur le malade même ou sur toute autre
personne syphilitique ou non. Le chancre induré, tout au contraire, reproduit par contagion un chancre induré, qui ne se
montre qu'après une incubation prolongée et qui ne peut être

3

inoculé ni sur le malade lui-même, ni sur aucun autre sujet syphilitique.

La doctrine nouvelle ne fut pas admise sans conteste. Les partisans de la doctrine ancienne ne renoncèrent pas facilement à l'opinion qui depuis quatre siècles avait été celle de l'universalité des médecins européens : Cazenave, Vidal, Cullérier, Langlebert, Melchior Robert, Clerc, pour ne citer que quelques maîtres français, s'élevèrent contre la nouvelle doctrine : ils continuèrent à défendre la parenté du chancre simple et du chancre induré ; l'exposé résumé de leur doctrine vous montrera toute la distance qui sépare la doctrine ancienne de la doctrine moderne. Voici en quelques mots la doctrine soutenue par M. Robert, Clerc, etc. : le chancre simple n'est qu'un dérivé du chancre infectant et ses différences d'aspect naissent de plusieurs circonstances mettant obstacle à l'évolution normale de ce dernier : ou le virus syphilitique a été inoculé à un sujet déjà antérieurement infecté; ou, si l'inoculation a été faite à un individu sain, le virus provenait d'un chancre induré parvenu à sa période de déclin ; enfin, une sorte d'immunité naturelle de l'individu inoculé, une résistance toute spéciale et spontanée au virus syphilitique peut empêcher le développement normal et complet de la syphilis : ainsi naît le chancre simple.

Le chancre simple une fois créé pourrait, d'après les partisans de l'ancienne doctrine, se communiquer dans son espèce pathologique pendant un temps variable; mais les conditions et le siège aidant, il peut recouvrer la propriété d'infection et se comporter comme le chancre induré.

Le chancre induré et le chancre simple seraient des manifestations pathologiques d'un même principe dont les effets variés dépendraient moins des propriétés inhérentes au virus que des conditions de l'organisme auquel on l'inocule.

Pour les médecins fidèles défenseurs de la tradition, les expériences de Ricord, Bassereau, Fournier, Caby ne suffirent donc pas à entraîner la conviction et ils continuèrent à professer qu'un seul et même virus donnait suivant les cas naissance aux différents accidents vénériens. Cette doctrine, qui ne veut reconnaître qu'un même virus comme présidant à la naissance des différents chancres, a reçu le nom de doctrine de l'unité et ses partisans le nom d'unicistes en opposition avec la doctrine défendue par Ricord et ses élèves; celle-ci, reconnaissant l'existence de deux virus distincts, a été baptisée doctrine de la dualité chancreuse et ses partisans sont appelés dualistes.

La doctrine de la dualité, défendue par des maîtres tels que Ricord, Bassereau, Fournier, Diday, Rollet, devint bientôt triomphante; les unicistes virent chaque jour le nombre de leurs adhérents diminuer et on peut dire aujourd'hui que la doctrine de la dualité est universellement admise; elle est à ce point entrée dans l'esprit des médecins de notre pays, elle paraît à ce, point évidente et incontestable qu'on en est arrivé à se demander comment la doctrine adverse a pu être pendant tant de temps admise exclusivement. Voyons quel est ce chancre simple si longtemps confondu avec le chancre syphilitique?

Ulcération chancrelleuse. — Le chancre simple, décrit aussi sous les noms de chancre mou, chancrelle (Diday), chancroïde (Clerc), est une affection essentiellement génitale. Le chancre syphilitique peut se rencontrer sur toutes les régions du corps; il n'est pas rare de le rencontrer en des points fort éloignés des organes génitaux; il se produit alors accidentellement par suite de circonstances absolument étrangères à l'acte vénérien; il est toute une série de malades qui contractent la syphilis par suite d'accidents malheureux n'ayant rien absolument à faire avec l'acte génital, nourrices infectées par leur nourrisson, verriers contractant la vérole par suite du manuel vicieux de leur profession, etc., etc. ; c'est ce qu'on a appelé la syphilis *insontium*; on pourrait dire, en pareil cas, que c'est la syphilis qui a couru après le malade et non le malade après la syphilis. En quelque point qu'il ait été inoculé, le chancre syphilitique se développe facilement, largement. Tout autre est le chancre simple; c'est exceptionnellement qu'il se développe en dehors de la sphère génitale, qu'il naît en dehors de l'acte vénérien; on le voit assurément quelquefois se développer en dehors de celui-ci ; des malades, atteints de chancrelles de la verge, se sont inoculé le virus aux mains en faisant leur pansement ; des médecins ont pu s'inoculer l'affection au doigt en touchant des malades qu'ils n'en savaient pas atteints ; la surface d'un vésicatoire est devenue chancreuse à la suite du transport par le malade d'un cataplasme de la surface d'un bubon chancreux à la surface de ce vésicatoire ; les incisions de ventouses scarifiées sont devenues chancrelleuses par l'emploi d'un scarificateur mal nettoyé, qui avait servi précédemment à un malade atteint de chancres simples ; mais ce sont là faits exceptionnels qu'on n'observe que de loin en loin ; la chancrelle, contractée en dehors de l'acte vénérien, est infiniment moins fréquente que le chancre syphilitique contracté dans les mêmes circonstances ; il est tout à fait rare que celui qui attrape un chancre mou, n'ait quelque peu couru après.

Vénérienne par son origine, la chancrelle l'est aussi essentiellement dans sa localisation ; elle pousse en général mal ou ne pousse pas du tout en dehors de la sphère génitale ; il résulte des expériences faites par les inoculateurs que les parties supérieures du corps, la tête en particulier, constituent un mauvais terrain pour son développement ; le développement est d'autant plus difficile, la vitalité d'autant moindre que la chancrelle est née dans une région plus éloignée de la sphère génitale : dans la région sus-ombilicale, la durée est toujours courte et l'extension minime comparativement à ce qu'on observe dans les régions sous-ombilicales ; le développement du chancre simple sur la tête, en dehors des inoculations expérimentales, est tout à fait exceptionnel et sa rareté sur la face est telle que des observateurs comme Ricord, les professeurs Rollet et Fournier n'ont jamais eu l'occasion d'en observer un exemple authentique ; on trouve cependant, dans les traités de médecine, quelques observations de chancrelles de l'angle interne de l'œil, des lèvres, des gencives, du menton, quelques-unes s'étant accompagnées de la production de bubons parotidiens ; mais ce sont observations tout à fait clairsemées et souvent discutables.

Le chancre mou, contrairement au chancre induré qui n'apparaît que plusieurs semaines après l'inoculation du virus, se développe très rapidement après le moment où le porteur s'est exposé à la contamination : c'est peu de jours après un rapprochement suspect, quatre à huit jours le plus souvent, que les malades en découvrent l'existence ; ce chancre est alors le plus habituellement constitué par une petite ulcération, de forme circulaire, remarquablement creuse en égard à sa petite étendue, à bords abrupts, suppurante et recouverte d'un enduit comme pseudo-membraneux. Il est probable que, dans la plupart des cas, une petite pustule précède l'apparition de l'ulcération ; quelquefois il est permis au malade et au médecin d'en constater l'existence ; mais le plus habituellement la durée de cette vésico-pustule est éphémère, elle se rompt rapidement et échappe à l'observation.

La forme de l'ulcération chancrelleuse est arrondie, parfois régulièrement circulaire, d'autres fois ovale, elliptique ; elle peut se modifier par suite de la configuration des parties sur lesquelles la chancrelle a pris naissance, devient allongée dans la rainure du gland, fissuraire dans les plis de l'anneau extérieur du prépuce ; la convergence de plusieurs chancres mous donne naissance à des figures irrégulières, généralement limitées par des bords polycycliques, formés par l'intersection de cercles d'un diamètre relativement assez grand.

La chancrelle, soustraite aux froissements extérieurs et protégée par un pansement, n'est pas très douloureuse ; elle est le siège d'un travail sourd donnant naissance à une sensation comparable à celle d'une souris qui rongerait ; cette sensation agaçante et pénible, plutôt que douloureuse, se reproduit plusieurs fois par jour, par accès d'une à deux heures de durée (Diday). La marche, le frottement des pièces de pansement, le tiraillement de la région malade accroissent sensiblement les sensations pénibles et le chancre peut, sous leur influence, devenir le siège de douleurs vives.

L'ulcération est habituellement très creuse ; ce n'est pas une érosion superficielle comme celle occasionnée par le chancre syphilitique, c'est une cavité véritable creusée au milieu des tissus ; le derme est profondément atteint et détruit dans cette affection, et le fond de l'ulcération est souvent d'un millimètre au moins enfoncé au-dessous de la peau qui l'environne.

Les bords sont taillés à pic, comme si la plaie eût été creusée à l'emporte-pièce, décollés, minés par la suppuration, ce qui à fait dire à Diday que les bords de la chancrelle étaient taillés *plus qu'à pic*, puisque leur décollement d'avec le derme donnait à l'ensemble de l'ulcère la forme d'un entonnoir renversé. Les deux caractères principaux de l'ulcère du chancre mou sont, vous le voyez, un enfoncement brusque par suite de la destruction profonde du derme, le décollement des bords minés par la suppuration.

La base de l'ulcération est parfaitement souple : c'est ce qui a valu au chancre que nous étudions le nom de mou et cette souplesse des parties sous-jacentes permet dans la plupart des cas de distinguer facilement la chancrelle du chancre induré syphilitique : il faut cependant savoir que les tissus limitrophes du chancre sont susceptibles de s'enflammer, de s'indurer sous l'influence d'irritations artificielles, de certains pansements en particulier, tels que les pansements au calomel ou avec la cendre chaude de cigare, pansements très en usage dans quelques classes de la société ; ces indurations artificielles sont parfois très difficiles à différencier de l'induration du chancre syphilitique.

Tandis que l'ulcère initial de la syphilis est habituellement unique, la chancrelle est le plus souvent multiple ; il est de règle que le malade atteint de chancre mou présente plusieurs de ces ulcérations ; cette multiplicité peut se produire d'emblée, le virus producteur ayant été inoculé simultanément sur plusieurs points de la peau au moment de la contamination ; elle peut se faire après coup, le chancre premier se réinoculant de lui-même aux tissus qui l'avoisinent et donnant lieu à un certain nombre de chancres seconds. Cette réinoculation du chancre sur place est la conséquence de sa réinoculabilité indéfinie.

Vous vous rappelez sans doute ce que je vous disais au commencement de cette leçon, le chancre induré ne peut qu'exceptionnellement être réinoculé au porteur et cela seulement dans les premiers jours de son existence; le chancre mou peut être indéfiniment réinoculé au porteur avec succès; les fastes de l'inoculation renferment l'histoire de malades inoculés plusieurs centaines de fois, toujours avec des résultats positifs, et d'un de nos confrères dont le corps n'était pour ainsi dire plus qu'une cicatrice, tant avaient été nombreuses les inoculations qu'il s'était pratiquées. C'est à cette inoculabilité facile que la chancrelle doit de s'inoculer elle-même aux tissus qui l'avoisinent et baignent dans le pus virulent qu'elle secrète. Les chancres d'inoculation secondaire seraient, d'après Clerc, plus bénins que les chancres primitifs; Diday admet aussi une certaine saturation locale, amenant l'extension moindre, la durée moins longue, la sensibilité moins vive des chancres inoculés dans une même région : mais cette atténuation secondaire est loin d'être constante.

L'inoculabilité du chancre simple pourra quelquefois vous devenir un moyen d'éclaircissement précieux dans les cas de diagnostic douteux : chez les malades, pour qui il y aura grand intérêt à savoir si vous êtes en présence d'une chancrelle, vous inoculerez sur un point du corps, ventre ou bras, le pus recueilli à la surface de l'ulcère; un résultat positif, c'est-à-dire le développement d'un chancre mou au point d'inoculation vous permettra d'affirmer que vous êtes en présence d'un chancre simple.

Le fond de la chancrelle est inégal, irrégulier; il est quelquefois hérissé de papilles volumineuses, distinctes les unes des autres; ce fond est recouvert d'un enduit pultacé, très adhérent, d'un blanc jaunâtre.

Un pus abondant s'écoule de la surface de l'ulcère; il se rapproche beaucoup du pus louable des plaies simples; il devient facilement séreux, roussâtre, sanieux, à la suite d'irritations artificielles ou de la tendance de la plaie à l'altération gangréneuse. Ni l'examen macroscopique, ni l'examen microscopique ou chimique n'ont permis de reconnaître dans ce pus la présence d'un élément particulier, spécifique, encore moins contagieux : quelques auteurs, Ferrari, Mannino, de Lucca, Ducrey, ont bien cru y trouver un bacille, des microcoques caractéristiques ; mais il est permis de ne pas considérer leur découverte comme inattaquable, quand un homme de la compétence du professeur Straus n'est parvenu à rien déterminer qu'il puisse considérer comme appartenant en propre au pus chancrelleux.

Mon collègue, M. Balzer, et le professeur Leloir ont montré que, dans ce pus, on rencontre constamment des fibres élastiques et des éléments du tissu conjonctif, dont la présence permet d'affirmer presque à coup sûr la nature de l'ulcération ; les ulcérations syphilitiques et herpétiques, plus superficielles que l'ulcération chancrelleuse, ne contiennent pas, en effet, ces éléments dus à la destruction du derme. M. Leloir a donné à ce moyen de diagnostic la qualification de *signe du raclage*.

La véritable caractéristique du pus chancrelleux reste encore aujourd'hui, comme au temps de Ricord, sa facile inoculabilité : le mélange du virus chancrelleux avec des liquides indifférents, eau, sang, autre pus, glycérine, etc., ne lui enlève pas son pouvoir infectieux ; une goutte jetée dans un demi-verre d'eau peut rendre celui-ci dangereux ; Ricord a pu conserver du pus chancrelleux pendant dix-sept jours et constater qu'il était encore virulent ; desséché et mélangé plus tard avec de l'eau, il peut rester inoculable pendant une huitaine de jours. Aubert a montré qu'en chauffant ce pus pendant une heure à 42° ou pendant seize à dix-huit heures à 37° à 38° on détruit complètement son pouvoir contagieux. L'action de substances chimiques énergiques, capables de détruire la vie organique, arrive au même résultat.

Rollet a montré que le principe contagieux de la chancrelle résidait dans ses éléments solides ; en filtrant le pus chancrelleux, on n'obtient de résultats positifs que par l'inoculation des éléments solides restés à la surface de filtre ; l'inoculation des parties liquides filtrées ne donne plus aucun résultat.

L'inoculabilité, une inoculabilité difficile à détruire, constitue, vous le voyez, la caractéristique du pus chancrelleux : étudions rapidement les résultats de cette inoculation.

Évolution. — Dans les douze ou vingt-quatre heures qui sui-

vent l'inoculation, une petite tache hyperhémique se montre dans
le point où l'inoculation a été pratiquée ; le lendemain, il existe
à ce niveau une légère saillie papuleuse; le troisième jour, la
papule s'est convertie en une vésicule qui ne tarde pas à suppurer et à se transformer en vésico-pustule. Si celle-ci vient à être
rompue soit volontairement soit accidentellement, on constate
dès le troisième ou quatrième jour après l'inoculation, qu'elle
recouvrait déjà une ulcération petite, de deux à quatre millimètres de diamètre, présentant tous les caractères du chancre
mou ; bords taillés à pic, pénétration dans la profondeur du
derme, suppuration abondante. Cette ulcération continue à
s'étendre assez rapidement, si on ne met obstacle, par une intervention thérapeutique énergique, à son développement. Le pus
de ce chancre d'inoculation est inoculable au porteur, il est inoculable aux autres personnes; on peut ainsi obtenir une série
de générations de chancres se reproduisant tous avec les mêmes
caractères, comme l'ont nettement établi Ricord, Auzias-
Turenne, Bœck.

Le chancre mou, abandonné à lui-même, parcourt, comme
toutes les maladies virulentes, fatalement, avec une régularité
pour ainsi dire inébranlable, la série de ses périodes d'augment,
d'état et de déclin. Après s'être étendu pendant trois ou quatre
semaines, l'ulcère chancreux se déterge, des granulations rosées
commencent à émerger de son fond grisâtre; les bords s'affaissent et se recollent, la cavité se comble ; la cicatrisation s'opère
comme celle d'une plaie simple ; le pus sécrété à cette époque
est cependant encore susceptible de conserver son pouvoir infectieux et de donner des résultats positifs à l'inoculation : le
professeur Fournier a vu ce pus rester virulent à la surface de
chancrelles parvenues à un degré déjà avancé de cicatrisation ;
aussi l'éminent clinicien de l'hôpital Saint-Louis croit-il, avec
Ricord, que le chancre reste chancre jusqu'à ce qu'il soit complètement cicatrisé; il conserverait jusqu'à la fin ses propriétés
infectieuses, ce qui expliquerait le réveil facile de certains
chancres, qui recommencent à grandir et à creuser au moment
où on les croyait sur le point d'être complètement cicatrisés. Il

faut reconnaître cependant que nombre de fois des inoculations pratiquées avec le pus recueilli à la surface des chancres simples en voie de cicatrisation sont restées sans résultat.

La plupart des chancrelles parcourent, en quatre ou cinq semaines, les différentes phases de leur évolution et parviennent, en cet espace de temps, à guérison complète.

Après guérison du chancre simple de la peau ou du gland, il reste, dans la place que celui-ci occupait, une cicatrice indélébile; celle-ci a conservé la forme de l'ulcère auquel elle succède; comme lui, elle est déprimée en fossette, circonscrite par des bords surélevés, très accusés, taillés à pic ; elle n'est pas entourée d'une zone pigmentée comme celle du chancre syphilitique ; cette cicatrice persiste indéfiniment : vous voyez combien la cicatrice du chancre simple sur la peau diffère de celle du chancre syphilitique, dont les caractéristiques sont d'être peu apparente, fortement pigmentée et destinée généralement à disparaître après quelques mois ou quelques années.

Dans le sillon glando-préputial et à la face interne du prépuce, la cicatrice du chancre simple s'efface, dans nombre de cas, rapidement et sans laisser aucune trace sensible.

Avec la cicatrisation du chancre mou se termine, ou peu s'en faut, son histoire ; ce chancre n'a pas de lendemain ; dans quelques cas relativement rares, on peut voir des accidents inflammatoires s'éveiller, quelques jours après l'occlusion du chancre, dans le système lymphatique de la région que celui-ci occupait; les lymphatiques de la verge et surtout les ganglions de la région inguinale deviennent douloureux, se tuméfient et peuvent suppurer ; ces accidents inflammatoires régionaux ont pu être observés quelques semaines après l'occlusion du chancre : ce sont accidents rares et, dans l'immense majorité des cas, la chancrelle formée, la série des accidents est close. Mais il est une chose que vous ne verrez jamais, c'est l'apparition, sur une autre région du corps, d'accidents éloignés, éruptions cutanées, lésions viscérales, qu'on puisse rapporter à une infection générale de l'économie par le virus chancrelleux : c'est là la différence capitale entre le chancre simple et le chancre syphilitique; tandis que celui-ci est suivi des accidents si multiples et parfois si graves de la vérole, celui-là n'est jamais suivi d'accidents à distance, l'extrême limite de son action est le ganglion lymphatique de la région dans laquelle il s'est développé; celui-ci est l'extrême barrière que l'inflammation régionale provoquée par le chancre simple puisse atteindre; jamais elle ne la dépasse, et cette inflammation constitue la complication la plus élevée de l'accident, car jamais un chancre simple n'a été suivi des phénomènes d'une intoxication secondaire générale.

Variétés du chancre simple. — L'aspect du chancre simple se modifie avec la profondeur, l'étendue plus ou moins grande de l'ulcération, la nature de la lésion initiale, le siège de l'affection.

Les dimensions normales de la chancrelle sont des plus variables; elles peuvent ne pas dépasser celles d'une pustule d'acné (chancre folliculaire), elles peuvent atteindre celles d'une pièce de cinquante centimes. d'un franc, sans qu'on puisse dire encore que l'on soit en présence de cette complication qui a nom phagédénisme et que nous étudierons plus tard. Il faut, du reste, dans l'appréciation de l'étendue d'un chancre, savoir reconnaître si l'on a affaire à une seule ulcération chancreuse ayant atteint un développement considérable, ou si l'on se trouve en présence d'une vaste surface ulcéreuse formée par la réunion, par. la fusion de plusieurs chancres; la valeur pronostique peut être fort dissemblable dans l'un et l'autre cas.

La chancrelle n'a pas toujours la tendance à creuser en profondeur que nous avons vue constituer une de ses caractéristiques; il est des chancrelles qui ne font qu'ulcérer superficiellement, qu'éroder le derme; il n'existe, en pareil cas, ni fond déprimé, ni bords taillés à pic, mais simplement une petite exulcération circulaire ou plus ou moins allongée, de niveau avec les parties voisines, entourée d'une aréole rouge, recouverte d'un enduit pultacé: c'est la *forme exulcéreuse*.

Une vésicule marque ordinairement les premières phases du développement de la chancrelle; cette vésicule, vous avez appris à la connaître en étudiant les résultats de l'inoculation du pus

chancrelleux ; elle ne fait guère défaut que chez les malades
chez qui le virus est inoculé sur une plaie préexistante ; en pareil cas, la plaie se transforme immédiatement en ulcère d'aspect chancrelleux sans préexistence de la période vésiculeuse.
Quelquefois, au lieu que la vésicule initiale repose simplement
sur des tissus légèrement enflammés et peu tuméfiés, la chancrelle se présente sous forme d'une élevure pleine, rouge à sa
base, présentant à son sommet un point blanchâtre, c'est un
bouton acnéiforme. Après quelques jours, le bouton se vide et
donne naissance à une petite ulcération cratériforme, taillée à
pic, à bords décollés, offrant tous les caractères du chancre
simple, c'est un chancre nain, c'est le *chancre folliculaire*.

Le docteur Baude, élève du professeur Leloir, a signalé, dans
une thèse soutenue devant la faculté de Lille en 1886, l'existence d'une forme initiale peu commune du chancre simple, la
forme papuleuse.

La forme papuleuse du chancre mou est extrêmement rare,
puisqu'avant la thèse de Baude, on n'en connaissait qu'un
exemple publié dans les *Annales de dermatologie*, par Lavergne,
en 1883. Cette forme débute par une ou plusieurs papules arrondies, du volume d'un pois ou d'une lentille, planes ou légèrement acuminées. Ces papules ont une teinte d'un rose vif,
légèrement inflammatoire ; leur base est molle et elles sont indolores même au toucher. La marche de cette lésion est extrêmement lente ; les papules peuvent s'affaisser et disparaître sans
s'être ulcérées ; le plus souvent, une petite vésico-pustule se
forme à leur sommet qui peut ou se dessécher sans s'ouvrir ou
se rompre en laissant le sommet de la papule dénudé et ulcéré ;
cette érosion peut s'agrandir, se creuser en produisant alors une
ulcération véritable qui offre tous les caractères du chancre
mou typique.

Sur la peau, la vésico-pustule, qui marque la naissance du
chancre simple, ne se rompt pas toujours ; le pus ne parvient
pas à faire éclater la pellicule qui le recouvre, et à faire irruption
à l'extérieur pour donner naissance à l'ulcération qui constitue
la chancrelle ; l'ulcération se développe masquée par une croûte

brunâtre qui s'élargit et s'accroît au fur et à mesure que s'étend la destruction du derme qu'elle voile ; c'est le *chancre ecthymateux* ; si l'on fait sauter la croûte, on découvre au-dessous d'elle le chancre avec tous ses éléments caractéristiques.

Certains chancres, au lieu d'être déprimés, sont le siège d'une végétation exubérante et apparaissent élevés au-dessus de la peau environnante, ce qui leur a valu le nom d'*ulcus elevatum* ; en général, il est facile d'y découvrir le décollement caractéristique des bords.

Le siège de la chancrelle exerce une grande influence sur sa forme et il est, au point de vue du diagnostic, très important de connaître les modifications d'aspect que le chancre subit, suivant le point des parties génitales qu'il occupe.

Il est des points dans lesquels le chancre simple se développe beaucoup plus fréquemment ; ces points de prédilection pour le développement du chancre sont ceux où une influence mécanique amène facilement la déchirure des tissus, ou ceux encore dans lesquels la macération des parties dans un liquide naturel ou pathologique a préparé ou déterminé l'érosion de la peau ou des muqueuses : c'est par suite de l'action fréquente de ces différentes causes prédisposantes que le chancre simple est particulièrement commun dans le sillon du gland, au niveau du frein et de l'orifice préputial ; le gland, la face interne du prépuce, le fourreau de la verge sont plus rarement atteints ; le méat est dans quelques cas aussi le point de départ du mal.

Les chancres du sillon balano-préputial sont souvent multiples, à caractères nettement dessinés ; leur forme tire facilement sur l'ovale ; elle est quelquefois fort allongée ou irrégulière, par suite de la réunion et de la fusion d'un certain nombre de chancres entre eux ; la forme d'ensemble dépend alors du nombre, de la situation respective, de l'étendue des chancres premiers ; ces chancres par fusion ont des bords déchiquetés polycycliques formés par des cercles à grand rayon. La rainure du gland, atteinte dans toute son étendue, peut être convertie en une vaste plaie circulaire (*chancre circulaire de la rainure*.

Dans les chancres balano-préputiaux, il n'est pas rare de voir deux chancres symétriquement placés l'un sur la face interne du fourreau, l'autre sur le gland, se superposant exactement, celui-ci étant manifestement le résultat de l'inoculation du pus sécrété par celui-là.

Les chancres, développés dans les fossettes placées sur les côtés du frein, arrivent souvent à amener la perforation de ce dernier qui n'est plus représenté que par un simple pont filiforme reliant la partie antérieure du gland au prépuce ; ce pont lui-même peut se rompre, et sa rupture donner lieu à une hémorrhagie abondante si l'artère du frein n'a pas été oblitérée au cours du travail destructif ; après la rupture du frein, deux petits tubercules, placés l'un sur le gland, l'autre à la face interne du prépuce, constituent les vestiges de ce repli muqueux. La figure représentée par l'ulcération chancreuse à ce moment lui a valu assez légitimement le nom de chancre en raquette ; l'ulcération située sur le gland représentant le manche, celle du prépuce, le corps de la raquette : une balano-posthite œdémateuse, le phimosis accompagnent souvent cette localisation du chancre

Les chancres du sillon balano-préputial peuvent, en creusant profondément, amener une perforation de l'urèthre.

Les chancres du limbe sont extrêmement fréquents ; ils se développent le plus souvent secondairement, à la suite de la production de chancres du sillon balano-préputial ; soit que ceux-ci aient entraîné une balano-posthite intense et à sa suite l'impossibilité pour les malades de décalotter, un phimosis ; soit que les chancres se soient simplement développés chez des malades dont le gland est habituellement recouvert. Le liquide provenant des chancres mous produit, en s'écoulant par l'anneau, l'irritation de celui-ci, son ulcération et consécutivement l'inoculation du virus chancrelleux dans les plis fissuraires ; on voit alors dans le fond d'un nombre plus ou moins considérable des plis du limbe des ulcérations allongées, à bords profonds, taillés à pic, décollés, à surface suppurante et grisàtre, qui ne sont autres que des chancres mous ; le passage de l'urine à la surface de ces ulcérations les irrite, et devient l'occasion d'une induration qu'il ne faut pas confondre avec celle du véritable chancre syphilitique. Après leur cicatrisation, ces chancres du limbe peuvent entraîner la production d'un rétrécissement de l'orifice du prépuce et la formation d'un phimosis permanent. L'irritation de tels chancres par l'urine, leur déchirure au moment des érections rendent leur cicatrisation difficile.

Sur le fourreau, les chancres simples sont fréquents ; à la partie antérieure, ils sont souvent multiples et nettement caractérisés ; quelques-uns atteignent un diamètre d'un centimètre, le plus grand nombre n'a que des dimensions plus petites ; la forme folliculaire est relativement commune à ce niveau ; vers les régions postérieures du fourreau, les chancres simples deviennent facilement étendus, atteignent les dimensions d'une pièce d'un franc, creusent volontiers, saignent sous l'influence des frottements auxquels ils sont exposés et restent fréquemment recouverts d'une croûte ecthymateuse.

Le chancre simple peut avoir son origine sur la muqueuse de l'urèthre ; il occupe alors presque toujours l'entrée même du canal ou la fosse naviculaire. On en a signalé de beaucoup plus profonds ; Ricord a rapporté l'histoire d'ulcérations phagédéniques occupant les portions membraneuse et prostatique de l'urèthre, et dont la nature semble avoir été démontrée par les résultats positifs de l'inoculation. Mais, en admettant comme incontestables ces observations déjà fort anciennes, ces localisations si profondes seraient tout à fait exceptionnelles et constitueraient de véritables curiosités pathologiques avec lesquelles le clinicien n'aura guère à compter.

Dans les cas de chancre simple de l'urèthre, celui-ci est le siège d'un écoulement toujours peu abondant, beaucoup moins abondant que celui d'une blennorrhagie ; le pus, qui vient se présenter au méat, est mal lié, moins vert que celui de la blennorrhagie ; il renferme souvent des grumeaux, une certaine quantité de sang soit sous forme de stries, soit aussi mélangé au pus d'une façon plus intime et lui donnant une coloration chocolat.

Le palper de l'urèthre éveille une sensibilité vive dans le point occupé par le chancre ; il permet assez souvent de constater à son niveau un certain degré de gonflement inflammatoire; les douleurs spontanées, celles que provoque la miction urinaire, restent également limitées au point occupé par l'ulcération et n'ont pas tendance, comme celles de la blennorhagie, à se propager à une étendue plus ou moins grande du canal. Bœrensprung aurait vu un abcès consécutif à une chancrelle de l'urèthre s'ouvrir à l'angle du pénis et des bourses.

Quand le chancre occupe l'entrée même du canal, il est facile, en écartant les lèvres du méat, de constater sur une ou sur les deux lèvres la présence d'une ulcération dont les bords déchiquetés et anfractueux, le fond déprimé et inégal, la couleur jaunâtre laissent facilement deviner la nature chancrelleuse.

Dans les cas où vous soupçonnerez un chancre simple de l'urèthre, mais où celui-ci, placé trop profondément, ne pourra pas être perçu par le simple écartement des lèvres, il sera sage de ne point recourir à une exploration mécanique du canal, à un examen endoscopique, par exemple ; celui-ci pourrait être l'occasion d'une inoculation nouvelle de la lésion et amener ainsi une aggravation de l'état du malade : il sera plus sage, dans le cas où un doute pareil occupera votre esprit et où vous aurez grand intérêt à parvenir à un diagnostic certain, de pratiquer une inoculation du pus qui s'écoule par le méat ; le résultat positif ou négatif de l'inoculation vous éclaircra sur la nature réelle de la lésion uréthrale.

Les chancres simples du méat sont souvent le siège d'une induration très prononcée qui pourrait facilement les faire confondre avec des chancres indurés syphilitiques ; cette induration est le résultat des irritations répétées qu'occasionne à la surface de l'ulcération la miction urinaire ; l'urine est, en effet, un irritant très actif pour les plaies qu'elle baigne, et le professeur Fournier a particulièrement insisté sur la propriété qu'elle possède de pouvoir provoquer, par son contact avec des ulcérations simples, une induration de leur base rappelant à s'y méprendre l'induration syphilitique.

Les cicatrices des chancres de l'urèthre peuvent entraîner à leur suite le rétrécissement du canal.

Nature du chancre simple. — Vous venez, messieurs, d'entendre l'exposé des signes auxquels on reconnaît le chancre simple et l'évolution de cette maladie; peut-on dire que ces signes soient assez spéciaux, leur allure assez particulière pour qu'on puisse considérer le chancre simple comme constituant une affection vraiment spéciale et comme méritant une description à part ?

Ricord, au moment où il proclamait la dualité chancreuse, s'était, pour admettre la spécialisation du chancre simple, appuyé surtout sur son inoculabilité indéfinie au porteur; c'était là pour lui la caractéristique de l'affection, c'était une propriété suffisante pour en faire une affection à part; toute affection inoculable au porteur était un chancre simple. « Toute ulcération, écrivait encore en 1867 le professeur Fournier, dans le *Dictionnaire de médecine et de chirurgie*, qui, inoculée au malade, reproduit une ulcération semblable à celle dont elle dérive est un chancre simple. » Cette définition n'a peut-être plus la valeur qu'elle semblait avoir au commencement de la seconde moitié de ce siècle; on ne peut plus affirmer que l'inoculabilité au porteur soit une propriété spéciale, particulière à une seule affection. Dans ces dernières années, il a été établi que l'inoculabilité appartient à un certain nombre de maladies de la peau de nature fort différente; depuis que mon savant maître, le docteur Vidal, a ouvert la voie dans cette direction, l'ecthyma, l'herpès, etc., et les ulcérations qu'ils produisent ont été démontrés inoculables; on peut se demander si les ulcérations du prépuce et du gland inoculables ne succèdent pas, comme celles de la peau, à une série de lésions d'origine différente; si réellement toutes les affections du gland et du prépuce, dont nous inoculons le pus avec succès, doivent toutes leur inoculabilité à un même virus, le virus chancrelleux, ou si elles la doivent à des virus différents? Nous ne possédons aujourd'hui aucune notion positive sur la nature du virus chancrelleux, et nous sommes incapables de répondre d'une façon certaine à une pareille question : l'histologie, en effet, comme je vous le disais tantôt, n'a su encore découvrir, dans le pus du chancre simple, aucun élément figuré

4

auquel on puisse rapporter sa virulence et qui puisse nous éclairer sur l'unité ou la multiplicité de ses agents nocifs.

C'est en présence de ces inconnus, que récemment quelques médecins ont voulu refuser au chancre simple toute spécificité ; que d'autres, allant plus loin, sont revenus aux opinions anciennes et se sont crus en droit de considérer à nouveau cette lésion comme une variété d'accident syphilitique, rendant à la syphilis ce que les travaux de nos grands maîtres français en avaient si judicieusement distrait.

Finger, Bumstead, Taylor ont proclamé qu'il n'était pas besoin de l'inoculation d'un pus spécifique, d'un virus chancroïdal spécial pour provoquer l'apparition d'un chancre simple ; le pus, sécrété à la surface d'ulcérations banales, pourrait donner naissance à des ulcérations inoculables en séries ; le pus recueilli à la surface de certaines érosions scabiéiques, pemphigineuses, acnéiques aurait, d'après Pick, Reder, Krause, en particulier, cette propriété. Ce qui ferait apparaître le chancre simple, ce serait non point la présence d'un virus particulier, mais bien plutôt la constitution du sujet sur lequel le pus a été inoculé. La région dans laquelle se ferait l'inoculation concourrait aussi puissamment à ce résultat, d'après Finger ; cet auteur, en irritant avec de la poudre de sabine, des ulcérations banales des muqueuses génitales, aurait obtenu facilement des ulcérations possédant l'aspect et les propriétés du chancre simple. Le jour où ils trouveraient réunies ces conditions favorables, constitution du sujet, région génitale, irritations répétées, nombre de pus pourraient provoquer l'apparition d'ulcérations ayant tous les caractères physiques du chancre simple et fournissant un pus qui posséderait l'inoculabilité en série.

Vous voyez, messieurs, combien l'inoculabilité du pus, cette propriété considérée par Ricord comme constituant la caractéristique du chancre simple, a perdu de sa valeur spécifique pour un certain nombre de médecins qui ont remis au premier plan dans la pathogenèse de ce chancre, le terrain, la constitution du sujet et qui renient au pus chancrelleux toute spécificité.

Mais voilà qui nous rapproche beaucoup plus de l'opinion an-

cienne qui faisait rentrer le chancre mou dans l'histoire de la
syphilis : Sturgis admet bien que les sources du chancre simple
sont le plus souvent du pus provenant d'un autre chancre simple
préexistant : mais il croit aussi que la sécrétion de l'accident
syphilitique primitif ou de plaques muqueuses ayant subi de
l'irritation peut donner lieu, par son inoculation, à une ulcération
locale ayant tous les caractères extérieurs du chancroïde, susceptible d'être auto-inoculée en séries et pouvant être transmise
à une autre personne saine avec tous ces caractères, sans que
cette personne ait aucun symptôme de syphilis constitutionnelle.
Taylor pense aussi que, dans la description du chancre simple,
on a fait rentrer non seulement certains herpès irrités survenus
chez des sujets fatigués et épuisés, certaines érosions produites
par le contact de liquides vaginaux, mais encore des ulcérations
consécutives à l'inoculation du pus de sujets syphilitiques. Pour
ces auteurs, le chancre simple ne serait souvent, pour ainsi
dire, qu'une syphilis atténuée.

Que penser, messieurs, au milieu de ces avis discordants ?
Vers qui devons-nous nous tourner ? Faut-il rayer le chancre
simple de nos descriptions pathologiques, ne lui donnant la
valeur que d'un ulcère banal aggravé par la mauvaise qualité
du terrain sur lequel il est né ? Faut-il reporter au dossier de la
syphilis cette lésion que nos maîtres en avaient distrait?

Pour ce qui est de la fusion du chancre mou avec la syphilis,
je crois qu'il faut absolument y renoncer; non, ce que nous
appelons le chancre simple n'a rien à faire avec la syphilis, ni
par son origine, ni par son avenir; Ricord et ses élèves ont eu
raison de distraire son histoire de celle de cette maladie. Mais
la scission faite par l'illustre chirurgien de l'hôpital du Midi
étant reconnue légitime, doit-on considérer le chancre simple
comme une affection à part, spéciale, spécifique, ou ne doit-on
voir dans les différentes ulcérations que nous décrivons sous ce
nom qu'un ensemble d'ulcérations banales, d'origine fort diverse,
ayant, sous l'influence de conditions spéciales de terrain ou
d'irritations répétées, pris l'aspect que je vous ai décrit et acquis l'inoculabilité ?

Pour ma part, je crois que le chancre simple, tel que je vous
l'ai montré bien des fois, avec ses caractères tranchés, incubation de trois à cinq jours, bords taillés à pic et décollés, fond
grisâtre et anfractueux, réinoculations spontanées faciles et
multiples, son bubon chancreux, son évolution cyclique, ses
réveils épidémiques dont mon collègue M. Mauriac a si bien fait
connaître les causes et la marche, je crois, dis-je, que ces
chancres si nettement caractérisés constituent un groupe à part,
une famille, un accident vraiment spécifique ; je le crois, mais
ne saurais vous fournir autre chose qu'une impression tant que
l'histologie n'aura découvert l'existence d'un parasite spécial et
caractéristique dans tous ces chancres. Or, je vous l'ai dit en
commençant, la malchance paraît s'attacher aux recherches des
syphiligraphes et le microbe du chancre simple comme celui
du chancre syphilitique ont échappé jusqu'à ce jour à nos recherches : c'est donc, jusqu'à nouvel ordre, uniquement en nous
basant sur ses allures, sur ses caractères optiques, sur sa facile
inoculabilité en séries que nous sommes conduits à admettre
l'existence d'un chancre simple spécifique.

A côté de ce chancre simple, il existe des ulcérations banales
ayant avec lui des analogies d'aspect considérables, dont quelques-unes possèdent peut-être même l'inoculabilité ; il existe
des ulcérations syphilitiques assez semblables aussi à la chancrelle, comme je vous le dirai plus tard ; c'est probablement
en accordant trop d'importance à ces différents ordres d'ulcérations, c'est en les confondant avec le chancre simple que les
auteurs dont je vous parlais tantôt sont arrivés à nier l'auto-
nomie de ce dernier ; pour moi, je crois qu'après un demi-
siècle d'existence, l'œuvre de Ricord demande à être mise au
point des découvertes modernes ; mais elle me paraît rester inébranlable dans son ensemble et, malgré les efforts de ses dé-
tracteurs, longtemps encore le chancre simple occupera une
place importante dans le chapitre des maladies vénériennes ;
efforçons-nous seulement d'en établir plus nettement, s'il est
possible, les caractères spéciaux et les limites ; efforçons-nous
de découvrir, par l'histologie ou la bactériologie, un élément

vraiment spécial qui nous permette de le distinguer des ulcérations similaires des organes génitaux : ce serait le vrai moyen de décider s'il convient de maintenir le chancre simple dans la place que Ricord lui avait attribuée et dont quelques médecins prétendent, prématurément, il me semble, le déloger.

II

CHANCRE MIXTE

Les deux chancres, syphilitique et simple, que nous avons étudiés dans les précédentes leçons, ne vivent pas toujours isolés; on les voit chez quelques malades se développer simultanément sur un même point de l'économie et confondre leurs actions et leurs symptômes.

C'est à Rollet que revient l'honneur d'avoir établi qu'à la suite d'une double inoculation simultanée ou rapprochée, le virus chancrelleux et le virus syphilitique peuvent évoluer en même temps sur un même point de l'économie et fusionner leurs processus pathologiques donnant ainsi naissance à des chancres en partie double dans lesquels les propriétés, les caractères de l'un et l'autre chancre se trouvent combinés, confondus : c'est à ces chancres en partie double que Rollet a donné le nom de *chancres mixtes*, aujourd'hui universellement adopté. Le professeur Rollet n'a pas seulement fait œuvre de clininien sagace en dissociant les éléments complexes de tels chancres ; il a, comme nous le verrons, enlevé aux défenseurs de la théorie de l'unité des virus vénériens un de leurs derniers retranchements, et permis aux partisans de la doctrine de l'unité de comprendre des faits dont l'explication les avait jetés dans l'embarras jusqu'à la découverte du savant lyonnais.

La double inoculation, chancrelleuse et syphilitique, nécessaire au développement du chancre mixte peut s'effectuer dans des conditions différentes ; les deux virus peuvent être inoculés simultanément au moment d'un même rapprochement; ils peu-

vent être inoculés à des époques successives ; le développement
de la maladie variera suivant que l'inoculation se sera faite dans
l'une ou l'autre condition.

Les inoculations simultanées peuvent se faire par le contact
d'un sujet possédant à la fois un chancre syphilitique et une
chancrelle ; elles peuvent être dues à l'inoculation du pus formé
à la surface d'un chancre mixte, puisque ce pus renferme naturellement réunis les deux virus chancrelleux et syphilitique :
mais là ne sont pas les sources uniques du chancre mixte ; le
pus, recueilli à la surface d'une chancrelle développée chez un
sujet en puissance de syphilis pourra agir d'une façon identique ;
je m'explique : c'est un fait connu que la plupart des humeurs
et des sécrétions recueillies sur un malade atteint de syphilis
peuvent renfermer une part de virus vénérien et devenir par le
fait même infectantes ; le pus d'un chancre simple survenu chez
un syphilitique rentrera dans cette loi ; ce pus chancrelleux
puisera son action chancrelleuse dans le foyer même de l'ulcération où il est recueilli ; il empruntera son action syphilitique à
l'altération générale des humeurs ; la production des deux virus
se ferait dans des points différents de l'économie, leur mélange
seul, et non leur production, aurait lieu au niveau de l'ulcération
chancreuse.

Certains auteurs ont admis qu'en pareil cas, pour produire
l'effet double, le mélange du sang au pus était nécessaire ; le
pus pur recueilli à la surface de la chancrelle ne posséderait pas
le double pouvoir infectieux, il ne l'acquerrait que dans les cas
où une certaine quantité de sang viendrait se mélanger à lui et
lui apporterait le pouvoir infectieux syphilitique qu'il ne possède pas par lui-même ; il se passerait ici ce qui se passe pour
la lymphe vaccinale dont le pouvoir infectant est au moins fort
restreint, si elle n'est mélangée accidentellement avec le sang,
ou si elle n'emprunte son action nocive à une lésion syphilitique contiguë à la pustule vaccinale. Il est, en tout cas, admis
par la plupart des syphiligraphes, que le chancre mou des syphilitiques est moins actif et expose moins à la contagion double
que le chancre mixte syphilitico-chancrelleux dans lequel le

virus syphilitique et le virus chancrelleux s'élaborent incessamment d'une façon simultanée.

Notons, avant de quitter cette question de la double infection contemporaine, qu'un syphilitique auquel on inoculerait le pus d'un chancre syphilitico-chancrelleux sortirait de cette épreuve porteur d'une vulgaire chancrelle; en sa qualité d'ancien syphilitique, il se montrerait rebelle à l'action du virus vénérien et le virus chancrelleux seul exercerait sur lui son action.

Des faits de ce genre paraissent avoir été observés par Ricord-Clerc, qu'ils ont conduits à des conclusions erronées; ces deux éminents syphiligraphes, au moment où la question de la dualité chancreuse était encore à l'étude, virent, dans quelques cas, des chancres mous survenir chez d'anciens syphilitiques ayant été en rapport avec des sujets entachés de lésions syphilitiques jeunes; ils en conclurent que, si l'inoculation du virus syphilitique à d'anciens vérolés reste souvent sans résultat, elle peut quelquefois conduire à la production de chancres simples; Rollet pense, et son opinion paraît fort admissible, que les sujets, qui avaient pu donner des chancres simples aux anciens syphilitiques de Ricord et de Clerc, n'étaient pas de simples vérolés, mais bien des malades atteints de chancres mixtes.

En cas d'inoculations successives, il est habituel que le chancre syphilitique soit inoculé le premier et cet ordre de succession se comprend aisément: après l'inoculation de l'un ou l'autre virus, un certain temps s'écoule avant l'apparition du chancre, temps pendant lequel le malade en incubation s'expose, sans appréhension pour lui ou le prochain, à de nouvelles contaminations; or, ce temps, de quelques jours à peine de durée pour le malade en incubation de chancrelle, peut devenir et devient ordinairement des semaines pour le malade en incubation de syphilis; celui-ci, par là même, disposant d'un temps beaucoup plus long pour courir de nouveaux dangers, pourra rencontrer de plus nombreuses occasions de doubler ses inoculations virulentes, entre l'inoculation et l'apparition de l'ulcération vénérienne.

La chancrelle, douloureuse spontanément et au contact, ne

permet guère au porteur de continuer ses prouesses amoureuses et de courir après une nouvelle inoculation ; le chancre syphilitique, au contraire, absolument indolore, permet encore aux malades peu scrupuleux de courir de nouvelles aventures et de nouveaux dangers ; pendant la période silencieuse de l'incubation, comme après l'apparition du chancre, le syphilitique a, vous le voyez, plus de facilité et plus de chances que le chancrelleux de subir une seconde inoculation ; rien d'étonnant donc que le chancre huntérien soit plus souvent que la chancrelle inoculé le premier ; et cependant les phénomènes commencent habituellement par ceux du chancre simple.

Le chancre mixte n'est, en effet, pour ainsi dire, jamais mixte d'emblée et n'offre pas à ses débuts les caractères combinés des deux chancres ; le plus souvent, pendant une période de temps plus ou moins longue, l'observateur se trouve en présence d'un chancre simple et ce n'est qu'après quelques jours ou quelques semaines d'existence que celui-ci commence à prendre les caractères du chancre syphilitique ; son fond s'élève . et devient moins déprimé ; sa surface, moins inégale, sa suppuration, moins abondante, la couleur passe du jaune au rouge ; les tissus voisins de l'ulcération s'indurent et deviennent chondroïdes ; l'adénopathie inguinale se développe. Cette apparition habituelle des phénomènes de la chancrelle, avant ceux du chancre syphilitique, trouve son explication dans l'inoculation souvent simultanée des deux virus et dans l'inégale durée de leur incubation : le chancre mou se montre quelques jours à peine après l'inoculation, l'apparition du chancre syphilitique ne se fait, au contraire, que plusieurs semaines après ; en cas d'inoculation simultanée, le second n'apparaîtra donc que plusieurs semaines après le premier, alors que celui-ci approche du moment de sa cicatrisation.

Dans le cas d'inoculation successive, la chancrelle, bien qu'inoculée la dernière peut encore, en vertu de sa courte incubation, faire apparition avant les signes caractéristiques de la syphilis ; mais l'apparition de ceux-ci suivent le développement de celle-là, de plus près que dans le cas d'inoculation simultanée, d'autant plus près que l'inoculation de la chancrelle a eu lieu à une époque plus ultérieure à celle de la syphilis : qu'un malade subisse le même jour l'inoculation des virus syphilitique et chancrelleux, la chancrelle se montrera vingt-cinq jours avant le chancre syphilitique puisque l'incubation de la première est de cinq jours, celle du second de trente jours environ ; si l'inoculation chancrelleuse avait eu lieu cinq, dix, quinze jours après l'inoculation syphilitique, la chancrelle se montrerait seulement, vingt, quinze, dix jours avant le chancre syphilitique, mais elle se montrerait encore avant lui grâce à la brièveté de sa période d'incubation. L'apparition des symptômes chancrelleux et celle des syphilitiques pourraient être simultanées, si la chancrelle avait été contractée dans les derniers jours de l'incubation de la syphilis, juste le temps nécessaire à sa propre incubation ; mais si une telle coïncidence de faits n'est pas impossible, elle doit, au moins, se présenter bien rarement.

La marche générale du chancre mixte est nettement résumée par ces quelques paroles de M. Rollet : « Les chancres indurés, développés sans incubation, et dans lesquels l'induration n'apparaît qu'assez longtemps après l'ulcération et même quand celle-ci est cicatrisée, sont des chancres mixtes, contractés à la suite d'une contagion unique, dans laquelle les deux virus se sont inoculés sur le même point. »

Diday a montré que, dans le cas de chancre mixte, l'apparition des accidents secondaires se fait tardivement, relativement à la date d'apparition première de l'ulcération chancreuse ; les accidents secondaires se montrent en retard de vingt à vingt-cinq jours sur la date d'apparition du chancre, sur la date à laquelle ils auraient dû se montrer s'il s'était agi d'un chancre syphilitique ordinaire. Chez les syphilitiques ordinaires, les accidents secondaires se montrent vers la fin de la quatrième semaine qui suit l'apparition du chancre : en cas de chancre mixte, ces accidents ne se montrent que vers la fin de la septième semaine qui suit le début du chancre : ces trois semaines de retard égalent sensiblement la différence de durée qui existe entre l'incubation de la chancrelle et celle du chancre syphilitique. L'observation de

Diday montre indirectement ce que l'observation directe du chancre mixte montre quelquefois d'une façon très nette ; les deux virus ayant été inoculés en même temps, il y a dans la vie du malade atteint de chancre mixte deux périodes fort différentes : une première, de trois semaines environ de durée, pendant laquelle le malade n'est que chancrelleux, c'est celle durant laquelle l'ulcération ne présente que les caractères de la chancrelle ; une seconde, débutant trois semaines environ plus tard, au moment où la chancrelle commence à prendre les caractères syphilitiques ; c'est à partir de ce moment que le malade devient véritablement syphilitique ; en faisant partir de cette seconde époque le début de la vérole, l'incubation ne paraîtra plus abrégée et reprendra sa durée normale ; les accidents secondaires ne paraîtront plus précipités et se montreront à leur moment normal ; la succession et la chronologie des divers accidents redeviendra régulière.

Le chancre syphilitique apparaît quelquefois le premier, devançant la chancrelle de plusieurs jours, de plusieurs semaines ; mais cet ordre de succession s'observe beaucoup plus rarement que l'ordre inverse, pour les motifs que je vous ai déjà exposés ; cette série des accidents s'est rencontrée chez des malades atteints à la fois de chancrelles et de chancres syphilitiques, chez lesquels le pus des uns est venu en contact avec la surface des autres ; dans un pareil ordre de succession des chancres, le centre du chancre induré se dépolit, se creuse, perd sa couleur spéciale ; le fond devient irrégulier, tomenteux, jaunâtre, profondément déprimé ; les bords peuvent se décoller ; la suppuration s'établit abondante ; le noyau d'induration est détruit dans une plus ou moins grande profondeur ; on l'a vu disparaître en totalité, les caractères chancrelleux se substituent aux caractères syphilitiques de l'ulcération ; le pus recueilli à la surface de la lésion est devenu inoculable au porteur et de petits chancres secondaires peuvent se produire aux environs du chancre primitif par suite de l'inoculation spontanée de ce pus.

Le chancre mixte sème généralement autour de lui un certain nombre de chancrelles secondaires dont la production donne facilement l'éveil sur la nature complexe de l'accident en présence duquel on se trouve.

L'adénopathie ganglionnaire multiple, caractéristique de la vérole, accompagne le chancre mixte, mais elle n'apparaît qu'après que l'ulcération a commencé à s'indurer ; elle a la multiplicité des glandes envahies, l'indolence ; quelquefois avant, en même temps ou après son apparition, on peut voir un ganglion devenir douloureux et suppurer sous l'influence du processus chancrelleux.

Le chancre mixte, après avoir pris naissance et après avoir vécu quelques semaines sous forme de chancrelle, après avoir présenté ensuite pendant quelque temps la combinaison complexe des symptômes des deux chancres auxquels il emprunte ses caractères, finit ordinairement sous la forme d'un chancre syphilitique simple : le virus chancrelleux, ayant commencé plutôt son action, ayant naturellement une existence plus courte et parcourant plus rapidement les différentes phases de son évolution, arrive au terme normal de sa durée, cesse son travail destructeur et guérit, alors que le syphilome primitif est encore en activité et en pleine évolution ; l'induration persiste alors avec un chancre nettoyé, uni, lisse, rouge, qui a perdu toute virulence chancrelleuse à l'inoculation, qui bientôt se ferme, laissant après lui un noyau chondroïde à résolution lente et l'adénopathie syphilitique.

Maintenant que vous connaissez le chancre mixte, vous comprenez, messieurs, combien une pareille affection dut jeter le trouble dans les esprits à l'époque où Ricord et ses élèves s'efforçaient d'établir la dualité chancreuse, l'indépendance absolue des virus chancrelleux et syphilitique. Les unicistes ne manquèrent pas d'objecter aux défenseurs de la dualité ces faits dans lesquels tous les accidents de la syphilis se développent à la suite d'un chancre ayant présenté à ses débuts tous les caractères du chancre simple, dans lesquels accidents syphilitiques et chancrelleux sont intimement confondus et l'objection était, il faut l'avouer, difficile à réfuter. Rollet, en démontrant que les deux virus peuvent exister, associés dans la même ulcération, nous a fait comprendre la raison de pareils faits capables de jeter le trouble dans l'esprit de nos devanciers; nous devons lui être profondément reconnaissants d'avoir démontré que les médecins, qui croyaient avoir obtenu des auto-inoculations positives du chancre syphilitique, n'avaient probablement réinoculé autre chose qu'un chancre simple accidentellement greffé sur le premier; d'avoir montré que, pour rendre un chancre syphilitique indéfiniment réinoculable, il suffit de déposer à sa surface le pus d'un chancre simple : en découvrant cette donnée, le professeur lyonnais a fait rentrer dans la doctrine de la dualité une série de faits autrefois inexplicables.

TROISIÈME LEÇON

I

ULCÉRATIONS SECONDAIRES.

Messieurs,

Il s'en faut de beaucoup que l'accident initial de la syphilis soit la seule ulcération à laquelle celle-ci puisse donner naissance du côté des organes génitaux ; pendant toute l'évolution de la vérole, à la période dite secondaire comme à la période tertiaire, des ulcérations peuvent se reproduire en ces lieux sous l'influence de l'évolution régulière de la maladie, et, phénomène bien remarquable, il semble que, par suite d'un privilège malheureux, le lieu primitivement atteint, le point dans lequel l'accident initial s'était développé, devienne le point de prédilection pour l'apparition de ces ulcérations secondaires et tertiaires; il n'est pas rare, en effet, de voir plusieurs réveils de la syphilis se faire à son niveau, de voir des ulcérations de nature manifestement syphilitique s'y reproduire à plusieurs reprises, comme si le virus sommeillait indéfiniment en ce point, prêt à se réveiller à la moindre occasion.

Le professeur Fournier a montré (*Arch. gén. de méd.*, 1867), qu'il n'était pas rare de voir la cicatrice du chancre se rouvrir dans les jours qui suivent l'occlusion complète de ce dernier; quelquefois c'est à peine deux, trois ou quatre jours après l'occlusion terminée qu'on voit une nouvelle ulcération se produire au niveau de la cicatrice; quelquefois c'est une ou deux semaines après l'occlusion que la réouverture se fait; il est tout à fait exceptionnel, quand elle doit se produire, qu'elle se fasse attendre plus de trois semaines.

Une petite érosion se produit dans la partie centrale de la cicatrice, constituant une ulcération aussi superficielle que possible, véritable desquamation épithéliale, de peu d'étendue, de forme arrondie ou ovalaire. Cette ulcération s'agrandit rapidement, beaucoup plus en largeur qu'en profondeur; le plus souvent, trois ou quatre jours après sa production, elle a atteint son complet développement et elle peut alors se présenter sous deux types distincts.

1° Tantôt elle reste ce qu'elle était au début, c'est-à-dire superficielle et semblable à une simple desquamation. Elle est lisse et égale ; ses bords se confondent sans relief avec les tissus voisins ; son fond est brillant, vernissé, de teinte rouge foncé ou même vineuse. Sous cet aspect, elle rappelle assez bien l'aspect des exulcérations de la balanite, ou mieux encore celui du chancre dit irisé.

2° Tantôt, au contraire, elle affecte une forme profonde, se creuse et s'excave. Elle peut s'élargir de façon à occuper toute l'étendue de la cicatrice; d'autres fois, elle se limite à une étendue moindre et n'occupe que le centre même de l'ancienne ulcération. Dans le premier cas, elle est généralement cupuliforme, taillée à l'évidoir; dans le second, nettement entaillée, ayant les bords exactement coupés à pic, elle représente comme une sorte de puits creusé dans le noyau d'induration. Dans cette seconde forme, le fond de l'ulcère est irrégulier, inégal, chagriné, vermoulu; il présente une teinte soit grisâtre, soit d'un rouge foncé: il est souvent semé de points blancs ou noirâtres.

Cette plaie sécrète un liquide sanieux plutôt que purulent, mal lié, diffluent et chargé de détritus organiques.

Quelle que soit la forme qu'elle affecte, cette ulcération est presque toujours indolente, comme l'est le chancre syphilitique. Il est très rare qu'elle devienne douloureuse; quand elle le devient, la douleur paraît tenir moins à l'ulcération qu'à la distension excessive des tissus voisins par un noyau d'induration exubérante.

Cette ulcération se limite bientôt, reste stationnaire pendant un certain temps, puis se répare, en général, avec une rapidité remarquable; quelques jours suffisent à sa cicatrisation complète. Il peut arriver cependant que l'ulcération persiste pendant plusieurs septénaires malgré les médications les plus rationnelles et les plus énergiques; ce retard est dû souvent au développement excessif de l'induration qui distend la plaie et la met ainsi dans des conditions désavantageuses pour sa cicatrisation; l'évolution de l'ulcération, qui parcourt ordinairement toutes ses phases dans l'espace de quelques jours, peut en pareil cas se prolonger pendant plus d'un mois; mais des durées aussi longues des ulcérations de retour sont tout à fait exceptionnelles. La seconde cicatrisation elle-même n'est, du reste, pas toujours définitive et on a vu une même cicatrice se rouvrir à plusieurs reprises.

Dans quelques cas, l'ulcération de la cicatrice débute par plusieurs points à la fois, et ces ulcérations multiples ne tardent pas à se réunir en une seule plus volumineuse ; l'ulcération secondaire peut s'étendre à ce point que ses dimensions dépassent sensiblement celles du chancre primitif ; elle peut creuser en profondeur au point de figurer une sorte de caverne au centre du noyau d'induration et à simuler le phagédénisme térébrant ; mais, en pareil cas, la lésion est en réalité bien plus effrayante que grave ; elle est bénigne par essence ; elle se limite nécessairement dans un temps donné ; elle guérit seule ; elle guérit d'autant mieux qu'on la tourmente moins par des topiques irritants ou des cautérisations intempestives ; dans les formes les plus intenses, le travail de destruction ne dépasse pas les limites de l'induration ; et, dès que ce noyau est détruit, la plaie se déterge et marche vers la cicatrisation avec une rapidité surprenante. Ce n'est en réalité qu'une sorte de pseudophagédénisme qui s'épuise sur l'induration sans menacer les régions voisines.

Ces ulcérations secondaires, développées au niveau du chancre, se montrent à une époque de la maladie souvent moins avancée que les plaques muqueuses , et possèdent à un bien plus haut degré le pouvoir ulcéreux. Le traumatisme ne paraît en aucune façon nécessaire à leur production ; leur cause prédisposante la plus active paraît être l'existence d'une induration volumineuse et excessive, bien qu'on puisse les rencontrer sur des chancres à induration moyenne et même très faiblement accusée : quelques auteurs ont signalé l'augmentation de volume du noyau d'induration dans les jours qui précédaient l'apparition de la nouvelle ulcération.

Un autre processus destructeur, qui peut aussi se montrer peu de temps après la cicatrisation du chancre, est celui que le professeur Fournier a décrit sous le nom de ramollissement central ou profond de l'ulcération chancreuse.

Ce processus ne se produit que sur les noyaux d'induration très volumineux, particulièrement sur ceux de la rainure glando-préputiale : les couches centrales de l'induration se

ramollissent, se convertissent en une sorte de déliquium qui
est éliminé par de petites fistules pratiquées à travers les couches périphériques restées intactes; quand tout le bourbillon a
été éliminé, une caverne se trouve formée communiquant avec
l'extérieur tantôt par un conduit unique, tantôt par des conduits multiples. Dans les deux cas, érosion superficielle ou
ramollissement central, c'est le même processus de mortification du noyau chancreux aboutissant ici à l'ulcération, là à une
sorte d'abcès, c'est la nécrobiose débutant ici par la superficie,
là par la profondeur, donnant lieu à une mortification, dans un
cas, des tissus superficiels qui sont immédiatement rejetés; dans
l'autre cas, des tissus profonds qui sont retenus pendant quelque temps sous la peau saine jusqu'à ce qu'ils aient frayé leur
passage à l'extérieur et creusé les fistules; ici c'est déjà le
processus gommeux dans toute son intensité.

Le processus destructif, se produisant au niveau d'indurations
volumineuses, peut être extrèmement actif et rapide, donner
lieu à la production d'un bourbillon volumineux qui s'élimine
en masse et laisse après lui une caverne anfractueuse et irrégulière.

De ces différents processus ulcéreux se produisant au niveau
de l'induration chancreuse, il faut rapprocher ceux qu'on observe au niveau des indurations de voisinage satellites de l'ulcération chancreuse.

Ces indurations se produisent ordinairement dans la rainure
glando-préputiale; dans le voisinage immédiat ou à une petite
distance de l'ulcération primitive, on voit se développer dans
les jours ou dans les semaines qui suivent son apparition, une
induration circonscrite rappelant exactement par l'ensemble de
ses caractères l'induration primitive. L'induration secondaire
est nettement circonscrite, absolument indépendante de l'initiale,
avec laquelle elle n'est ni continue, ni contiguë; elle peut en
être distante de plusieurs centimètres, et il est impossible de
sentir entre elles aucun trait d'union. Cette induration a le siège,
la forme, le volume, la rénitence spéciale de l'induration chancreuse type; mais cette induration s'est produite et existe sans

plaie, sans érosion, sans éraillure, sous une muqueuse saine; c'est là ce qui la distingue absolument du chancre induré, qu'elle peut parfois dépasser en volume.

Ces indurations secondaires semblent dues, comme l'admettait Ricord, à des lymphangites diffuses; elles coïncident souvent avec des lymphangites indurées du dos de la verge. Elles persistent longtemps et peuvent parcourir toutes les phases de leur existence sans subir à aucun moment le processus ulcéreux; mais, dans quelques cas, elles sont susceptibles de s'ulcérer, soit qu'elles subissent un processus nécrobiotique analogue à ceux qui peuvent se produire dans les ulcérations secondaires du noyau chancreux initial, soit qu'elles deviennent le support de quelque manifestation secondaire ulcéreuse. « Elles prennent alors exactement l'aspect d'un chancre, à ce point qu'elles ne peuvent en être distinguées et qu'il serait puéril de vouloir établir entre elles et le chancre un diagnostic différentiel véritablement impossible ou ne reposant au plus que sur des nuances qui échappent à la description. Le caractère précis de cette lésion secondaire ne peut être établi que par l'évolution pathologique et la chronologie des accidents. » Je vous prie, messieurs, de retenir ces paroles, que j'emprunte textuellement au professeur Fournier; nous aurons l'occasion d'y revenir ultérieurement.

Pendant la période dite secondaire de la syphilis, il peut survenir, en dehors des ulcérations que nous venons de voir se produire au niveau ou au voisinage de l'induration chancreuse primitive, des érosions, des ulcérations, dont la production est absolument indépendante de l'évolution du chancre initial et qui relèvent de l'altération générale portée à l'économie par la syphilis. Ce sont d'abord des érosions superficielles du gland et de la face interne du prépuce, difficiles à reconnaître de celles que les balanites simples, herpétiques et autres peuvent provoquer dans les mêmes régions; ces lésions secondaires du gland se compliquent du reste souvent de véritables balanites au milieu desquelles elles se perdent et qui en rendent le diagnostic particulièrement difficile.

Ce sont parfois de simples érosions épithéliales, ou bien isolées, ne dépassant guère les dimensions d'une lentille, ou réunies en groupes et formant alors sur le gland, dans le sillon balano-préputial, à la face interne du prépuce, des figures plus ou moins étendues à contours polycycliques formés par l'intersection de cercles à diamètre relativement considérable.

La surface de la muqueuse desquamée est plate, lisse, ne présente aucun relief, est de niveau avec les parties circonvoisines; la couleur est d'un rouge foncé, lie de vin; la surface érythémateuse est quelquefois limitée par un léger ressaut formé par l'épithélium des parties non desquamées; cet épithélium limitrophe peut, par son épaississement, former un mince bourrelet autour de l'érosion; mais ce bourrelet n'est jamais très accusé. Ces lésions si superficielles du gland correspondent aux roséoles érythémateuses de la peau avec lesquelles elles coïncident habituellement; elles font défaut chez les sujets qui ont subi la circoncision; chez eux, elles sont remplacées par des éruptions sèches : ces érosions syphilitiques sont d'un diagnostic particulièrement difficile, elles offrent les plus grandes analogies avec nombre d'ulcérations non spécifiques du gland et il serait impossible dans bien des cas d'en affirmer la nature, si elles ne coïncidaient avec d'autres manifestations de la syphilis secondaire.

Beaucoup plus facile à distinguer est la plaque muqueuse papulo-érosive; ici, comme dans le cas précédent, vous retrouvez la desquamation épithéliale superficielle donnant naissance à une surface arrondie, d'un rouge vif, à délimitation monocyclique ou polycyclique, suivant qu'elle correspond à la desquamation d'une papule isolée, ou d'un groupe de papules conglomérées; il existe généralement un mince liséré épithélial limitrophe. Mais ce qui caractérise cette forme, ce qui en met la nature syphilitique en relief, c'est qu'au lieu d'être de niveau avec les parties voisines, la surface malade est bombée, surélevée au-dessus d'elles; une véritable papule, un tubercule fait saillie au milieu de la lésion; elle en est l'origine manifeste; le processus hyperplasique de la syphilis apparaît nettement caractérisé. Ces papules érodées sont souvent entourées d'un bourrelet hypertrophique très accusé qui donne à leur ensemble un aspect assez analogue à celui du haut d'un turban.

Un des points les plus curieux de l'histoire de ces papules érosives secondaires est la similitude d'aspect que quelques-unes d'entre elles peuvent prendre avec certaines formes de l'accident initial, tant à la surface du gland qu'à la face interne du prépuce ; ce sont mêmes dimensions, même érosion en forme de godet, souvent coloration en cocarde très nette, mêmes bords non décollés et même bourrelet limitrophe ; l'induration n'atteint jamais des proportions considérables, mais elle est souvent cependant très nette. De telles érosions secondaires ne sont pas rares, qu'on n'hésiterait pas un seul instant à regarder comme accident initial typique de la syphilis, si on ne connaissait l'histoire du malade.

Les érosions superficielles, papuleuses ou non, de la muqueuse du gland et du prépuce, sont les manifestations ordinaires de la syphilis secondaire sur ces parties ; rarement on voit se produire des ulcérations profondes, quelques-unes cependant peuvent creuser au point de faire penser à une ulcération chancrelleuse ; des lésions si profondes sont plus communes chez la femme que chez l'homme ; chez celui-ci, elles ne s'observent guère qu'au niveau du limbe du prépuce ; les plaques muqueuses de cette région s'accompagnent souvent de phimosis, elles creusent alors dans le fond des sillons du limbe des ulcérations dont l'aspect se rapproche parfois de celui de la chancrelle, parfois de celui du chancre initial.

Sur le fourreau, les syphilides ont les plus grandes analogies avec celles de la peau en général, avec lesquelles elles coïncident ; comme elles, elles sont habituellement sèches, rarement ulcéreuses ; il est un point cependant au niveau duquel les syphilides du fourreau sont facilement humides et ulcéreuses ; c'est à sa face inférieure, vers la racine de la verge, dans la région où la peau du fourreau et celle des bourses sont habituellement en contact. A ce niveau, vous rencontrerez souvent des érosions larges, diffuses, opalines, au suintement abondant, sur la nature desquelles leur coïncidence avec des lésions manifestement syphilitiques des bourses ne vous laissera aucun doute.

Pour terminer l'histoire des érosions secondaires du gland et de la verge, je vous signalerai une traînée érosive qu'il est fréquent de rencontrer chez les sujets atteints de phimosis à la suite de la syphilis balano-préputiale : chez nombre de cés malades, on voit survenir à la partie inférieure et antérieure de la verge, le long du raphé médian, une série d'érosions ou d'ulcérations plus ou moins profondes formant une véritable chaîne ulcéreuse, qui part du limbe et se prolonge sur une plus ou moins grande longueur de la face inférieure de la verge ; je n'ai jusqu'ici observé cette traînée d'ulcérations, je dirais volontiers cette lymphangite ulcéreuse, tellement cette lésion paraît commandée par une disposition anatomique, que chez les sujets atteints de phimosis d'origine syphilitique.

Passons maintenant, messieurs, à l'étude des ulcérations qui se produisent sur les organes génitaux sous l'influence de la syphilis parvenue à sa période tertiaire.

II

ULCÉRATIONS AU COURS DE LA SYPHILIS PARVENUE A SA PÉRIODE TERTIAIRE.

Les ulcérations du type tertiaire constituent assez souvent un accident des plus tardifs ; il est fréquent de les voir se montrer vingt, trente, quarante ans après le début de la maladie, alors que la maladie était depuis des années silencieuse et que le malade se croyait absolument guéri ; en général, c'est de huit à dix ans après le début de la syphilis que ce genre d'accidents est le plus fréquent ; chez quelques malades, cependant, des ulcérations du type tertiaire peuvent se montrer d'une façon beaucoup plus hâtive et apparaître très peu de temps après le développement du chancre ; on en a vu survenir deux ou trois mois au plus après celui-ci.

Les ulcérations des organes génitaux, qui se produisent chez l'homme sous l'influence de la syphilis parvenue à sa période tertiaire, sont en général remarquables par leur tendance ulcéreuse très accentuée ; dans ces ulcérations, on trouve ordinairement les processus hyperplasique et ulcéreux combinés, associés, mais dans des proportions fort différentes et fort inégales suivant les différents cas : selon que l'un ou l'autre processus arrive à prédominer, on a des formes plutôt ulcéreuses ou des formes scléro ou tuberculo-ulcéreuses.

Les formes ulcéreuses sont plus communes sur la peau et sur le gland que les formes scléro-ulcéreuses, qui sont, au contraire, les formes les plus habituelles de la syphilis tertiaire de la région balano-préputiale : voyons les différences d'aspect que la lésion peut présenter suivant qu'elle s'est développée dans l'une ou l'autre région.

Sur la peau du fourreau il n'est pas rare que l'apparition de l'ulcération soit précédée de la formation d'une vésico-pustule ; c'est la forme pustulo-ulcéreuse de mon collègue M. Mauriac. La pustule cède en quelques jours la place à une ulcération fongueuse et saignante, à évolution rapide, détruisant en peu de temps le derme dans une profondeur plus ou moins grande, en même temps qu'elle s'étend progressivement en largeur. Cette ulcération est de forme ronde ou ovalaire assez régulière ; ses bords sont abrupts, taillés à pic, comme à l'emporte-pièce, quelquefois décollés : le fond est inégal, déchiqueté, grisâtre, pultacé ou jaunâtre et livide, quelquefois parsemé d'un certain nombre de points rouges. Les dimensions d'un tel ulcère dépassent rarement celles d'une pièce de cinquante centimes ou d'un franc ; encore de pareilles dimensions ne sont-elles pas observées généralement d'emblée, mais seulement à la suite de l'extension d'ulcérations primitivement plus petites. La surface est le siège d'une sécrétion séro-purulente abondante ; une certaine quantité de sang se mélange facilement à la sécrétion purulente. Une étroite aréole inflammatoire peut border l'ulcération : les analogies entre une telle lésion tertiaire et certains chancres simples sont considérables ; l'identité d'aspect, parfois presque absolue, c'est un véritable pseudo-chancre simple.

La dessiccation des liquides exsudés à la surface de l'ulcère amène la formation d'une croûte épaisse, ostréacée, qui recouvre et cache l'ulcération ; la lésion, sous cette forme, rappelle assez bien une pustule d'ecthyma desséchée et recouverte de sa croûte, ce qui lui a valu le nom de syphilide ecthymateuse (Fournier).

Une telle ulcération prend facilement la tendance phagédénique ; on la voit alors s'avancer rapidement sur le fourreau et les bourses où elle peut former des ulcérations d'une étendue considérable ; mais assez souvent les parties les premières atteintes se cicatrisent au fur et à mesure que le liséré ulcéreux périphérique s'avance vers de nouvelles régions ; on se trouve alors en présence d'une ulcération circinée dont les bords présentent quelquefois d'une façon très nette la disposition en arcs de cercle entrecoupés, caractéristique des lésions syphilitiques tardives.

La bande ulcéreuse périphérique, limitrophe d'une telle lésion, est habituellement recouverte d'une croûte épaisse et adhérente qu'il est nécessaire de faire tomber pour découvrir l'ulcération : celle-ci se présente sous forme d'une bandelette fort étroite dans laquelle on peut relever les caractères spéciaux que je vous signalais dans l'ulcération de forme ecthymateuse ; mêmes bords taillés à pic, même fond irrégulier et suppurant. Les tissus limitrophes de l'ulcération conservent souvent leur état normal et toute leur souplesse, ne présentent pas la moindre trace d'induration syphilitique ou inflammatoire ; tout au plus sont-ils, dans quelques cas, entourés d'une aréole peu étendue d'empâtement phlegmoneux. L'induration chondroïde syphilitique fait toujours complètement défaut ; on peut tout au plus quelquefois percevoir une légère résistance parcheminée. En un mot, messieurs, dans certaines formes phagédéniques, comme dans la forme ecthymateuse de la syphilis tertiaire du fourreau, le processus hyperplasique fait complètement défaut, ou est pour le moins fort peu accentué ; bords et fond de l'ulcération présentent des analogies frappantes avec celles de la chancrelle phagédénique et le diagnostic peut être fort difficile entre l'une et l'autre affection.

Quand le processus hyperplasique s'accentue dans la syphilis tertiaire du fourreau et vient à prédominer sur le processus ulcéreux, l'aspect des lésions devient absolument différent et les erreurs du diagnostic possibles sont tout autres ; elles ont plus souvent lieu avec le chancre induré qu'avec le chancre simple.

Dans les formes scléro-ulcéreuses de la syphilis tertiaire, le noyau d'induration se produit le premier et existe pendant un certain temps à l'état isolé ; ce n'est qu'ultérieurement et consécutivement que l'ulcération se produit à son niveau.

Pendant la période préulcéreuse, on se trouve en présence d'un néoplasme syphilitique qui peut se présenter sous la forme de nodules ou sous la forme d'infiltrations. Et cette dernière variété est de beaucoup plus fréquente que la première.

Le processus syphilitique, n'offre dans la région du fourreau, rien qui le distingue de ce qu'il est dans les autres régions de la peau.

Les nodules syphilitiques gommeux naissent dans les parties profondes de la peau, qui est, au début, saine à leur niveau ; ils glissent facilement au-dessus des corps caverneux dont ils sont indépendants ; puis ces nodules se rapprochent progressivement de la surface de la peau et constituent des tumeurs dans lesquelles on peut quelquefois percevoir une fausse fluctuation : la peau devient violacée, s'amincit et enfin se rompt laissant écouler une matière gommeuse, jaunâtre, pleine de grumeaux, puriforme plutôt que purulente ; une cavité se trouve formée, qui communique à l'extérieur par un ou plusieurs pertuis fistuleux ; c'est l'évolution régulière et banale de la gomme syphilitique ; quelquefois un processus ulcéreux très accusé envahit la tumeur et il se forme à son niveau, à la suite d'une sorte de nécrose en masse, un cratère profond à large ouverture. Dans quelques cas, heureusement les plus rares, l'ulcération prend les allures d'un ulcère phagédénique ambulant.

Les nodules syphilitiques du fourreau peuvent se présenter isolés ou réunis en groupes offrant plus ou moins, dans leur ensemble, les figures annulaires propres aux lésions de la syphilis.

Sur le fourreau, la forme infiltrée est au moins aussi fréquente que la forme nodulaire ; elle se développe de préférence à la base de la verge, qu'elle entoure d'un anneau ligneux inextensible, ou au niveau du prépuce qu'elle convertit en une coque épaisse et solide, en un tube résistant, qui masque le gland renfermé dans sa cavité et en rend l'examen difficile ou impossible.

L'infiltration syphilitique, d'abord profonde, se rapproche progressivement de la surface ; la peau, originairement libre et mobile au-dessus d'elle, est envahie par la profondeur et perd sa mobilité ; elle s'épaissit et devient tendue, de couleur rouge sombre, sans présenter aucun phénomène inflammatoire franc, ni sensibilité, ni douleurs spontanées ou provoquées, ni élévation de température ; sur un ou plusieurs des points les plus saillants, on arrive à percevoir une fluctuation de jour en jour plus manifeste ; la peau devient mince, violacée, blanche ; enfin, elle se rompt en un ou plusieurs points et laisse écouler un liquide gommeux, composé d'une sérosité épaisse, entraînant avec elle des grumeaux blanchâtres, parfois de véritables bourbillons ; là ou les ouvertures de la peau conduisent à une cavité sous-cutanée, irrégulière, aplatie, à parois anfractueuses, à surface grisâtre formée par la peau décollée dans une plus ou moins grande étendue ; dans le cas de trajets fistuleux multiples, ceux-ci peuvent communiquer entre eux sous la peau non détruite ; il y a production, à la base de la verge ou au niveau du prépuce, de décollements plus ou moins étendus de la peau, analogues à ceux que produisent les phlegmons diffus sous-cutanés, mais se distinguant très nettement de ces derniers par l'aphlegmasie absolue, l'indolence de la lésion pendant toute la durée de son évolution ; en effet, depuis le commencement de son développement jusqu'à ses périodes destructives les plus avancées, une telle affection ne provoque aucune douleur, ne s'accompagne d'aucun mouvement fébrile, d'aucune rougeur inflammatoire ; la déformation des parties, le gêne de fonctionnement de l'organe sont les seuls accidents par lesquels elle manifeste son existence.

Le gland est assez souvent atteint par la syphilis tertiaire ; ses lésions les plus remarquables sont le syphilome en cuirasse, les ulcérations chancrelloïdes, le syphilome du méat.

La syphilis en cuirasse du gland est due à la production à la surface de celui-ci, de nappes d'induration dont le développepement est assez fréquent dans ce point des organes génitaux ; le plus souvent, ce sont des nappes peu étendues, ne dépassant guère les dimensions d'une pièce d'un ou de deux francs, peu épaisses, occupant les parties latérales ou supérieure de l'organe ; mais, dans quelques cas, la lésion s'étend à toute la surface du gland qu'elle convertit en une masse rigide ayant perdu toute souplesse et ne cédant plus sous le doigt qui le comprime.

La marche de telles indurations est ordinairement lente, et il est habituel de les voir persister pendant des semaines et des mois sans grande modification, sans causer grande inquiétude au malade qui s'habitue facilement à la présence de ce mal survenu lentement et sans souffrance ; si le diagnostic est porté par le médecin, la résolution s'opère sous l'influence du traitement spécifique ; sinon, après un certain temps, l'ulcération se produit sur un ou plusieurs points de la surface donnant naissance à des ulcérations d'aspect chancriforme.

Chez un certain nombre de malades, le processus ulcéreux prend, au niveau du gland, le pas sur le processus hyperplasique ; alors il se produit des ulcérations suppurant abondamment, creusées comme à l'emporte-pièce, entamant profondément la substance du gland, à bords anfractueux, à contours irrégulièrement dessinés, à base non indurée et qui peuvent facilement être confondus avec des chancres simples ; dans d'autres cas, le processus ulcéreux reste beaucoup plus superficiel et revêt l'allure des affections circinées ; une ulcération petite, revêtue d'une croûte brunâtre, se forme à la surface du gland ; bientôt cette ulcération progresse et s'étend, généralement avec rapidité ; les parties les premières atteintes se cicatrisent au fur et à mesure que l'ulcération s'élargit, et il en résulte des surfaces cicatricielles limitées par un liséré ulcéreux et croûteux présentant souvent d'une façon très nette les bords polycycliques, caracté-

ristiques des lésions syphilitiques. Le liséré ulcéreux périphérique est en général très étroit, mesurant de un à trois millimètres de largeur ; il est recouvert d'une croûte sèche, brune,
très adhérente, après la chute de laquelle on découvre une surface légèrement érodée ou une surface déjà cicatrisée ; le processus ulcéreux, malgré sa grande tendance à progresser rapidement en étendue, reste ici très superficiel ; mais sa nature
se révèle très clairement par la disposition annulaire et parfois
polycyclique des bords.

Quand le syphilome se développe au niveau du méat, il appartient fréquemment aux formes ulcéreuses ; le processus ulcéreux remplace rapidement le processus hyperplasique et est
beaucoup plus accusé que lui. Quand la période ulcéreuse est
survenue, l'induration peut être complètement détruite, devenir
nulle et imperceptible au palper ou persister sous forme de
simple lamelle parcheminée : on se trouve en présence d'une
ulcération circulaire, en entonnoir, occupant le sommet du
gland, faisant tout le tour de l'urèthre, à fond gris jaunâtre,
suppurant assez abondamment, pouvant se prolonger à l'intérieur du canal et présentant une tendance très marquée à l'extension rapide ; l'extrémité du gland est, en pareil cas, détruite
assez promptement dans une plus ou moins grande étendue :
le canal de l'urèthre est rétréci dans ses parties antérieures et le
siège d'un suintement visqueux, facilement sanguinolent. Après
guérison, il reste un gland décapité dans une plus ou moins
grande étendue, présentant à son sommet un entonnoir conique
d'aspect cicatriciel qui n'est autre que l'entrée du canal déformée
par le processus ulcéreux ; l'ouverture de l'urèthre reste généralement rétrécie.

La variété de beaucoup la plus intéressante des ulcérations
syphilitiques tertiaires des organes génitaux chez l'homme, est
assurément celle qui succède aux nodules tuberculo-gommeux
du prépuce et du sillon balano-préputial : ce sont des lésions
fréquentes, puisque, d'après les statistiques de mon savant collègue M. Mauriac, elles représenteraient près des huit dixièmes

des syphilomes tertiaires des organes génitaux chez l'homme; ce sont surtout des lésions importantes à connaître à cause des erreurs de diagnostic qu'elles ont entraînées, et qu'elles entraînent encore tous les jours, malgré les travaux nombreux qu'elles ont provoqués depuis que le professeur Fournier nous en a fait connaître la nature exacte et l'allure. (*Arch. gén. de méd.*, 1888.)

Ici comme sur la peau, le processus syphilitique peut être surtout destructif et ulcéreux ou bien à la fois hyperplasique et ulcéreux, scléro ou tuberculo-ulcéreux.

Les formes ulcéreuses présentent les plus grandes analogies avec le chancre simple, dont elles ont les bords irréguliers, anfractueux, taillés à pic, le fond inégal et jaunâtre, la base souple, et souvent les dimensions; dans ces régions humides il ne se forme pas de croûte à la surface de l'ulcération, comme on en observe dans la forme ecthymateuse du syphilome tertiaire du fourreau. Les formes hyperplasiques présentent, au contraire, souvent les plus grandes similitudes avec le chancre induré initial.

Dans la forme scléro-ulcéreuse de la syphilose balano-préputiale, on voit, quand on peut suivre les différentes étapes du développement du mal, un foyer d'induration cartilaginiforme apparaître dans le fond du sillon balano-préputial, foyer aussi résistant, aussi dur que l'est celui de l'accident initial le plus induré. Cette masse peut se présenter sous forme de nodule ou sous celle de lamelle; dans le premier cas, elle se présente sous forme d'un petit noyau arrondi ou ovalaire du volume d'une lentille, d'un pois, d'une noisette, d'une amande; dans le second cas, c'est une plaque, plus ou moins volumineuse, pouvant former tantôt une lamelle limitée perdue dans le fond du sillon balano-préputial, tantôt une induration en demi-lune dont la base repose sur ce sillon et dont le sommet se prolonge dans l'épaisseur du prépuce, ou bien encore une masse diffuse occupant une étendue plus ou moins considérable, parfois toute l'étendue de la rainure balano-préputiale, dont elle remplit et efface l'excavation, égalant dans son développement les indurations les plus étendues de l'accident initial.

Ces masses indurées sont recouvertes d'une muqueuse saine, plus ou moins distendue, suivant le volume et la profondeur du noyau d'induration ; dans le cas de distension très accusée, la muqueuse devient violacée, voire même blanche et on la croirait sur le point de se rompre, quand la distension est excessive.

A la face interne du prépuce, on peut observer des noyaux d'induration analogues, à ceux du sillon balano-préputial, recouverts d'une muqueuse saine et se présentant ordinairement sous forme de plaques de dureté cartilaginiforme, du volume d'une lentille à celui d'une pièce de deux francs ; de telles plaques forment une saillie marquée sous la muqueuse par suite de la mollesse des tissus au milieu desquels elles sont renfermées.

Plusieurs nodules d'induration peuvent se rencontrer simultanément chez le même sujet, soit dans le sillon balano-préputial, soit dans l'épaisseur du prépuce, quelquefois disséminés dans l'un ou dans l'autre.

De tels nodules donnent, quand on les palpe, la sensation d'un corps étranger, noyau de cerise ou d'amande, introduit sous la muqueuse ; leur dureté, qui rappelle celle du cartilage ou du carton, tranche très nettement sur la souplesse normale des tissus avoisinants. Ces masses sont nettement délimitées, elles ne se fondent pas dans les parties avoisinantes ; elles tranchent brusquement sur les tissus limitrophes, au milieu desquels elles forment comme de véritables corps étrangers.

Ces lésions, en raison de leur développement lent et de leur indolence absolue, échappent au malade qui ne les découvre que par hasard et ne s'en préoccupe que le jour où elles se sont ulcérées.

Abandonné à lui-même le noyau d'induration aboutit, dans le plus grand nombre de cas, à l'ulcération qui peut se produire fort lentement, mais se produit presque infailliblement. Le néoplasme se rapproche progressivement de la muqueuse qui lui devient adhérente et ne glisse plus sur lui, devient tendue, violacée, de plus en plus mince et finalement s'ulcère, laissant à jour une ulcération dont l'importance variera, dans la plupart des cas, avec l'importance du noyau d'induration qui l'a précédée.

C'est une ulcération en général peu étendue, ne dépassant pas les dimensions d'une pièce de vingt à cinquante centimes ; creusant assez profondément dans le noyau d'induration au niveau duquel elle est née, ayant souvent au moins deux ou trois millimètres de profondeur ; pouvant devenir beaucoup plus profonde, former de véritables cratères dans le cas où le noyau d'induration était très volumineux ; de telles ulcérations creusent parfois jusqu'au canal de l'urèthre et le perforent.

Dans les cas où l'érosion est superficielle, ses bords continuent en pente douce avec les tissus voisins ; dans le cas d'ulcération profonde, les bords sont taillés à pic, irréguliers.

Le fond est le plus souvent inégal, jaunâtre, pultacé, formé par le tissu même du syphilome en désagrégation.

L'ulcération repose sur un fond dur, chondroïde, plus ou moins épais qui n'est autre que la partie persistante, non détruite du noyau d'induration syphilitique que nous avons vu précéder le développement de l'ulcération.

Souvent l'ulcération suit de près l'induration et quelques jours seulement s'écoulent entre l'apparition de celle-ci et la formation de celle-là ; mais quelquefois l'induration peut ne s'ulcérer que plusieurs semaines après son apparition ; l'ulcération peut même ne pas se produire et le noyau d'induration se résorbe sans avoir subi à aucun moment le processus ulcéreux.

Après guérison, il ne persiste aucune trace appréciable de l'accident, si l'ulcération a été très peu profonde ; sinon, il reste une cicatrice d'étendue et de profondeur proportionnées à l'importance que l'ulcération avait acquise, cicatrice superficielle et insignifiante dans quelques cas, véritable cratère dans d'autres. Il se peut même que des désordres graves persistent après guérison du syphilome, quand des organes importants ont été atteints ; fistule urinaire dans le cas de perforation de l'urèthre, rétrécissement du canal dans le cas d'ulcération du méat.

Certaines ulcérations tertiaires à base indurée présentent,

quand elles sont complètement constituées, la ressemblance la plus parfaite avec les différentes formes du chancre induré; aussi le professeur Fournier a-t-il cru devoir les qualifier de *pseudo-chancres indurés*, appellation adoptée par la plupart des syphiligraphes, parce qu'elle indique bien les analogies des deux lésions et la difficulté du diagnostic dans un certain nombre de cas : de telles ulcérations avec leur base indurée chondroïde offrent, en effet, avec l'accident initial de la syphilis de telles ressemblances que la confusion serait assez souvent inévitable, si on ne connaissait l'histoire du malade et l'ancienneté de la syphilis : il n'est, en effet, pour ainsi dire, pas de variété de chancre, depuis le plus petit, depuis le lenticulaire jusqu'au plus volumineux avec son induration excessive, depuis la petite érosion initiale jusqu'au chancre phagédénique que les syphilomes tertiaires du sillon balano-préputial ne puissent calquer. La seule différence, mais elle est capitale, et j'aurai l'occasion d'y insister ultérieurement, c'est que, contrairement au chancre initial, l'ulcération syphilitique tertiaire ne réagit pas sur le système lymphatique de la région; elle ne provoque ni lymphangites secondaires, ni adénopathies symptomatiques.

Les causes sous l'influence desquelles se reproduisent ces pseudo-chancres indurés sont des plus obscures; on pourrait presque dire qu'elles nous échappent complètement. Quand un malade, qui se croyait depuis longtemps guéri, vient après des années de tranquillité nous présenter un syphilome chancriforme, il nous est le plus souvent impossible, même après l'enquête la plus minutieuse, de dire sous quelle influence s'est produit ce réveil tardif et inattendu de la maladie. Une circonstance a cependant frappé tous les observateurs, c'est que le nouvel accident chancriforme siège, dans le plus grand nombre de cas, dans le point que le chancre premier avait occupé ou dans son voisinage immédiat, et la plupart des auteurs sont aujourd'hui portés à admettre que le virus syphilitique, après avoir une première fois manifesté sa présence en ce point, peut y sommeiller pendant des années, n'attendant qu'une occasion propice de montrer à nouveau son action ; le microbe ou ses descendants subsisteraient silencieux pendant des années en un point de l'économie et ne lui deviendraient nocifs que de loin en loin, sous l'influence de causes encore inappréciables.

Quelques observations, recueillies dans ces dernières années, me portent à croire que l'apparition de syphilomes chancriformes est, dans quelques cas, en relation manifeste avec les rapports que les malades ont pu avoir avec des femmes d'une santé suspecte : dans une leçon sur *les Syphilis récidivées*, parue dans la *Semaine médicale* de 1888, j'ai publié deux observations dans lesquelles cette influence causale me paraissait plus que probable.

Un homme de quarante-cinq ans, d'une vigueur au-dessus de la moyenne, vint me consulter, en 1885, pour une induration volumineuse ulcérée siégeant au niveau du sillon balano-préputial et ayant tout l'aspect d'un chancre syphilitique ; la consistance du noyau induré était chondroïde ; la plaque indurée supportait une ulcération de la dimension d'une pièce de cinquante centimes, de coloration rouge vif, présentant tous les attributs de l'érosion chancreuse ; il n'y avait pas d'adénopathie inguinale.

En interrogeant le malade, j'appris qu'il avait été soigné vingt-cinq ans auparavant par Langlebert pour une syphilis nettement caractérisée, car il y avait eu accident primitif suivi d'accidents secondaires incontestables. Après guérison complète, cet homme s'était marié et avait eu deux enfants aujourd'hui encore bien portants ; devenu veuf, il était allé chercher fortune en Amérique, où il vivait dans les mines d'or, loin des villes, n'ayant aucune femme dans son entourage et condamné à la continence pendant le temps qu'il passait dans les mines. Dernièrement, notre malade, après un séjour prolongé loin des villes et une sagesse forcée de plusieurs mois, avait été rappelé précipitamment en France : un soir, avant de s'embarquer (et ce fut la seule fois pendant son voyage), il s'accorda, avec une femme de vertu plus que douteuse, les plaisirs dont il était privé aux mines : dix jours après, pendant qu'il était embarqué, il constatait une induration du sillon balano-préputial qui ne fit que s'accroître de jour en jour ; c'est elle qui avait, quand le malade vint me trouver, quinze jours environ après le début de l'accident, le volume d'une grosse noisette, la consistance chondroïde et l'ulcération caractéristique.

Je pus suivre le malade pendant cinq semaines avant son départ pour l'Amérique ; il ne se produisit ni adénopathie inguinale, ni

éruption secondaire : sous l'influence d'un traitement mixte la
lésion balano-préputiale s'améliora assez rapidement.

A peu près à la même époque, un autre malade venait me consulter,
atteint lui aussi d'un pseudo-chancré induré des plus caractérisés ; le
début de ce chancre remontait à cinq ou six jours ; il n'y avait pas
d'adénopathie inguinale, encore moins d'éruption cutanée.

Voici quelle était l'histoire de ce malade : onze ans auparavant, il
avait eu une syphilis très nette traitée à l'hôpital ; marié depuis
plusieurs années, il n'avait point eu d'enfants ; une dizaine de jours
avant de voir apparaître l'accident pour lequel il venait consulter, il
avait donné un coup de canif dans le contrat et eu, par exception,
des rapports avec une de ces femmes qu'on peut, sans les injurier
beaucoup, suspecter de n'être pas d'une santé irréprochable.

Je revis le malade une huitaine de jours après la première consultation, rien n'était changé dans son état ; depuis lors je ne l'ai plus
revu.

N'est-ce pas chose intéressante, écrivais-je à cette époque, que
cette coïncidence de deux anciens syphilitiques n'ayant depuis
longues années présenté aucun accident et se réveillant tous deux
porteurs d'un pseudo-chancre induré quelques jours après s'être
exposés à un rapprochement dangereux, l'un après des mois de
continence forcée, l'autre après des années de sagesse matrimo-
niale ? N'était-on pas naturellement conduit à se demander si
l'apparition de l'accident commun, dont ces deux malades étaient
atteints et qui se présentait dans des conditions si analogues,
n'était pas en relation directe avec le rapprochement suspect
dans lequel tous deux s'étaient engagés ? Cette hypothèse me
paraissait dès lors vraisemblable.

Malheureusement il n'y avait là qu'une impression ; l'absence
de confrontations ne permettait pas d'affirmer que les lieux que
nos malades avaient fréquentés fussent réellement malsains,
encore moins de dire en quoi ils étaient malsains. Fallait-il admettre que nos malades avaient été victimes d'une réinfection
syphilitique ; et que ce que nous avions observé n'était pas une
manifestation tertiaire de la syphilis, un syphilome chancriforme,
pour employer la qualification du professeur Leloir ; mais
bien le résultat d'une nouvelle inoculation syphilitique, un nou-

6

veau chancre survenu chez un malade mis à l'abri d'accidents graves, d'accidents secondaires par l'existence d'une syphilis antérieure. Diday n'aurait pas autrefois hésité à admettre cette opinion; il aurait qualifié de telles lésions de chancroïdes, voulant indiquer que c'était là l'expression d'une seconde vérole atténuée par l'existence antérieure d'une première syphilis, tout comme une seconde variole ou varioloïde se montre atténuée chez les malades antérieurement vaccinés ou atteints d'une première variole.

Je ne crois pas qu'il soit nécessaire d'aller chercher aussi loin la cause des maux de mes clients.

Ricord a depuis longtemps démontré, et c'est un fait sur lequel les professeurs Fournier et Neumann ont insisté, que, chez les anciens syphilitiques, des lésions banales, une balanite simple, un chancre mou peuvent s'indurer et peuvent, en s'indurant, prendre tous les caractères d'un pseudo-chancre : cette possibilité de l'induration de lésions banales chez les anciens vérolés me paraît suffire à expliquer les accidents observés chez mes malades, et il paraît inutile d'invoquer une nouvelle infection syphilitique pour expliquer la naissance des lésions dont ils souffraient : il est, je crois, permis d'admettre que ces malades, ayant recueilli dans un coït impur un principe infectieux dont l'effet eût été une balanite simple, un herpès génital, un chancre simple chez un malade non syphilitique antérieurement, ont pu, en leur qualité d'anciens syphilitiques, indurer d'emblée de telles lésions et leur donner un faux aspect de chancre, convertissant en pseudo-chancres indurés des affections inflammatoires banales, qui chez d'autres auraient été des lésions manifestement asyphilitiques. Quelques observations récemment recueillies me semblent corroborer cette hypothèse.

Le 8 février dernier, P..., Ernest, trente-trois ans, boucher, entre dans mon service de l'hôpital du Midi, pour une ulcération du sillon balano-préputial dans le début remontait à trente-cinq jours. Cette ulcération avait débuté, dans la rainure, huit jours après un coït suspect, par une petite pustule qui laissa après sa rupture une ulcération assez profonde ; celle-ci s'est étendue en largeur sur la face interne du prépuce et, au moment où nous voyons le malade, elle mesure un centimètre de diamètre. Sa forme est irrégulièrement ovalaire, ses bords sont taillés à pic, légèrement décollés; le fond de l'ulcère est assez régulier, peu déprimé, finement granuleux; il donne naissance à une suppuration peu abondante. L'ulcération repose sur une masse indurée soulevant notablement la muqueuse au niveau du sillon balano-préputial et faisant par son prolongement entre les lames du prépuce une sorte de volet qui bascule quand on tire la peau en arrière du gland; cette masse donne au palper une sensation de dureté nettement chondroïde.

Un ganglion douloureux se sent dans l'aine gauche. P... déclare avoir eu, il y a dix ans, un chancre induré siégeant à peu près au niveau de la lésion actuelle, et une roséole pour lesquels il a été traité à l'hôpital militaire de Cherbourg ; depuis lors il n'aurait plus présenté aucun accident syphilitique.

En recherchant minutieusement s'il existe d'autres manifestations syphilitiques, nous découvrons une périonyxis de l'ongle du pouce ; aucune autre lésion spécifique.

Le pus du chancre est inoculé au bras gauche et donne naissance à une chancrelle des plus caractérisées.

Le malade est sorti trois semaines après son entrée à l'hôpital, le chancre était cicatrisé; l'induration persistait encore ; il n'y avait pas eu d'éruption cutanée.

Quelque temps auparavant, le 26 octobre 1889, était entré dans mon service un malade, qui se présentait dans des conditions analogues. C'était un homme de trente-quatre ans, qui avait eu la syphilis en 1881 et était depuis plusieurs années indemne de tout accident; il entrait dans mon service pour une ulcération du sillon balano-préputial dont le début remontait à une quinzaine de jours ; cette ulcération, d'un centimètre de diamètre, d'une profondeur d'un millimètre environ, à bords taillés à pic et non décollés, à fond grisâtre suppurant, reposait au sommet d'un noyau d'induration étalée du volume d'une demi-cerise, de consistance nettement chondroïde. Pas de ganglion dans l'aine, l'inoculation du pus recueilli à la surface de l'ulcération donne un résultat positif. En examinant le malade avec soin, je découvris à la partie interne et inférieure de la cuisse gauche une croûte de rupia ; aucune autre lésion syphilitique. Le traitement consista en un attouchement de l'ulcération avec la solution phéniquée au dixième, l'application de rondelles de Vigo, l'emploi du sirop de Gibert. Quand le malade sortit le 15 novembre, il ne restait plus qu'une très petite lamelle d'induration.

Dans le *Traité des maladies vénériennes* de mon savant collègue, M. Mauriac, je trouve une observation analogue; je ne puis résister au désir de vous en donner lecture.

Chancre mou reposant sur une base scléreuse et ressemblant à un pseudo-chancre infectant. — Inoculation positive.

M. X..., âgé d'une trentaine d'années, vit se développer sur la muqueuse du prépuce, à la troisième année révolue d'une syphilis bénigne, une lésion qu'il jugea vénérienne et qu'il vint me montrer. C'était une érosion reposant sur un disque sclérosé, parfaitement semblable à un chancre infectant; pas d'adénopathie. Je ne doutai pas au premier abord qu'il ne s'agît d'une manifestation de la syphilis sur la verge. Néanmoins, je pratiquai l'inoculation et, à ma grande surprise, cette inoculation donna un résultat positif. C'était donc non pas un pseudo-chancre syphilique, mais une véritable chancrelle. Je cite ce cas comme un exemple des modifications que la syphilis peut faire subir au chancre mou en hyperplasiant sa base.

Voici maintenant une observation un peu différente, mais qui me paraît pouvoir jeter aussi quelque jour sur l'étiologie et la pathogénie du pseudo-chancre.

Un homme de cinquante-quatre ans venait me trouver, au mois de mars dernier, pour un accident qui le tourmentait depuis bientôt deux mois. C'était un ancien syphilitique qui avait été traité, il y a une trentaine d'années, par Ricord, pour une syphilis bénigne, mais incontestable. Marié après guérison, il avait eu des enfants aujourd'hui majeurs, tous d'excellente santé et fortement constitués. Personnellement il n'avait présenté, depuis son mariage, aucun accident syphilitique autre qu'un peu de périostite fugace, survenue il y a deux ans, et dont la nature syphilitique était même discutable. Notre malade était depuis longues années sujet aux herpès récidivants, mais jusqu'alors il ne s'était pas préoccupé de cet accident resté chez lui limité à des proportions très supportables.

Deux mois avant de venir me consulter, le malheureux avait été pris de névralgies violentes commençant au niveau de la partie antérieure du corps caverneux gauche pour de là s'irradier dans tout le côté gauche de la verge, dans la région inguinale du même côté et dans la partie supérieure de la cuisse; en même temps, les éruptions herpétiques se reproduisaient beaucoup plus fréquentes; elles avaient lieu surtout dans le point par lequel les névralgies débutaient. Ces névralgies étaient atroces ; la nuit, quand le malade était immobile au lit, elles se calmaient ; mais, le jour, quand il venait à marcher, elles devenaient à ce point violentes que le malade restait presque tout le temps allongé ; il fuyait toute société pour pouvoir se livrer tranquillement aux contorsions que l'intensité des douleurs provoquait chez lui ; il osait à peine se mettre à table avec sa famille et était souvent obligé de se retirer au milieu des repas ; forcé de faire deux petites excursions en chemin de fer, M. X... avait été pris, sous l'influence de la trépidation, de recrudescence instantanée des crises. Mais voici où l'observation devient intéressante. Dans le point où les douleurs avaient leur point de départ, il s'était produit une plaque d'induration chondroïde d'un centimètre et demi de diamètre et d'un demi-centimètre d'épaisseur.

· Quand j'examinai le malade pour la première fois, je constatai la présence de cette petite plaque sous la muqueuse intacte du prépuce au niveau de la partie antérieure du corps caverneux gauche ; outre cette plaque d'induration, il en existait une autre au niveau du sillon balano-préputial du même côté, de forme semi-ovalaire, de consistance nettement chondroïde, non ulcérée, de deux centimètres de largeur sur un centimètre de hauteur : le malade me dit que de temps à autre il se produisait aussi à ce niveau de petites vésicules, mais beaucoup plus rarement qu'à la face interne du prépuce et en beaucoup moindre abondance. M. X... se préoccupait surtout de la plaque préputiale parce que, pour lui, elle était le point de départ des douleurs.

Pendant les trois mois que je traitai le malade, nous combattîmes avec un insuccès presque complet bien qu'ayant employé à haute dose les antisyphilitiques et les calmants ; je dois dire cependant qu'au commencement du mois de mai, les douleurs disparurent brusquement et complètement ; pendant une dizaine de jours le malade put reprendre sa vie ordinaire et se crut guéri ; il s'apprêtait à venir me remercier de l'avoir tiré d'un aussi mauvais pas quand, la veille du jour où il avait l'intention de venir chez moi, les douleurs se réveillèrent, sans cause connue, sans imprudence commise, une poussée de vésicules se produisit et la série des accidents recommença avec son intensité première. A la demande du malade je me décidai à faire, avec le galvano-cautère, la scarification de la plaque indurée située au point de départ des névralgies ; le lendemain mon client partait s'installer à la campagne et depuis il m'a écrit qu'il était toujours aussi malade.

Voici donc, messieurs, trois malades atteints de chancres simples, un malade atteint d'herpès névralgique, chez qui on voit se développer, au point où sont nés les chancres simples pour les premiers, au point où se produisent les vésicules herpétiques pour le second, l'induration chondroïde qui constitue la partie fondamentale du pseudo-chancre induré : de telles observations permettent, je crois, de dire qu'un certain nombre de pseudo-chancres indurés sont la conséquence d'indurations syphilitiques survenues autour de lésions asyphilitiques, chancrelles, herpès, balanites ; il y a là une manière de réagir en présence de lésions banales particulière à quelques anciens syphilitiques, chez qui un certain degré d'activité de la vérole a persisté; il est du reste quelquefois encore permis de constater cette persistance de l'activité de la syphilis par la coexistence d'autres lésions vénériennes, puisque chez mes deux malades atteints de chancrelles on a pu relever une fois une périonyxis, une autre fois du rupia; y a-t-il du reste rien d'étonnant qu'on voie se produire au niveau de lésions traumatiques ou inflammatoires du gland une induration syphilitique? Le même fait a été signalé par un certain nombre d'auteurs au niveau de lésions traumatiques ou inflammatoires de la peau, survenues chez d'anciens syphilitiques. Gay, Bamberger, Finger, Plumert, etc., ont vu de véritables papules ou des tubercules syphilitiques se produire à la suite de piqûres de sangsues, de pustules varioliques, de furoncles, d'eczémas dans le lieu même que ces différentes lésions avaient occupé. Il est, je crois, permis d'admettre, avec au moins autant de raison, que de pareilles indurations puissent se produire à la suite de l'irritation causée par la balanite simple, l'herpès, le chancre mou au niveau du sillon balano-préputial, point connu pour sa prédisposition toute particulière au développement des indurations syphilitiques, c'est ce que les faits que je viens de rapporter me paraissent établir.

Je serais donc tenté d'admettre, au point de vue étiologique, deux classes de pseudo-chancres indurés, les uns, dont la cause nous échappe absolument, survenant peut-être par suite d'un réveil spontané du virus syphilitique en un point où il avait déjà manifesté plus ou moins longtemps auparavant son action, ce sont ceux dont je parlais tantôt qui apparaissent dans le lieu que le chancre premier avait occupé sans que nous puissions trouver une cause à leur apparition ; les autres se produisant à l'occasion d'une irritation non syphilitique par nature, à l'occasion de l'inoculation du virus chancrelleux, comme chez mes deux premiers malades et chez celui de M. Mauriac, ou bien encore à la suite d'un simple herpès, comme dans ma troisième observation ; cette classe serait un exemple de plus de l'influence des traumatismes et des irritations sur le réveil de la diathèse syphilitique.

Messieurs, un fait ressort de l'étude que nous venons de faire des ulcérations auxquelles la syphilis peut donner naissance sur les organes génitaux, fait capital et dont la connaissance a fait cesser bien des discussions entre syphiligraphes, particulièrement sur la fréquence des réinfections syphilitiques ; c'est que la syphilis, à quelque période de son évolution qu'elle soit arrivée, quelle que soit son ancienneté, peut donner lieu à des ulcérations à base plus ou moins dure qui, pour un esprit non habitué à ce genre d'observations, donnent immédiatement l'impression d'un chancre simple ou d'un chancre induré suivant que le processus ulcéreux ou le processus hyperplasique domine, ce sont de véritables pseudo-chancres.

Il vous semble sans doute étrange, messieurs, qu'on puisse confondre les accidents d'une syphilis ancienne de plusieurs années, de plusieurs dizaines d'années avec l'ulcération initiale ; qu'on voie se reproduire aux diverses périodes de la maladie des ulcérations rappelant d'une façon plus ou moins parfaite cette dernière : la division classique de la syphilis en trois périodes successives, la notion universellement répandue de la gravité croissante de la maladie et du changement d'aspect de ses lésions avec l'âge sont faites pour rendre une telle confusion étrange aux yeux d'esprits jeunes encore dans l'étude de la syphilis ; mais la connaissance exacte des processus anatomiques de la maladie explique le retour de lésions de syphilis anciennes vers l'aspect de l'accident initial.

La division classique de la syphilis en trois périodes successives a certainement sa raison d'être : il est incontestable que, chez la plupart des malades dont l'affection présente une forme grave, on voit à l'accident initial succéder des manifestations cutanées et muqueuses généralisées et superficielles, puis ce sont des ulcérations plus profondes du derme ; enfin la syphilis, en vieillissant, raréfie ses manifestations, tend à devenir, de cutanée, osseuse et viscérale ; en même temps qu'elle atteint de préférence des organes plus profondément situés, ses lésions deviennent plus localisées, plus limitées. C'est la période des infiltrations gommeuses.

Si l'on étudie histologiquement les lésions survenues à ces différentes périodes de la syphilis, on constate qu'elles ont ceci de commun que toutes commencent par une artérite autour de laquelle évolue un processus tantôt organisateur, tantôt destructeur ; au premier, appartient la période vivante de la lésion, qui a l'induration des tissus pour effet ; au second, le processus destructeur, nécrobiotique, caséeux, qui a pour résultat l'ulcération dans les lésions superficielles de la peau ou des muqueuses, le ramollissement gommeux dans les lésions plus profondes. Dans les périodes jeunes de la maladie, dans le chancre initial principalement, le processus hyperplasique l'emporte de beaucoup sur le processus destructeur, aussi le chancre n'est-il ordinairement qu'une ulcération superficielle reposant sur un noyau important d'hyperplasie : dans les lésions de la syphilis ancienne, le processus destructeur prend le pas, d'où les ulcérations profondes du derme, les masses caséeuses volumineuses des organes et des tissus profonds. Mais si c'est là habitude dans l'évolution de la maladie, ce n'est pas fatalité et la nature ne se tient pas toujours enchaînée dans ce cadre évolutif : certains chancres initiaux ont le processus destructeur et les allures ulcéreuses de la gomme, ce sont les chancres ulcéreux cratériformes ; certaines infiltrations tardives de la peau ne sont que peu destructives et légèrement ulcéreuses, ce sont la plupart de nos pseudo-chancres indurés. Ces résultats, qui étonnent quand on les juge avec la notion schématique des trois périodes successives d'évolution de la syphilis, se comprennent facilement avec les renseignements que l'histologie nous a fournis; une intensité plus ou moins grande de l'artérite syphilitique, un peu plus ou moins de facilité de la circulation sanguine dans les artères atteintes, une occlusion plus ou moins prononcée du vaisseau malade suffisent pour rendre autour de celui-ci la nutrition plus ou moins difficile, pour donner le pas au processus hyperplasique ou au processus destructeur, pour rendre le cercle de nécrobiose plus ou moins important, pour faire de l'accident initial un chancre destructeur et cratériforme, pour permettre à la lésion tardive de conserver une certaine vitalité et de rester surtout hyperplasique et simplement exulcéreuse. Il est juste, du reste, de remarquer que les syphilomes tardifs chancriformes ont plutôt les aspects des chancres ulcéreux que des chancres à érosion superficielle et conservent généralement quelque chose des tendances destructives propres aux lésions syphilitiques des périodes tardives.

Les pseudo-chancres indurés, comme les a baptisés le professeur Fournier, ont contribué fréquemment autrefois à faire admettre à tort l'existence de réinfections syphilitiques et ont conduit des observateurs éminents à considérer celles-ci comme n'étant pas absolument rares: ces médecins ne doutaient pas que les ulcérations, en présence desquels ils se trouvaient, ne fussent de véritables chancres d'inoculation. Aujourd'hui, que nous connaissons bien les pseudo-chancres indurés, que nous savons qu'il ne faut pas considérer un ancien syphilitique comme réinfecté par ce fait seul qu'il présente une ulcération aux apparences chancreuses, que cette lésion peut n'être qu'une lésion d'aspect chancriforme, un syphilome chancriforme survenu sous l'influence du réveil de la maladie ou d'un traumatisme et non un véritable chancre d'inoculation, nous ne savons plus trouver un cas de réinfection syphilitique incontestable; c'est du reste un point important de l'histoire de la syphilis sur lequel j'ai l'intention de revenir dans le cours de ces leçons: actuellement retenez seulement ce fait : quand vous verrez chez un ancien syphilitique se produire une lésion d'aspect chancrelleux ou d'aspect chancreux, regardez-y à deux fois avant de vous prononcer, avant de déclarer que le malade vient de subir une infection chancrelleuse ou une nouvelle infection syphilitique, car il se peut que vous soyez, il est probable que vous êtes, simplement en présence d'une lésion syphilitique tardive, d'un *pseudo-chancre* d'origine syphilitique.

QUATRIÈME LEÇON

Messieurs,

Le chapitre des affections, dont nous abordons aujourd'hui
l'étude, est assurément un des plus obscurs entre tous dans l'histoire des maladies vénériennes et la plupart des spécialistes
sont en désaccord quand il s'agit de préciser la nature des lésions que nous allons étudier, de dire dans quelle classe d'affection il convient de ranger la plupart d'entre elles, quelles limites
il serait bon de donner à chacune de ces classes, quelle dénomination il convient de leur appliquer. Il existe pourtant parmi
ces affections quelques-unes qui constituent des types bien nets,
bien déterminés ; nous allons commencer par elles cette étude ;
elles nous serviront de base pour la discussion des cas obscurs.
Parmi les affections ulcéreuses bénignes à type bien déterminé,

il convient assurément de placer, en première ligne, la famille des herpès, dont nous aurons surtout à étudier trois grandes variétés : l'herpès progénital récidivant de MM. Diday et Doyon, l'herpès névralgique de M. Mauriac et le zona génital.

L'*herpès progénital récidivant* de Diday et Doyon est une dermatose le plus souvent vésiculeuse, parfois érythémateuse, toujours circonscrite à un point limité de l'appareil génital, dermatose survenant à la suite d'une maladie contagieuse de cet appareil et s'y reproduisant ultérieurement, sans nouvelle cause semblable, sous forme de reprises multipliées, indéfinies en quelque sorte, le plus souvent égales en durée ; lesquelles sont séparées les unes des autres par une période où l'on constate un état d'intégrité absolument normal de tégument.

Cette définition de l'herpès progénital récidivant, que j'emprunte à MM. Diday et Doyon, renferme résumés tous les caractères de cette maladie ; étudions-les en détail ; voyons d'abord comment se produit une poussée d'herpès.

· Sur une étendue considérable de la peau du fourreau ou de la muqueuse préputiale, le malade ressent une sensation de brûlure, des picotements, des fourmillements, des démangeaisons plus ou moins vives, parfois intolérables ; bientôt le tégument cutané ou muqueux devient rouge, tuméfié, douloureux ; quelques heures plus tard de petites vésicules miliaires transparentes, grosses comme de fortes têtes d'épingle se montrent dans le même point où siégeaient les douleurs ; à ce moment, l'intensité de celles-ci se calme. Si l'épiderme ou l'épithélium sont résistants, si les vésicules échappent aux frottements, faciles dans la région qu'elles occupent, elles peuvent grossir sans se rompre ; elles constituent alors de petites saillies hémisphériques, à sommet bombé plutôt qu'acuminé, du volume d'une tête d'épingle à celui d'un grain de millet, transparentes, renfermant un liquide clair et opalin : bientôt le contenu devient de limpide opalin, puis opaque et purulent.

Après un temps très court, les vésicules se rompent et laissent à découvert une petite érosion de la dimension de la vésicule, très superficielle, constituée par la chute des couches supérieures de l'épiderme, de forme nettement circulaire, à bords taillés à pic, mais n'ayant que la profondeur des couches superficielles de l'épiderme; à fond rouge, uni et brillant, si la rupture s'est faite de bonne heure avant l'invasion de la vésicule par la suppuration; si, au contraire, la vésicule s'est enflammée et a suppuré, l'érosion peut être cupuliforme, à fond grenu, recouverte parfois d'un mince dépôt membraneux. La surface ulcérée laisse sourdre un liquide abondant transparent, visqueux dont il est facile d'augmenter l'abondance en exerçant une légère pression sur les tissus voisins de l'ulcère; le professeur Leloir (de Lille) a fait de cette *expression du suc* un moyen de diagnostic dont je vous ai déjà parlé à propos du chancre simple.

L'inflammation peut faire presque complètement défaut autour de la vesicule; elle peut, au contraire, être forte, étendue, s'accompagner d'une infiltration œdémateuse plus ou moins prononcée de la muqueuse ou de la peau du prépuce.

Fort souvent, il n'y a qu'un groupe de vésicules; mais il peut y en avoir plusieurs développés simultanément ou à quelques heures de distance. D'après l'observation de mon savant collègue M. Mauriac, l'éruption se ferait de préférence à la terminaison du rameau nerveux externe ou pénien cutané et préputial, et à l'épanouissement du rameau interne ou rameau du gland.

Chaque groupe se compose de quatre ou cinq vésicules distinctes disséminées sur un espace de huit à quinze millimètres; le plus ordinairement, les vésicules se déchirent et laissent place à une ulcération superficielle; mais la terminaison peut se faire par dessiccation, une petite croûte remplace la vésicule et persiste pendant quelques jours; au moment de sa chute, on trouve un épiderme jeune, mais déjà plus d'ulcération. L'évolution totale de l'accident ne demande guère plus de quatre à cinq jours; la croûte peut cependant ne pas tomber avant le septième ou le huitième jour.

Les érosions qui succèdent à l'ulcération d'un groupe de vésicules donnent des ulcérations d'étendue proportionnée au nombre de vésicules que le groupe renfermait; ces ulcérations ont des bords à caractères particuliers, festonnés, polycycliques et microcycliques, suivant l'expression si juste du professeur Fournier; c'est-à-dire que les bords présentent une série de dents rappelant exactement par leur forme arrondie et leurs dimensions la section des vésicules qui ont donné naissance à l'ulcération.

Les groupes vésiculeux siègent de préférence sur la muqueuse du sillon balano-préputial ou de la face interne du prépuce; plus rarement sur le gland, plus rarement encore sur la peau du fourreau.

Dans quelques cas, on peut observer le gonflement et la sensibilité d'un des ganglions lymphatiques de la région inguinale.

Telle est l'histoire d'une poussée vésiculeuse au cours de l'herpès récidivant; cette poussée constitue par elle-même un accident gênant, douloureux, mais très supportable et sans grande gravité; ce qui en fait le caractère sérieux, c'est la facilité, c'est la fatalité avec laquelle elle se reproduit; le malade une fois entré dans cette voie va voir ces poussées vésiculeuses se reproduire fréquemment, régulièrement, à des époques souvent fixes, à des intervalles constants; c'est souvent tous les deux mois que l'éruption se reproduit et chaque poussée nouvelle paraît calquée sur la précédente : mêmes sensations douloureuses, même importance et même siège du groupe vésiculeux, même durée de chacune des phases de l'éruption. Il semble cependant qu'un certain balancement puisse s'établir entre l'importance de la poussée éruptive et la durée des intervalles de silence : souvent après une poussée éruptive plus forte que de coutume, on voit celui-ci s'allonger; et puis, quand l'accès est en retard, quand un espace de temps plus long que d'ordinaire a séparé deux poussées éruptives, celle-ci se produit habituellement plus forte, plus violente.

La durée d'une telle maladie est pour ainsi dire indéfinie; c'est pendant des années qu'on voit les poussées éruptives se reproduire sans qu'aucun traitement arrive à atténuer ou à retarder les attaques du mal; il semble cependant que l'âge et la diminution de l'activité génésique soient susceptibles d'amener l'atténuation et la disparition d'une affection qui se montre particulièrement rebelle à nos moyens thérapeutiques ; c'est, en effet, un fait reconnu par tous les médecins que l'herpès ne s'observe plus à un âge avancé : la maladie s'éteint avec l'activité de l'organe sur lequel elle a pris naissance et sur lequel elle a vécu.

Quand la maladie approche de sa fin, son allure devient moins franche, son intensité s'amoindrit ; les poussées ne se reproduisent plus à des intervalles aussi réguliers ; elles reviennent de plus en plus rarement ; elles ne se cantonnent plus aussi strictement à un même point des organes génitaux, on les voit petit à petit se produire dans des points de plus en plus éloignés de leur siège habituel ; enfin les phénomènes réactionnels sont moins intenses ; les douleurs moins vives avant l'éruption ; la zone inflammatoire, moins accusée, le retentissement sur l'état général et sur le moral, moins profond.

Une des conséquences les plus graves de l'herpès progénital récidivant est l'influence désastreuse qu'il peut exercer sur le moral du porteur.

La reproduction incessante des accidents, l'impuissance des moyens thérapeutiques qu'on leur oppose, produit sur l'esprit du malade l'effet le plus désastreux ; la crainte incessante de voir l'accident se reproduire, la conviction que cet accident rebelle, survenu à la suite d'une affection vénérienne, ne peut qu'indiquer une altération profonde de l'économie, le désespoir de se voir à chaque instant rendu un être inférieur par cette lésion des organes génitaux jettent le malheureux herpétique dans un état de tristese, d'hypochondrie qui empoisonne sa vie de chaque jour et a pu quelquefois le pousser au suicide.

A l'époque où l'herpès progénital récidivant s'atténue, où ses manifestations locales deviennent plus rares et moins interses, il n'est pas rare de voir des manifestations arthritiques généralisées, profondes se dessiner ; des douleurs articulaires, des manifestations viscérales, accès de goutte, coliques néphrétiques, se montrent ; c'est ce que Diday a indiqué dans cette expression pittoresque : « Quelques grains de millet en moins sur le prépuce, quelques grains de sable en plus dans l'urine, » signifiant par ce résumé humoristique de l'évolution morbide, que l'âge où l'herpès disparaît, est souvent celui où la gravelle s'accentue.

L'herpès récidivant, dont nous venons de voir la marche, a son étiologie spéciale ; son développement se rattache au fonctionnement des organes génitaux ; il ne se montre pas avant que l'homme soit arrivé à l'adolescence et ne survient que chez les sujets qui ont perdu leur virginité ; il est de règle aussi qu'il ait été précédé par l'existence d'une lésion vénérienne, chancre, chancrelle ou blennorrhagie : la plupart des auteurs sont d'accord pour déclarer qu'avant l'apparition de ces affections, il n'est pas d'herpès progénital récidivant possible ; l'une ou l'autre de ces lésions vénériennes est le préambule forcé, l'entrée en matière indispensable de la maladie que nous étudions, mais toutes n'exercent pas une action égale ; la chancrelle est, des trois grandes maladies vénériennes, celle qui est le plus souvent suivie de l'apparition de l'herpès ; puis vient la blennorrhagie, enfin bien loin derrière elles, le chancre syphilitique. Diday a insisté sur ce fait que, parmi les chancres simples, ceux qui sont le plus souvent suivis d'herpès, sont ceux qui ont été traités violemment et interrompus dans leur développement ; il semblerait qu'ils se vengent, après coup, des ennuis que le médecin leur a causés.

L'herpès ne se montre pas en même temps que le chancre qui lui a donné naissance ; il n'apparaît le plus souvent que plusieurs semaines après la cicatrisation de ce dernier ; il occupe généralement le même point que lui ; cependant, à la suite des chancres du fourreau, il n'est pas rare que les vésicules herpétiques se montrent sur la muqueuse balano-préputiale et non sur la peau. Pendant le temps qui s'écoule entre la cicatrisation du chancre et l'apparition de la première éruption de vésicules, aucun symptôme ni subjectif, ni objectif ne permet de prévoir l'imminence du mal qui se prépare ; nul ne saurait prédire, à la fermeture d'une chancrelle, si elle est ou non de celles qui doivent être suivies d'herpès.

La maladie une fois apparue, elle suit la marche inébranlable que je vous indiquais tantôt.

En dehors de l'action des maladies vénériennes antérieures que nous avons énumérées, l'état général paraît exercer une influence considérable sur la prédisposition à l'herpès génital; Bazin rangeait cette affection parmi les manifestations arthritiques; le professeur Hardy y voit une expression de la diathèse dartreuse; il est certain que la plupart des malades atteints d'herpès récidivant portent quelque trace de cette constitution, de cette manière d'être qui a nom vice rhumatismal ou herpétique.

Au milieu de tous les inconnus de l'histoire de l'herpès récidivant, il est une cause, de nous connue, une influence, qui agit d'une façon manifeste et très active pour la provocation des poussées éruptives de cet herpès, c'est l'inconstance conjugale; la plupart des herpétiques ne peuvent fréquenter de nouveaux pénates sans voir, dans les jours qui suivent, une poussée d'herpès venir clore tristement leur excursion; et point n'est besoin pour cela que la femme avec laquelle ils se sont trouvés en rapport, ait été porteur de la moindre affection vénérienne, de la moindre affection vaginale ou utérine; les milieux les plus sains paraissent, au point de vue de l'herpès, aussi dangereux que les milieux empoisonnés. Ce n'est pas, pour ces malades, le cas de dire « tout beau, tout nouveau ». Pour eux, au contraire, tout changement est presque fatalement l'occasion d'une crise et d'une ère d'ennuis; l'herpétique doit vivre dans la routine et craindre les sentiers inconnus, d'où il ne saurait guère sortir sans qu'il lui en cuise.

Mais l'inconstance conjugale ne suffit pas, tant s'en faut, à expliquer toutes les poussées d'herpès progénital; nombre d'accès se produisent en dehors d'elle et spontanément, avec une périodicité parfaitement réglée; Diday, pour expliquer cette périodicité, a inventé une théorie parasitaire de la maladie; l'éminent syphiligraphe lyonnais pense que l'herpès est dû à la pénétration dans la peau, d'une graine inconnue introduite à l'occasion de la chancrelle, de la blennorrhagie ou du chancre initiaux; l'existence de cette graine expliquerait l'inoculation

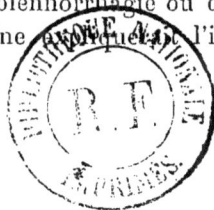

7

positive d'herpès obtenue dans quelques cas rares par les expérimentateurs. La graine herpétique parcourrait en deux mois environ la série de ses transformations : pendant l'immense majorité du temps, elle resterait silencieuse sous terre, c'est-à-dire, dans le cas présent, dans l'épaisseur du derme ou de l'épiderme, ne donnant aucun signe de vie et subissant un travail préparatoire analogue à celui que les graines de nos plantes subissent pendant l'hiver ; puis, tout à coup, elle germerait, pousserait, fleurirait et s'étendrait ; cette période d'activité correspondrait aux différentes phases de l'évolution de l'éruption vésiculeuse ; après cette manifestation vitale de la graine, tout rentrerait de nouveau dans le silence ; une nouvelle graine, formée pendant la dernière poussée éruptive, va traverser à son tour, et dans un temps égal, les périodes de silence, de germination, de floraison qui avaient marqué l'existence de celle qui vient de lui donner naissance. Ainsi se produiront les différentes poussées régulières de la maladie par les germinations successives d'une graine inconnue ; ainsi s'expliquerait la répétition incessante, la chronologie fatale des poussées éruptives.

Conséquents avec cette théorie, MM. Diday et Doyon, empruntant à la botanique leur classification, admettent dans la succession des accidents de l'herpès progénital récidivant, outre l'ensemencement nécessaire à son développement, quatre grandes périodes pour l'évolution de chaque poussée.

L'ensemencement est le point de départ de tout le mal ; il a lieu au moment de cette maladie de l'appareil génital, chancrelle, blennorrhagie ou chancre sans laquelle il ne saurait y avoir d'herpès et pendant laquelle un principe virulent contagieux est introduit dans l'économie.

Les quatre périodes dans lesquelles on peut décomposer chaque poussée éruptive sont :

1° La germination : elle comprend ce laps de temps très court, pendant lequel des sensations pénibles, des douleurs plus ou moins vives se produisant au niveau du point où l'éruption va paraître, indiquent que le travail pathologique est commencé et que les vésicules vont se montrer ;

2° L'éclosion : les vésicules se montrent et les douleurs cessent ;

3° La floraison : c'est la période d'état pendant laquelle les vésicules parcourent les différentes étapes de leur évolution ;

4° Enfin, la dessiccation constitue la dernière période de la poussée morbide.

En résumé, maladie des sujets à tempérament herpétique, l'herpès progénital récidivant naît à l'ombre d'une des trois grandes affections vénériennes, chancrelle, blennorrhagie ou chancre syphilitique, principalement de la première ; ses poussées incessantes et calquées les unes sur les autres peuvent être activées par l'inconstance conjugale ; le retentissement sur le moral des malades est considérable ; bien souvent l'âge seul parvient à atténuer et à guérir cette maladie si rebelle.

Mon collègue, M. Mauriac, a décrit sous le nom d'*herpès névralgique des organes génitaux* (*Gazette des hôpitaux*, 1876), une affection qui se rapproche beaucoup de l'herpès récidivant de MM. Diday et Doyon, mais qui se fait remarquer par l'intensité toute spéciale des douleurs qui accompagnent son développement.

Les douleurs se montrent de vingt-quatre à trente-six heures avant l'apparition de l'éruption herpétique ; mais elles ne se limitent pas à la région où l'éruption va se produire ou à son voisinage immédiat ; elles se propagent dans le canal inguinal correspondant, envahissent tout le trajet du sciatique, la fesse, la cuisse, le mollet, retentissent dans le canal de l'urèthre et le testicule ; ce sont des douleurs violentes, atroces, intolérables sous forme de douleurs en zigzag, de courants fixes ascendants ou descendants, d'hyperesthésies, de sensations de froid ou de chaud, d'engourdissements ; elles peuvent s'accompagner de troubles de la sensibilité, anesthésies ou hyperesthésies ; de troubles de la motilité, spasmes des sphincters anal et vésical, chair de poule. On observe en même temps des troubles sécrétoires, tels que sueurs visqueuses sur les points qui sont le siège des douleurs, hypersécrétion de mucus uréthral. Tous les accidents douloureux sont ordinairement limités à un seul côté des organes génitaux, au seul membre correspondant. Après qu'ils ont duré plusieurs heures, quelques rares vésicules herpétiques se montrent sur la muqueuse balano-préputiale ; c'est la crise : les douleurs cessent généralement comme par enchantement et tout rentre dans l'ordre ; c'est la montagne qui a accouché d'une souris. Quelquefois cependant, les malades ont conservé de l'endolorissement, des élancements le long du trajet des nerfs des régions atteintes.

Cette affection est sujette aux récidives.

M. Mauriac, dont le travail remonte à 1876, ne doute pas qu'une telle maladie ne soit une variété de zona et il l'assimile complètement au zona d'origine nerveuse que des travaux récents venaient de mettre en lumière et qui paraît être la conséquence d'une névrite des ganglions du sympathique. Mon savant collègue, généralisant cette donnée, ne craint pas de l'étendre à l'herpès récidivant ordinaire qu'il considère comme une affection d'origine nerveuse, opinion défendue aussi à la même époque par le professeur Fournier.

Pour ma part, avec les notions que nous possédons aujourd'hui sur l'herpès, quelques hésitations me restent encore avant d'adopter l'opinion défendue en 1876 par mon savant collègue, le zona ne présente ordinairement pas les tendances aux récidives que présente l'herpès progénital récidivant ; et puis, quand une éruption de zona a été précédée de douleurs aussi violentes, aussi étendues que celles de l'herpès névralgique, il n'est pas d'habitude que l'éruption se montre aussi restreinte, aussi limitée, aussi avortée que l'est celle de cet herpès névralgique ; l'importance de l'éruption, dans le zona vrai, se montre habituellement proportionnée à l'étendue du champ dans lequel les douleurs prémonitoires s'étaient fait ressentir ; et il ne paraît pas en être autrement dans les régions génitales que dans les autres points de la surface tégumentaire ; j'ai vu un certain nombre de zonas incontestables des régions génitales, vous pouviez encore en voir un ces jours derniers survenu dans le cours d'une orchite ; dans tous les cas, le fourreau, les bourses, le périnée du côté malade étaient criblés de vésicules herpétiques, formant des groupes volumineux occupant principalement le trajet des nerfs; vous voyez combien nous sommes loin des quelques rares vésicules de l'herpès progénital. Enfin le raphé périnéal, la ligne médiane du fourreau ont formé, dans les zonas les plus abondants, une limite infranchissable pour l'éruption ; tout au contraire, dans l'herpès progénital récidivant vulgaire, comme dans l'herpès névralgique, de l'aveu même de M. Mauriac, il n'est pas rare que l'éruption soit bilatérale ; une moitié des organes génitaux se trouve, je le veux bien, beaucoup moins atteinte que l'autre, mais toutes deux sont souvent simultanément atteintes; cette bilatéralité facile est quelque chose d'inconnu, de tout à fait exceptionnel dans le zona vrai, et c'est une irrégularité de plus à relever dans la marche de l'herpès progénital récidivant, quand on veut le rapprocher du zona d'origine nerveuse.

En résumé, il est une classe d'herpès particulière aux organes génitaux, caractérisée par le peu d'abondance de l'éruption, la récidive fréquente; c'est l'herpès progénital récidivant de MM. Doyon et Diday, remarquable par ce fait qu'il se développe à la suite d'une affection vénérienne, chancrelle, blennorrhagie, syphilis. Bien voisin de lui est l'herpès névralgique de M. Mauriac.

Il est bien difficile actuellement de dire jusqu'à quel point intervient dans la production de l'herpès génital l'existence d'un parasite, comme le pense M. Diday, ou l'influence nerveuse, comme l'ont dit M. Mauriac et le professeur Fournier. Ses parentés avec le zona ne vont pas jusqu'à permettre d'affirmer leur identité, car il existe un certain nombre de caractères, récidives fréquentes, rareté de l'éruption, bilatéralité assez commune qui ne s'observent pas dans les formes nettement caractérisées et incontestables du zona d'origine nerveuse.

A côté de ces herpès, à évolution franchement dessinée, il en existe un certain nombre qu'il est possible de rapprocher d'eux et qui n'en sont peut-être que des formes atténuées; tels ces herpès génitaux, absolument semblables dans l'évolution de chaque poussée à l'herpès progénital récidivant de Diday et

Doyon, et qui ne s'en distinguent que par ce fait, qu'au lieu de se reproduire spontanément et à dates pour ainsi dire fixes, ils ne se reproduisent que dans les cas où la victime a changé de domicile conjugal, mais ils se reproduisent alors presque infailliblement à chaque changement : puis viennent les herpès qui se montrent dans les mêmes conditions d'inconstance conjugale, mais seulement de loin en loin, et semblent constituer des formes encore plus atténuées de la maladie.

Enfin, viennent des formes sans gravité, qui présentent la même évolution des crises, courte durée de la poussée éruptive, sensations pénibles localisées avant l'apparition des vésicules, rareté de celles-ci, mais qui se distinguent en ce qu'elles peuvent ne se produire qu'une fois ou se reproduisent très rarement dans le cours de l'existence, en ce que leur cause provocatrice échappe à notre observation : enfin, certains herpès ont pu se produire en dehors de tout acte vénérien, puisque des exemples en ont été observés chez de très jeunes enfants et peut-être sont-ils tout différents de ceux que nous avons vu se rattacher d'une façon manifeste au fonctionnement génital.

Il est une variété d'ulcération génitale que jusqu'à nouvel ordre, je vous demanderai la permission d'appeler *balano-posthite pustulo-ulcéreuse*, et dont la description me paraît avoir été généralement confondue avec celle de l'herpès, bien qu'il existe entre eux un certain nombre de caractères distinctifs très nets. Quelques jours après un rapport suspect, le malade découvre dans le sillon balano-préputial une ulcération grisâtre, recouverte d'un enduit pultacé, diphthéroïde, limitée par un liséré d'un rouge éclatant, les bords de l'ulcération sont polycycliques et microcycliques, comme le sont ceux des groupes herpétiques; mais l'ulcération elle-même est plus profonde ; elle ne reste pas limitée aux couches superficielles de l'épiderme, elle atteint toujours le derme qui est granuleux dans les points où il n'est pas recouvert par l'enduit diphthéroïde. Cette ulcération est en général douloureuse aux frottements, mais ne paraît pas avoir une période douloureuse préulcéreuse aussi accusée que celle de l'herpès. Il est, du reste, facile de se rendre compte des différences que l'une et l'autre affection présentent dans leur mode de développement et dans leur symptomatologie, En cas de balanite pustulo-ulcéreuse, on observe ordinairement dans le sillon balano-préputial plusieurs ulcérations de forme irrégulière et d'étendue assez considérable; en dehors d'elles, sur la muqueuse préputiale ou à la surface du gland, il existe un certain nombre de pustules isolées. Ces pustules ont généralement le volume d'un gros grain de millet; elles sont acuminées, suppurent rapidement; en effet, quel qu'en soit le nombre, on n'en découvre pas qui ne soient suppurées; aucun n'a la transparence de la vésicule d'herpès remplie de sérosité; toutes ont une coloration jaunâtre opaline. Si on rompt une pustule, on constate qu'elle a mordu jusqu'au derme et celui-ci se montre dénudé et granuleux.

Les ulcérations étendues se forment par la convergence d'un plus ou moins grand nombre de pustules, s'élargissent par l'addition successive de nouvelles pustules développées à leur périphérie. Pendant plusieurs jours, pendant plusieurs semaines, on peut voir de nouvelles pustules, de nouvelles ulcérations se produire à la surface du gland et de la muqueuse préputiale, tandis que les pustules nées les premières, les ulcérations d'abord formées se cicatrisent spontanément; la maladie ne s'entretient que par la formation de nouveaux éléments éruptifs; les pustules isolées se cicatrisent quelquefois en fort peu de jours; les ulcérations, un peu plus lentement. La suppuration qui accompagne une telle affection est habituellement modérée.

La maladie se distingue de l'herpès progénital en ce que l'éruption est beaucoup plus abondante, pustuleuse et essentiellement suppurative au lieu d'être vésiculeuse et peu suppurative; en ce que la pustule de balalano-posthite est acuminée, alors que la la vésicule de l'herpès est bombée; en ce qu'elle atteint fatalement le derme alors que la vésicule d'herpès est de nature beaucoup plus superficielle; en ce qu'elle prolonge sa durée par une pullulation incessante alors que l'herpès sèche et guérit rapidement. Enfin, la maladie n'est pas sujette aux récidives fré-

quentes comme l'est l'affection herpétique ; je ne veux pas dire
qu'un malade atteint de la balano-posthite pustulo-ulcéreuse
soit à l'abri pour jamais d'une autre atteinte du mal ; mais il
lui faudra, je crois, une nouvelle inoculation, alors que, chez
l'herpétique, le réveil peut se faire spontanément ou après des
relations avec une femme saine.

La balano-posthite pustulo-ulcéreuse ne comporte pas, comme
l'herpès récidivant de Diday et Doyon, la nécessité d'une affection vénérienne antérieure et préparatoire.

Le mercredi 9 juillet 1890, venait à ma consultation de l'hôpital
du Midi un jeune homme de vingt-trois ans, de constitution ro-
buste, charretier de son état, qui n'avait souffert d'aucune affection
vénérienne avant d'être atteint de celle qui l'amenait devant nous.

Dix jours après avoir été avec une fille de brasserie, il avait été
pris, au niveau de la couronne du gland, d'une éruption abondante de boutons dont la rupture avait été suivie de la production
d'ulcérations multiples.

Au moment où nous voyons le malade, le sillon balano-préputial
est le siège de quatre ulcérations allongées, à bords polycycliques,
à surface grisâtre et granuleuse, limitées par un liséré d'un rouge vif ;
autour de ces ulcérations sont semées de nombreuses vésico-pustules très petites et acuminées ; on voit aussi quelques ulcérations minuscules correspondant évidemment à la rupture de vésicules isolées ;
à leur niveau, le derme est mis à nu et grisâtre. Les ulcérations de
la partie supérieure du sillon balano-préputial, recouvertes par le
prépuce, ne sont pas douloureuses ; il n'en est pas de même des ulcérations qui avoisinent le frein ; celles-ci, laissées à découvert par le
prépuce, sont extrêmement douloureuses ; quelques rares pustules
sur le gland.

Samedi 12.— Le gland est couvert d'une semis entremêlé de vésico-
pustules et de petites ulcérations correspondant évidemment à
la rupture de pustules isolées, d'ulcérations plus volumineuses dues
à la destruction de pustules confluentes.

Un certain nombre des petites ulcérations du sillon balano-préputial sont cicatrisées spontanément ; la forme des plaques importantes s'est modifiée, leurs bords se sont cicatrisés sur certains
points, ont au contraire envahi de nouveaux tissus sur d'autres
points par la confluence de vésicules nouvelles.

Pas de ganglions dans les aines.

Attouchement avec la solution de nitrate d'argent au cinquantième.

Mardi 15. — Les ulcérations du gland sont cicatrisées ; les grandes ulcérations du sillon balano-préputial ont plutôt augmenté.

Nouvel attouchement avec la solution de nitrate d'argent.

Vendredi 18. — Les grandes ulcérations sont en voie de cicatrisation. Nouvel attouchement au nitrate d'argent.

Le malade n'est plus venu nous revoir et il y a tout lieu de supposer qu'il était guéri.

Cette observation met bien en relief les principales différences qui séparent la balano-posthite pustulo-ulcéreuse de l'herpès : apparition de l'accident chez un malade n'ayant jamais eu d'affection vénérienne antérieure comme la chose s'observe ordinairement pour l'herpès ; nombre considérable des vésico-pustules et reproduction incessante pendant plusieurs jours ; profondeur des ulcérations. Je crois qu'il n'est pas douteux que la maladie ait été contractée avec la fille de brasserie que le patient incriminait ; mais malheureusement, il n'a pas été possible d'amener celle-ci à se laisser examiner.

La venue de la maladie, quelques jours après un rapport suspect, sa persistance au moyen de pullulations répétées me semblent bien indiquer une affection parasitaire ; mais je serais, je vous l'avoue, absolument incapable de préciser quel parasite lui donne naissance.

Quant à ce qu'est chez la femme l'affection qui donne naissance à la balano-posthite pustulo-ulcéreuse, je ne saurais le dire, n'ayant jamais pu trouver l'occasion de faire une confrontation. Plusieurs de mes malades ont incriminé des filles de brasseries, ces propagatrices intrépides des maladies vénériennes ; d'autres, des filles en cartes ; de ce dernier fait il est permis de conclure que l'affection doit être peu de chose chez la femme, puisqu'elle ne suffit pas à éveiller la sollicitude de nos collègues des dispensaires.

La maladie diffère encore plus du chancre simple que de l'herpès malgré les analogies que peuvent quelquefois présenter les ulcérations de l'une et l'autre affection et malgré la tendance que toutes deux présentent à la pullulation. L'ulcération chancrelleuse est beaucoup plus profonde; son fond plus irrégulier; ses bords présentent un décollement qui n'appartient en aucune façon à la balanite pustulo-ulcéreuse; la pullulation ne se fait pas par une pustulation incessante et innombrable, mais par l'inoculation successive de chancres toujours relativement peu nombreux; enfin, caractère capital, le pus de la balanite pustulo-ulcéreuse n'est pas inoculable au porteur, tout au moins au niveau de la peau; en vain, vous en introduirez une certaine quantité sous la peau du ventre ou du bras, vous ne provoquerez jamais le développement d'une pustule ou d'une ulcération semblables à celles au niveau desquelles vous aurez recueilli le pus.

S'il me fallait absolument rapprocher la balanite pustulo-ulcéreuse d'une de nos grandes dermatoses, c'est avec l'impétigo que je lui trouverais des analogies, bien plutôt qu'avec l'herpès; ce serait une sorte d'*impetigo contagiosa*. Comme l'impétigo, en effet, la balano-posthite pustulo-ulcéreuse est caractérisée par l'apparition de pustules nombreuses se réunissant en groupes plus ou moins importants, se rompant promptement, entourées d'une auréole inflammatoire; comme l'impétigo, la balanite se prolonge par la reproduction répétée de poussées successives et elle possède, suivant toute probabilité, l'inoculabilité d'un individu à l'autre.

Il m'est impossible, messieurs, de ne pas rapprocher de l'herpès des organes génitaux, l'eczéma des mêmes organes, bien que cette affection conduise beaucoup plus rarement à l'ulcération que la première : ce rapprochement est tellement naturel que des esprits éminents ont cru devoir considérer les deux maladies comme de même nature et fusionner l'histoire de l'herpès dans celle de l'eczéma (Voy. Hardy, *Traité des maladies de la peau*, Paris, 1889, art. ECZÉMA); je n'aurai pas, je l'avoue la hardiesse de suivre les maîtres dont je viens de vous parler, dans une conception aussi générale.

L'eczéma, quand on l'observe dans ses formes typiques, est

constitué par une plaque éruptive plus ou moins étendue, mais toujours assez vaste, pouvant recouvrir à la fois le gland et une partie plus ou moins considérable de la muqueuse préputiale ou de la peau du fourreau. Cette plaque morbide est le siège de sensations pénibles, de chaleur, de démangeaisons violentes, parfois intolérables, persistantes et non fugaces comme celles de l'herpès, pouvant se maintenir pendant des jours, des semaines, des mois.

L'éruption est constituée par un nombre incalculable de vésicules infiniment petites, beaucoup plus petites que celles de l'herpès; au-dessous d'elles, le derme est généralement épaissi; le suintement, au niveau de la lésion, est visqueux et peu abondant.

En dehors de cet eczéma typique avec ses vésicules miliaires caractéristiques, on peut observer l'eczéma sec et l'eczéma fendillé, variétés caractérisées par l'absence ou le peu de netteté des vésicules, la rougeur et l'épaississement du derme, la production d'une série de fissures, surtout quand l'eczéma occupe le pourtour du limbe: le prépuce est souvent tuméfié, profondément infiltré et il peut en résulter la production d'un phimosis inflammatoire. Les ulcérations de l'eczéma ne dépassent généralement pas les proportions de fissures peu considérables.

Vous voyez, messieurs, en quoi l'éruption eczémateuse diffère de l'éruption de l'herpès; du côté de l'eczéma, lésion à sensations douloureuses, longtemps persistantes, se maintenant après l'éruption produite; éruption des vésicules infiniment petites, innombrables, occupant de larges surfaces de la muqueuse et de la peau, s'accompagnant d'une altération profonde du derme, d'une durée se prolongeant pendant des semaines : de l'autre côté, du côté de l'herpès, sensations douloureuses fugaces, cessant au moment où se montre l'éruption, éruption composée le plus souvent d'une demi-douzaine au plus de vésicules beaucoup plus volumineuses que celles de l'eczéma; durée courte de chaque poussée, enfin, dans beaucoup de cas, grande tendance aux récidives.

A l'eczéma appartiennent un certain nombre des éruptions

qu'on observe chez les diabétiques ; chez ce genre de malades, il existe assez fréquemment de simples balanites, mais on voit chez quelques-uns d'entre eux l'affection prendre l'aspect de l'eczéma franchement vésiculeux ou celui de l'eczéma sec et fendillé, et les inflammations du gland et du prépuce chez les diabétiques ont certainement un pied dans la balanite, un pied dans l'eczéma.

La *balanite* est l'inflammation de la muqueuse du gland ; elle existe bien rarement à l'état isolé et coexiste presque toujours avec l'inflammation de la muqueuse du prépuce ; pour parler correctement, on devrait donner le nom de balano-posthite à cette association des inflammations du gland et du prépuce ; mais, dans le langage usuel, on emploie indifféremment, pour la commodité du langage, l'une ou l'autre expression ; malgré ce que cette manière de faire a de peu rigoureux, nous suivrons l'exemple commun et emploierons couramment pour désigner l'inflammation simultanée du gland et du prépuce, le terme de balanite, expression qui a l'avantage d'être plus brève que celle de balano-posthite.

La balanite fut de tout temps connue ; elle est d'une constatation trop facile, d'une fréquence trop grande pour avoir pu échapper à l'observation ; mais son histoire resta pendant longtemps confondue avec celle de la blennorrhagie, avec laquelle l'écoulement purulent auquel elle donne presque toujours lieu, lui donne certaines analogies ; aussi la voyez-vous, dans les travaux de nos devanciers, décrite sous les noms de blennorrhagie du prépuce et du gland, blennorhagie balano-préputiale, fausse blennorrhagie ou gonorrhée, chaudepisse bâtarde, blennorrhagie externe ou virulente, etc.

La balanite n'est point une entité morbide ; il existe plusieurs espèces de balanite, des balanites de différente nature ; la balanite peut exister à l'état isolé, être primitive et essentielle ; elle survient souvent concurremment avec d'autres affections du gland et du prépuce, auxquelles elle s'associe, et qu'elle complique ; elle est dite alors secondaire, et les affections au cours desquelles elle se montre le plus habituellement sont la chancrelle, l'herpès, le chancre syphilitique, etc. ; la balanite peut aussi survenir sous l'influence d'une maladie générale, telle est la balanite diabétique.

Les individus dont le prépuce accidentellement trop étroit ne permet pas facilement de découvrir le gland, à plus forte raison, ceux qui sont atteints d'un phimosis congénital complet, sont prédisposés à la balano-posthite ; les matières grasses, sécrétées à la base du gland, s'accumulent dans le sillon balano-préputial et à la surface de l'organe, s'y altèrent et deviennent une cause active d'inflammation, soit par suite des propriétés irritantes qu'elles acquièrent par la fermentation, soit en constituant un terrain propice pour le développement des parasites. Cette cause bien connue d'inflammation préputiale explique l'adoption de la circoncision par les peuples des régions chaudes, où la balanite se développe facilement.

La balanite primitive est une maladie infiniment plus rare que la blennorrhagie ; comme elle, elle trouve le plus souvent sa cause dans l'acte vénérien ; aussi est-elle beaucoup plus fréquente dans l'adolescence et l'âge adulte que dans l'enfance.

L'inflammation est habituellement beaucoup plus accusée sur la muqueuse du prépuce que sur celle du gland ; son maximum de développement s'observe au niveau de la couronne et du sillon du gland : l'intensité de l'inflammation est extrêmement variable ; réduite quelquefois à une simple rougeur superficielle peu étendue, elle s'accompagne d'autres fois d'une altération très nette des follicules, de suppuration abondante, peut aller jusqu'à l'infiltration profonde des tissus, leur ulcération, voire même leur gangrène.

Dans les cas d'inflammation légère, la rougeur peut être fugace et très limitée ; un plus ou moins grand nombre de points rouges, correspondant à des papilles desquamées, se montrent et s'éteignent rapidement ; une desquamation plus ou moins active de l'épithélium se produit à leur niveau, la matière sébacée est sécrétée en plus grande abondance ; des démangeaisons vives accompagnent cette altération de la muqueuse. Un état subinflammatoire de cette intensité peut se maintenir pendant un certain temps, si la cause provocatrice persiste ; il disparaît facilement si la cause est supprimée ; il peut être le premier pas vers un état d'inflammation intense.

Alors la sécrétion du smegma devient abondante, fluide, irritante ; le gland et le prépuce sont le siège d'une sensation de chaleur et de démangeaisons continues ; le prépuce est sensible au toucher, rouge, œdématié ; un écoulement abondant d'un liquide puriforme, épais, crémeux, alcalin, se fait par l'orifice du prépuce ; le gland, sans cesse plongé dans le pus, est rouge et tuméfié : les points rouges correspondant aux papilles desquamées deviennent de plus en plus nombreux ; par leur confluence, ils forment des plaques rouges et des érosions plus ou moins étendues ; ces parties érodées saignent facilement, sont le siège d'une hyperesthésie très prononcée ; le passage de l'urine à leur niveau éveille de violentes douleurs. Dans le cas où le prépuce ne recouvre qu'incomplètement le gland, les phénomènes inflammatoires s'arrêtent au niveau même où le prépuce cesse de recouvrir l'organe, la partie découverte échappe à l'inflammation.

Dans les cas où l'inflammation est très intense, de véritables ulcérations, plus ou moins profondes, peuvent se produire à la surface du gland, principalement à sa base, à la face interne du prépuce ; un des grands inconvénients de ces ulcérations est qu'elles peuvent, au moment de leur cicatrisation, devenir l'occasion d'adhérences entre le prépuce et le gland, de synéchies qui mettent le malade dans l'impossibilité de décalotter.

Sous l'influence des accidents inflammatoires nés à sa surface, le prépuce peut se tuméfier, s'infiltrer, perdre sa souplesse et être atteint d'un degré plus ou moins prononcé de phimosis inflammatoire ; en pareil cas, l'urine sortant difficilement irrite les tissus et augmente les phénomènes inflammatoires.

Les vaisseaux lymphatiques du prépuce et du fourreau sont quelquefois violemment enflammés et donnent lieu à la production, dans l'épaisseur de la peau, des cordons de lymphangites faciles à déceler par le palper.

Dans quelques cas, les ganglions de la région inguinale se prennent et se tuméfient.

L'intensité de l'inflammation n'aboutit qu'exceptionnellement à la gangrène dans la balanite simple ; la gangrène est plutôt une complication des balanites secondaires ; nous étudierons cette complication dans la prochaine leçon.

Certains individus paraissent particulièrement prédisposé à la balanite par la nature de leurs sécrétions glando-préputiales ; chez eux, il existe une hypersécrétion constante des glandes de Tyson, il existe une véritable séborrhée glando-préputiale, comme il existe une séborrhée de la peau ; ce vice de sécrétion s'accompagne d'un état d'irritation, de rougeur presque continu de la muqueuse et de cet état subinflammatoire à la balanite complète, il n'y a qu'un pas ; la séborrhée du gland et du prépuce conduit à la balanite aussi et peut être plus activement que la séborrhée cutanée conduit à l'acné et à l'eczéma.

La balanite, vous disais-je tantôt, n'est pas une : la variété que nous venons d'étudier est celle que provoquent ordinairement la séborrhée et le manque de soins ; mais, quand on s'efforce de pénétrer l'origine et le processus des autres espèces, l'embarras devient grand.

La balanite diabétique, dont je vous ai dit un mot à propos de l'eczéma, est une des mieux connues, c'est une affection commune et il est certain qu'avant d'arriver aux lésions eczématiformes, la plupart des diabétiques traversent une période pendant laquelle leur affection est plutôt simplement balanitique. L'histoire de la balanite diabétique est particulièrement intéressante, parce qu'elle est la première dans laquelle on ait signalé l'existence d'un parasite comme cause de la maladie ; c'est, en effet, dans la balano-posthite que Friedreich a mentionné la présence de l'*oidium albicans* et de l'*aspergillus* comme susceptibles de provoquer l'inflammation du prépuce et du gland, alors que la nature parasitaire des autres balanites n'avait pas été encore étudiée. Cette balanite s'observe surtout chez les malades dont le gland est habituellement recouvert par le prépuce ; le contact fréquent de l'urine altérée par le sucre avec la muqueuse de ces organes est la cause première de la maladie. La sécrétion balano-préputiale devient d'une abondance exagérée, gluante, fétide ; la surface du gland est recouverte par une exsudation sèche et gluante ; le sillon balano-préputial est rempli d'un smegma épais et adhérent ; le méat est rouge et tuméfié ; la muqueuse du gland et celle du prépuce présentent une coloration rouge sombre, un aspect velouté. Un prurit incessant tourmente le malade et peut le conduire à l'insomnie nocturne. Les papilles du gland se tuméfient ; celui-ci est très sensible au toucher ; les frottements provoquent un agacement et des douleurs insupportables ; des vésicules se développent qui, après une courte durée, se sèchent, s'aplatissent et laissent à jour des pertes de substance rondes ou elliptiques, à fond lisse, blanchâtre, à bords surélevés ; il en résulte une série de petites ulcérations, recouvertes d'exsudations blanchâtres caséiformes dans lesquelles on retrouve par l'examen microscopique les filaments de l'*oidium albicans*, l'*aspergillus*, signalés pour la première fois par Friedreich et considérés par lui comme la cause de l'inflammation du gland et du prépuce.

L'orifice du prépuce est un siège de prédilection pour les ulcérations ; celles-ci forment des fissures dont la guérison est suivie de cicatrices qui, en amenant la rétraction et le rétrécissement de l'orifice, deviennent l'occasion d'un phimosis cicatriciel.

Ces symptômes s'accompagnent de gonflement œdémateux du prépuce et du gland : ceux-ci, sous l'influence d'irritations répétées ou de déchirures traumatiques, et par suite du peu de résistance des diabétiques aux traumatismes et aux inflammations, deviennent facilement le siège d'une inflammation phlegmoneuse ; et la peau du pénis et celle du gland sont quelquefois envahies par la gangrène, qui peut mettre le malade en danger de mort.

La marche de la balanite diabétique est lente ; la résistance au traitement considérable ; la tendance aux récidives très accusée ; et le médecin, en présence d'une balanite rebelle, de phimosis inflammatoires subaigus ou chroniques, ne doit jamais oublier la possibilité de l'influence génératrice du diabète.

Le docteur Cordier, chirurgien en chef de l'Antiquaille de Lyon, a publié dans dans le *Lyon médical* la description d'une nouvelle variété de balanite : il s'agit d'une balanite de cause externe provoquée par le pansement des diverses ulcérations de la verge avec la pommade ou la poudre de calomel chez les malades qui font usage à l'intérieur, soit d'iodure de potassium, soit d'autres préparations iodurées.

Cette balanite reconnaît la même cause que les effets vésicants, presque caustiques, que l'on obtient par l'application de teinture d'iode ou de pommade iodurée sur une région frictionnée, même plusieurs jours avant, avec une pommade mercurielle.

Il y a du reste longtemps qu'Hannequin, Isambert et autres ont signalé que les insufflations dans les yeux de poudre de calomel, peut donner lieu à des conjonctivites intenses chez les malades qui absorbent ou éliminent de l'iodure de potassium.

Dans la balanite iodohydragyrique la douleur est beaucoup plus vive que dans la balanite ordinaire; la sécrétion est plus abondante et plus séreuse. Le prépuce est toujours œdémateux et quand on peut découvrir le gland, il apparaît recouvert d'un enduit pultacé qui, dans les cas les plus graves, masque de véritables ulcérations.

Cinquante centigrammes d'iodure de potassium absorbés chaque jour, suffisent à amener les accidents; il est probable que l'iodure de fer donnerait les mêmes résultats.

La longueur du prépuce est une condition à peu près indispensable pour la réalisation de cette balanite; il faut que quelques gouttes d'urine puissent être entraînées dans le sillon balano-préputial et séjourner d'une façon quelque peu prolongée au contact du calomel.

Il est probable que la cause de l'inflammation est la transformation du protochlorure de mercure en protoiodure.

La balanite diabétique est généralement considérée aujourd'hui comme d'origine parasitaire; la balano-posthite pustulo-ulcéreuse, dont je vous ai appris à connaître les analogies et les différences avec l'herpès, me paraît présenter aussi les carac-

8

tères et les allures des affections bactéridiennes. Il est certain que, en dehors de la balanite diabétique, de la balano-posthite pustulo-ulcéreuse, nombre d'inflammations du prépuce et du gland, reconnaissent encore une origine parasitaire; mais, entre les milliers de parasites qui vivent à la surface du gland et du prépuce, il est bien difficile de discerner ceux qui exercent une action véritablement nocive. Le professeur Tommasoli s'est efforcé de dégager, au milieu des parasites nombreux que le prépuce enflammé abrite, ceux qui exercent une action véritablement nocive et qui peuvent contribuer à amener le développement de l'inflammation glando-préputiale; le résultat de ces recherches a été publié dans le *Giornale italiano delle malatte venerie et della pelle. Milano, juin* 1888 (Dr Tommasoli. *Studdi sulla balanopostite ricorrente con un contributo alla flora dermatologica*). Pour vous donner une idée des difficultés au milieu desquelles l'observateur doit se débattre, quand il entreprend pareilles recherches, il me suffira de vous présenter la dénomination résumée, qui m'a été fournie par mon interne M. Berdal, des microbes rencontrés par le docteur Tommasoli.

Tommasoli a consacré une première série d'expériences à l'examen direct du pus fixé et coloré suivant les méthodes habituelles. Au milieu d'une « infinité » de microorganismes, il parvient ainsi à distinguer :

1° Cinq variétés de bacilles, à savoir :

a) Un bacille long et droit extrèmement mince ;

b) Un bacille long et gros tantôt légèrement recourbé, tantôt parfaitement droit ; le plus souvent ce bacille s'unit à d'autres bacilles semblables pour former des chaînettes ;

c) Un bacille court mesurant à peine un millimètre, renflé en massue ;

d) Un bacille ovale possédant en son milieu une spore marquée par une zone claire ;

e) Enfin un cinquième et dernier bacille extrèmement mince, court et droit.

2° Un grand nombre de microbes arrondis, parmi lesquels il faut citer :

a) des micrococci de différentes grandeurs (de 1 μ à 2μ,5) groupés de différentes façons:

b) des diplococci, les uns volumineux, les autres, très petits; il est très facile de confondre ces derniers avec le gonococs;

c) Enfin un nombre considérable de micrococci parmi lesquels plusieurs se trouvent unis en chaînettes de quatre ou cinq éléments.

Sans trop s'attarder à la description des microorganismes, Tommasoli passe à d'autres expériences ayant pour but d'isoler les microbes par la méthode des cultures.

Il obtient ainsi :

1° Un staphylococcus semblable par les caractères de sa culture, par son aspect microscopique et par son action pathogène, au *staphylococcus pyogenes aureus.*

2° Trois formes de streptococcus :

a) Un streptococcus à éléments très petits, disposés en chaînettes assez longues;

b) Un streptococcus à éléments un peu plus gros ;

c) Un streptococcus en chaînettes courtes (4 à 7 éléments) semblable à celui que Lustgarten et Mannaberg ont trouvé dans l'urèthre à l'état normal et qu'ils ont appelé streptococcus géant.

Le streptococcus *a* paraît être identique au streptococcus de l'érysipèle; le streptococcus *b* se rapproche beaucoup du streptococcus pyogène. Le streptococcus *c* est remarquable par le volume de ses éléments et par la présence d'un sillon situé en son milieu qui lui donne l'apparence d'un diplococcus.

3° Différentes variétés de micrococci parmi lesquels l'auteur a cru reconnaître : le *micrococcus cereus albus*; le *micrococcus cereus flavus*; et deux autres espèces chromogènes qu'il a été impossible de définir.

4° Un micrococcus bien connu, le *micrococcus ureæ*.

5° Plusieurs microbes de l'air : la *sarcina lutea* ; la *sarcina aurantiaca* ; le *micrococcus versicolor*; le *micrococcus cinnabareus* ; le *micrococcus caudicans.*

6° Les quatre bacilles *b*, *c*, *d*, *e*, dont il a été parlé plus haut. L'auteur n'a pas pu obtenir des cultures du bacille *a*.

7° Trois micrococci qui n'ont pas encore été classés :

a) Un micrococcus mesurant de 0μ,5 à 1 μ, correspondant au microorganisme décrit par Giovannini à la lettre *e* (1) ;

b) Un diplococcus ressemblant au pneumococcus de Fraenkel, qui paraît être le micrococcus *a* de Giovannini ;

c) Le troisième paraît être le micrccus décrit par Lutsgarten et Mannaberg au n° 7 (2) de leur travail sur les parasites de l'urèthre à l'état normal.

8° La levure trouvée par Bizzozero à la surface de la peau et dont il existe deux formes : l'une ovale et l'autre ronde.

Après cette première série de cultures, Tommasoli entreprend de nouvelles recherches en utilisant la sécrétion balanopréputiale du même sujet alors que la balanite avait disparu depuis un mois et ne paraissait pas vouloir se reproduire.

a) L'examen direct de la sécrétion fait reconnaître ces microorganismes déjà décrits ; mais on trouve en outre un petit nombre de spirilles qui existent dans la salive à l'état normal.

b) De nouvelles cultures faites sur gélatine et sur agar-agar, dans le vide ou dans un gaz inerte (hydrogène) ont donné les résultats suivants :

1° Les cultures faites à l'abri de l'air ont permis d'isoler :

A. Un petit bacille mesurant un millimètre de long tantôt légèrement recourbé, tantôt droit avec ses extrémités arrondies.

B. De petits diplococci parfois isolés, parfois réunis en tétrades ou en chaînettes.

2° Les autres cultures sur agar et sur gélatine ont fourni :

A. Les deux espèces de sarcines ;

B. Trois variétés de bacilles, à savoir, les bacilles *b*, *c*, et *d* dont il a été parlé plus haut ;

C. Le *micrococcus versicolor* et le *micrococcus caudicans*.

---

(1) Giovannini. *Microparass. della blenor. uretr.* (*Giorn. Ital. delle malatt. vener.*, Fasc. 6, 1886).

(2) Lustgarten et Mannaberg. *Mikroorg. d. norm. manuikl. urethran* (1887).

D. Le *micrococcus ureæ*.

E. Les deux variétés de diplococci qui n'ont pas été classées.

F. Trois variétés de micrococci parmi lesquels l'auteur a cru reconnaître le *micrococcus cereus albus* et le *micrococcus cereus flavus*.

G. Un streptococcus semblable au streptococcus pyogène.

Dans aucune de ses cultures, Tomasoli n'a pu obtenir de spirilles.

Les différents microbes isolés par les cultures ont été inoculés par l'auteur et n'ont fourni aucun résultat.

Il est donc amené à conclure que, à moins de supposer que le microorganisme de la balano-posthite lui ait échappé dans le cours de ses recherches, il faut admettre que la cause de cette affection ne doit pas être recherchée dans le domaine du parasitisme. Il est possible que le smegma préputial, entrant en putréfaction, acquière des propriétés irritantes qui lui permettent d'enflammer et d'éroder une muqueuse douée elle-même d'une fragilité spéciale.

Vous voyez, messieurs, comment le docteur Tommasoli, après avoir vu défiler devant lui tant de familles différentes de microorganismes, est amené à se rejeter du côté des théories chimiques: je crains, pour ma part, que le professeur italien n'ait trop facilement donné le pas aux agents chimiques sur les microorganismes.

Deux de mes internes, MM. Bataille et Berdal, ont communiqué l'an dernier, à la Société de biologie, le résultat de leurs observations sur une variété de balano-posthite contagieuse à laquelle ils ont donné le nom de balano-posthite circinée.

Voici la description qu'ils donnaient alors de cette affection :

« Tandis que, dans les balano-posthites vulgaires, on voit survenir des érosions diffuses, vagues, mal circonscrites ; au contraire, dans cette balano-posthite, les érosions présentent des caractères nets, constants, pathognomoniques. Leurs contours forment des arceaux dont la partie convexe regarde le méat :

ces arceaux, placés côte à côte, figurent dans leur ensemble une collerette à l'entour de l'orifice uréthral.

Ces contours sont limités par un simple liséré blanchâtre, extrêmement friable, un peu soulevé et retroussé en dehors. La couleur blanche de cette sorte de bourrelet tranche, d'une part, sur le fond rouge de l'ulcération, d'autre part, sur la teinte violacée de la muqueuse saine.

Les contours en arceaux, le bourrelet blanc, voilà les deux caractères qui permettent de faire, à première vue, le diagnostic.

Comment se forment-ils? On voit apparaître sur le prépuce ou sur le gland des taches blanches, circulaires, résistant au frottement. Peu à peu ces taches se désagrègent et se détachent en bloc sous forme de pellicules, laissant voir à leur place le fond rouge vif de l'érosion : la partie restée adhérente de cette pellicule représente le bourrelet blanc de l'érosion adulte.

Ce bourrelet, une fois formé, s'étend excentriquement, son bord externe gagnant peu à peu l'épithélium sain, tandis que son bord interne mortifié s'élimine, si bien que, plus il s'étend, plus le diamètre de l'ulcération grandit.

Que deux ulcérations viennent à se toucher, les bourrelets se coupent et donnent une ulcération en 8 de chiffre; s'il y en a trois, en feuilles de trèfle, etc.

Qu'un grand nombre d'érosions se réunissent, on obtient alors l'aspect en arceaux que nous avons décrit; l'ulcération, dès lors unique, progresse suivant les arceaux qui la limitent, en convergeant vers le méat.

Une fois le méat atteint, le processus érosif s'arrête et le bourrelet disparaît.

Pendant ce temps, la couleur reprend sa coloration normale, indice de réparation.

Nous insistons sur ce point que, ni au début ni dans le cours de l'affection, nous n'avons vu de vésicules.

Le développement de ces érosions se fait avec une lenteur extrême, sans douleur, à l'insu même des malades ; l'écoulement du pus en est le premier indice. Aussi les patients accusent-ils régulièrement un intervalle de huit jours entre le coït et l'apparition du pus. Presque toujours, cette balano-posthite existe seule, mais elle peut coïncider avec les autres affections vénériennes.

Par sa marche extensive circinée, par son bourrelet, cette balano-posthite peut être comparée à certaines affections parasitaires, circinées, de la peau.

Cette comparaison, l'expérimentation la justifie.

En inoculant du pus sur une muqueuse balano-préputiale saine, nous avons réussi à engendrer une balano-posthite identique. Le pus du premier inoculé, inséré à un deuxième sujet, a reproduit les mêmes lésions.

L'incubation est courte, et il faut quarante-huit heures pour obtenir une érosion nette et diagnosticable, c'est-à-dire avec bourrelet.

Le lieu d'inoculation est par excellence le sillon, à un degré moindre la face interne du prépuce, et, à un degré moindre encore, le gland : l'urèthre s'est toujours montré réfractaire.

Une matière purulente quelconque ou même syphilitique, chancrelleuse, blennorrhagique, un acide, n'ont jamais rien donné qui ressemblât, même de loin, aux érosions typiques de la balano-posthite.

C'est la femme, et la femme seulement qui donne la contagion : le coït est l'acte intermédiaire nécessaire. Nous nous proposons d'ailleurs de rechercher l'affection qui, chez la femme, correspond à la balano-posthite chez l'homme.

L'examen microscopique du pus de balano-posthite démontre l'existence d'une foule de bactéries variées.

Ces trois caractères en font une entité morbide nettement définie, et lui donnant droit de prendre place parmi les maladies vénériennes proprement dites.

Il suffit de promener, sur les érosions, un pinceau imbibé de nitrate d'argent pour qu'en deux jours les lésions disparaissent complètement.

Cette bénignité nous a permis d'obtenir de nos malades leur consentement à subir les inoculations. »

En résumé, messieurs, la balanite circinée apparaît dans les

jours qui suivent le rapprochement dangereux; elle est caractérisée, au moment de sa naissance, par une plaque épithéliale
blanchâtre qui bientôt desquame, cédant la place à une érosion
superficielle plutôt qu'à une véritable ulcération, limitée par
un bourrelet épithélial d'un blanc gris. L'extension de la plaque
se fait par une migration excentrique incessante et rapide du
bourrelet ; l'épithélium des parties centrales reprend son aspect
normal tandis que l'érosion s'étend par la progression du bourrelet périphérique.

La balanite circinée naît ordinairement dans le sillon balano-
préputial ; elle n'a pas grande tendance à s'étendre sur la muqueuse du prépuce ; mais elle progresse beaucoup plus rapidement sur la muqueuse du gland, qu'elle envahit d'avant en
arrière ; elle s'arrête toujours brusquement au niveau du méat,
la muqueuse de l'urèthre formant manifestement un terrain rebelle à son développement. Il est habituel, dans les jours qui
suivent l'apparition de la plaque initiale au niveau du sillon
balano-préputial, de voir des plaques secondaires se former sur
la surface du gland, dont la totalité peut être envahie rapidement par la confluence de ces plaques multiples.

La balanite circinée est une affection des malades à gland
recouvert par le prépuce ; elle ne se développe pas sur les
glands habituellement découverts et ses plaques disparaissent
de la surface de l'organe, quand le malade a soin de tenir le
prépuce relevé. Je ne crois pas qu'on puisse hésiter à regarder
comme d'origine parasitaire cette balano-posthite, qui rappelle
absolument, par sa marche et ses caractères, les affections circinées parasitaires de la peau et qui paraît bien mériter la dénomination de *balanite circinée* ; sa marche extensive, sa forme en
arceaux, son bourrelet épithélial limitrophe rappellent absolument ce qu'on observe dans l'herpès circiné, trichophytique de
la peau. Mon interne M. Berdal s'est depuis un an attaché, avec
une persévérance digne de tout éloge, à éclairer la question de
la cryptogamie balano-préputiale et, en particulier, à découvrir
le parasite de cette balanite, dont M. Bataille et lui nous avaient
appris à connaître les caractères et la marche : il s'est heurté

aux mêmes difficultés que le docteur Tommasoli et n'est pas encore parvenu à dégager d'une façon nette le microbe causal de la balanite circinée ; cependant certaines spirilles abondantes au cours de cette affection, tout à fait exceptionnelles à la surface des prépuces indemnes de balanite circinée, pourraient bien être l'agent provocateur de la maladie.

L'étude que nous venons de faire des balanites vous montre, messieurs, qu'un grand nombre des balanites appartient suivant toute probabilité à la classe des maladies parasitaires ; la balanite circinée constitue une variété bien nette de ce groupe ; la balanite pustulo-ulcéreuse en est bien probablement une autre ; la balanite diabétique a un pied dans la balanite simple, un autre dans l'eczéma ; la balanite par incurie est peut-être d'origine parasitaire ; mais il est possible aussi qu'elle soit due à l'action irritante des produits chimiques fournis par l'altération des matières grasses accumulées dans la cavité préputiale ; la balanite iodohydrargyrique, signalée par le docteur Cordier, est un type manifeste de la balanite par contact avec la muqueuse de corps irritants chimiques.

Pour ce qui est des balanites secondaires de quelque intensité qui succèdent à la blennorrhagie, à la chancrelle, au chancre syphilitique, il est bien probable qu'elles relèvent le plus habituellement de toute autre cause que l'une ou l'autre de ces affections, que ce sont des maladies surajoutées : trop de blennorrhagiques supportent le contact incessant du pus blennorrhagique avec le gland et la muqueuse préputiale sans présenter la moindre trace de balanite pour qu'on puisse admettre que le parasite de la blennorrhagie exerce une action nocive sérieuse sur les muqueuses de ces régions, et il ne paraît pas exister de balanite vraiment blennorrhagique ; le chancre simple, en se semant, donne le chancre simple ; les chancres syphilitiques ne sont pas irritants par eux-mêmes et la plupart naissent, se développent et guérissent sans provoquer autour d'eux aucune inflammation sérieuse des muqueuses au niveau desquels ils sont apparus : c'est pour toutes ces raisons qu'il y a lieu, je crois, d'admettre que chez tout malade atteint de blennorrhagie, de chancre simple ou de chancre syphilitique qui présente une balanite intense, celle-ci est une maladie surajoutée et non une conséquence de la maladie vénérienne.

En résumé, messieurs, nous commençons à entrevoir quelques variétés dans le champ si embrouillé des balanites; mais nos connaissances sont encore bien à l'état d'ébauche et nous devons être vivement reconnaissants à ceux qui, comme le professeur Tommasoli et M. Berdal, veulent bien consacrer leur temps et leurs peines à l'éclaircissement si ardu et si difficile de la microbiologie des balanites, à ceux qui veulent bien tâcher de nous faire savoir quelles sont, parmi ces affections, celles qui relèvent véritablement de la constitution de l'individu, celles qui sont vraiment parasitaires et contagieuses.

Scrofulo-tubertulose. — La scrofulose des organes génitaux externes, dont les exemples ne sont pas rares chez la femme, est chose tout à fait exceptionnelle chez l'homme, chez qui elle paraît pouvoir cependant se reproduire quelquefois, avec les caractères aujourd'hui de mieux en mieux connus de la scrofulose et de la tuberculose cutanées; j'ai eu l'occasion d'observer un cas de tuberculose du gland consécutive à une tuberculose rénale et vésicale; les caractères de l'accident furent très nettement ceux habituels aux tuberculoses des muqueuses.

Un malade était entré dans mon service pour une tuberculose génito-urinaire arrivée à une période avancée et atteint d'ulcérations tuberculeuses de l'urèthre.

Quelques jours avant sa mort, il se produisit autour du méat un semis de points grisâtres arrondis, légèrement saillants, entourés d'une petite zone inflammatoire; voici comment ils se comportèrent. Les granulations, absolument comparables à celles qu'on observe autour des ulcérations tuberculeuses de la langue, sont disposées irrégulièrement dans une zone concentrique au méat; elles sont plus nombreuses du côté droit; leur nombre total ne dépasse pas 9. Le volume des plus grosses atteint les dimensions d'une tête d'épingle.

Deux jours après, les granulations voisines du méat ont pris une teinte jaune plus accentuée; quelques granulations extrêmement petites apparaissent autour des premières en date. La marche de cette poussée nouvelle de granulations paraît se faire d'une façon excentrique autour du méat comme centre.

Au quatrième jour, de petites ulcérations de forme arrondie se font voir autour du méat ; ces ulcérations ne tardent pas à se fondre par leurs bords. Elles apparaissent alors avec des bords polycycliques, à fond inégal, fongueux, et donnent lieu à un écoulement peu abondant, blanchâtre, visqueux. Elles siègent exactement aux points mêmes où les granulations premières s'étaient montrées et résultent manifestement du ramollissement et de la fonte de ces dernières. Près de la couronne du gland, il existe un corymbe de granulations, les unes volumineuses et jaunes, les autres blanches et plus petites ; sur le frein on voit des points jaunâtres plus volumineux, semblables à des grains de semoule.

Le malade succombait trois jours après, sans qu'il se fût produit de modification notable dans les derniers jours de son existence.

Cette observation vous montre, messieurs, que la tuberculose, rare au niveau de la muqueuse balano-préputiale, s'y comporte absolument de la même façon que sur les autres muqueuses.

CINQUIÈME LEÇON

COMPLICATIONS INFLAMMATOIRES ET RETENTISSEMENT RÉGIONAL DES
AFFECTIONS ULCÉREUSES DES ORGANES GÉNITAUX.

Chancre syphilitique. — Adénopathie syphilitique : constance, siège, date
d'apparition ; nombre des ganglions atteints, indolence ; longue durée :
inflammation accidentelle des ganglions. — Résolution spontanée.
— Phimosis syphilitique. — Lymphangites syphilitiques du prépuce
et du fourreau.
Chancre simple. — Inflammations simples et virulentes périchancreuses ;
phlegmon parachancrelleux ; phimosis inflammatoire ; paraphimosis.
lymphangite réticulaire et tronculaire ; phagédénisme.
Adénite chancrelleuse. — Adénites simples et virulentes. — Recherches
du professeur Straus. — Expériences confirmatives de M. Crivelli.
Chancre mixte.
Adénites et lymphangites au cours des balanites simples.
Ulcérations syphilitiques tardives.
Phagédénisme moléculaire et gangréneux, serpigineux et térébrant, aigu
et chronique. — Extension parfois considérable. — Causes du phagé-
dénisme.
Accidents gangréneux consécutifs au chancre simple.

Les ulcérations des organes génitaux s'accompagnent souvent
d'un certain nombre d'altérations des parties environnantes,
qui peuvent devenir dans quelques cas de véritables complications des accidents premiers. Il faut bien connaître ces complications pour en prévenir le développement, si faire se peut ;
pour en atténuer en tout cas l'intensité : pour deviner parfois à
travers elles qu'elle était la nature de la lésion première, car les
lésions secondaires peuvent devenir assez importantes, assez
considérables pour masquer celle-ci. Chez quelques malades
chez qui le diagnostic de l'affection première ne ressort pas à

première vue, les accidents surajoutés peuvent par leurs caractères spéciaux être d'un grand secours, pour le diagnostic
surtout pour l'établissement d'un diagnostic rétrospectif.

Ces lésions surajoutées peuvent n'être que des inflammations
superficielles, de simples balanites; elles sont dans d'autres cas
des inflammations intenses, profondes, phlegmoneuses, pouvant
aboutir à la suppuration ou à la gangrène : ce sont, en général,
des altérations du système lymphatique de la région et, par ces
mots, j'entends non seulement les canalicules lymphatiques et
les ganglions auxquels ils aboutissent, mais encore les radicules
mêmes du système lymphatique, les mailles du tissu conjonctif;
il est impossible de dissocier en pathologie vénérienne les différentes parties de ce vaste système séreux dont les derniers
travaux des histologistes, ceux du professeur Ranvier en particulier, nous ont fait connaître les connexités intimes.

Le chancre syphilitique est de toutes les ulcérations des organes génitaux, celle qui s'accompagne le plus constamment
d'altérations du système lymphatique; celles-ci peuvent porter
sur les radicules du système lymphatique et provoquer un
œdème préputial subinflammatoire; sur les gros troncs lymphatiques et donner une lymphangite canaliculaire; enfin sur
les ganglions lymphatiques correspondant à la région du
chancre, c'est-à-dire, dans le cas actuel, aux ganglions de l'aine.
De ces trois altérations, l'altération ganglionnaire est de beaucoup la plus importante et la plus habituelle; aussi est-ce par
elle que nous commencerons cette étude.

Adénopathie syphilitique. — C'est un symptôme pour ainsi
dire constant. « Le bubon, a écrit Ricord, accompagne inva-
riablement, fatalement l'accident initial de la syphilis; il suit le
chancre comme l'ombre suit le corps; c'est le compagnon fidèle,
obligé, du chancre infectant... il ne fait jamais défaut... *Pas
de chancre infectant sans bubon*, voilà ce qu'on peut donner
hardiment comme une loi pathologique. »

Cette loi, vraie dans l'immense majorité des cas, souffre cependant quelques rares exceptions; tous, de loin en loin, nous

avons l'occasion d'en observer quelques-unes ; dernièrement
encore, à la Société française de dermatologie et de syphiligraphie, à l'occasion d'une observation communiquée par M. Morel-
Lavallée, une discussion s'éleva de laquelle il ressortit que de
tels cas n'étaient pas absolument exceptionnels. Cette absence
d'adénopathie syphilitique se rencontrerait, d'après les observations de Ricord et du professeur Fournier, surtout à la suite
du chancre phagédénique ; chez les individus gras dont le système lymphatique est toujours peu développé et dont les ganglions s'hypertrophient très peu ou ne s'hypertrophient pas du
tout à la suite du chancre syphilitique ; l'absence de ganglions
se rencontrerait aussi quelquefois à la suite des chancres érosifs
très superficiels. Le chancre syphilitique, signalé par M. Morel-
Lavallée comme ne s'étant pas accompagné de tuméfaction
ganglionnaire, n'avait non plus présenté d'induration syphilitique nette et avait pu être pris, au début, pour un chancre
simple.

Sur un total de 265 observations de chancres syphilitiques,
le professeur Fournier n'a, que cinq fois seulement, pu constater l'absence de toute hypertrophie ganglionnaire ; et encore,
dans deux cas, l'état d'embonpoint des malades était tel que la
masse adipeuse sous-cutanée a pu parfaitement masquer une
hypertrophie ganglionnaire légère ou même moyenne.

La concomitance d'altérations ganglionnaires est donc la règle
à la suite du chancre syphilitique, règle presque absolue ; il ne
faudrait cependant pas rejeter de prime abord et sans discussion la nature syphilitique d'une ulcération par ce seul fait
qu'elle ne s'accompagne pas d'hypertrophie ganglionnaire.

Le ganglion, dans le cas de chancre des organes génitaux, se
développe dans la région inguinale ; il est, en effet, de règle
que l'adénite, qui accompagne l'ulcère syphilitique initial, se
développe dans les ganglions où les lymphatiques de la région
malade aboutissent ; le ganglion siège le plus souvent du même
côté que le chancre ; mais il peut occuper l'aine du côté opposé ;
quelquefois la tuméfaction ganglionnaire est bilatérale, cette
disposition est même assez fréquente ; habituellement, en pareil

cas, les masses ganglionnaires sont plus accusées dans une région inguinale que dans l'autre.

La tuméfaction ganglionnaire se montre vers la fin du premier septénaire qui suit l'apparition du chancre ; il est rare que cette tuméfaction attende pour se montrer la fin du second septénaire, encore moins une époque plus éloignée.

La tuméfaction des ganglions atteints est en général peu considérable ; leur volume est doublé, triplé au plus : la glande malade est dure, très dure ; sa consistance est élastique, chondroïde et rappelle celle de l'induration chancreuse. Le travail morbide s'opère à froid, en l'absence de tout phénomène inflammatoire ; pas de douleurs spontanées, pas de sensibilité à la pression ou au mouvement ; pas d'infiltration, de rougeur de la peau ; il y a indolence absolue de la région malade, teinte normale des téguments ; si des phénomènes inflammatoires se montrent, c'est qu'il y a complication. Les ganglions malades ont conservé leur forme ; ils se meuvent librement au milieu du tissu cellulaire qui les environne parce que celui-ci a conservé son intégrité et sa souplesse.

Contrairement à ce qu'on observe dans l'adénopathie chancrelleuse où un seul ganglion est ordinairement malade, ici il est de règle que plusieurs glandes soient atteintes, trois, quatre, six, voire même davantage ; c'est pour indiquer cette multiplicité des glandes atteintes que Ricord a dit qu'il y avait pléiade ganglionnaire ; cette pléiade est formée par l'envahissement d'un groupe ganglionnaire ; toutes les glandes atteintes présentent l'aphlegmasie, l'indolence, l'induration que nous avons vue appartenir au ganglion syphilitique ; elles sont mobiles sous la peau, indépendantes les unes des autres et figurent comme une série de petites noisettes libres au milieu du tissu cellulaire sous-cutané.

Au milieu du groupe, on trouve presque constamment un ganglion plus volumineux que les autres, c'est celui, d'après Ricord, où viennent aboutir directement les lymphatiques de la région malade ; c'est lui qui subit immédiatement l'influence du chancre par voie de continuité, les autres ganglions ne sont atteints que secondairement; aussi le professeur Fournier a-t-il proposé de donner à ce ganglion plus fortement atteint le nom de ganglion anatomique ou direct.

Dans quelques cas exceptionnels, un seul ganglion pourra être hypertrophié; le bubon sera mono-ganglionnaire; mais c'est là un fait rare dans l'histoire du chancre syphilitique en général, de l'adénopathie chancreuse de la région inguinale en particulier.

Le ganglion syphilitique peut être relié au chancre par un de ces cordons noueux que nous allons bientôt voir constituer l'expression de la lymphangite chancreuse.

Le ganglion syphilitique atteint en quelques jours son développement complet, puis il reste stationnaire pendant des semaines et des mois et ne diminue que lentement, de telle façon qu'il est possible d'en rencontrer des vestiges, quatre, cinq, six mois après son début; il est des malades chez qui le ganglion ne revient, pour ainsi dire, jamais à son état normal; Ricord en a constaté des vestiges plusieurs années après le début de l'infection; c'est donc un accident qui survit longtemps au chancre qui lui a donné naissance et qui pourra, dans un certain nombre de cas, devenir un appui précieux pour le diagnostic rétrospectif, comme je vous le montrerai tout à l'heure.

La résolution du ganglion syphilitique est lente, très lente; mais elle n'en est pas moins la terminaison naturelle, constante, fatale de l'accident: le ganglion n'a aucune tendance à passer à l'état d'inflammation aiguë, à suppurer; si vous voyez des phénomènes inflammatoires manifestes se développer au niveau d'un ganglion syphilitique, vous pouvez dire qu'il y a complication.

L'adénopathie syphilitique peut présenter des aspects quelque peu différents relevant du nombre, du volume, de la consistance des ganglions atteints; chez certains malades, comme je vous le disais il n'y a qu'un instant, un seul ganglion est atteint au lieu qu'il se produise une pléiade ganglionnaire; chez d'autres, les glandes malades prennent un volume considérable et tout à fait insolite; en pareil cas, ces glandes, au lieu de rester indépendantes les unes des autres et mobiles entre elles, se fusionnent en une masse unique et volumineuse et constituent une véritable tumeur dans laquelle les différentes glandes sont souvent soudées entre elles par des vaisseaux lymphatiques indurés et un tissu cellulaire épaissi (Bassereau).

Quelquefois le ganglion, au lieu de rester indolent, se tuméfie plus que de coutume, devient sensible à la pression et au mouvement; la peau peut même rougir et s'infiltrer légèrement à ce niveau; c'est qu'il y a complication inflammatoire; je dis complication inflammatoire, car je tiens absolument à ce que vous vous graviez dans l'esprit que le ganglion syphilitique est par lui-même essentiellement indolent, dépourvu de tout symptôme phlegmasique. Il est du reste, en général, facile, quand un bubon syphilitique devient ainsi sensible ou manifestement enflammé, de retrouver la cause de cette complication dans une fatigue excessive, une marche forcée, un état d'irritation artificielle du chancre : un tel ganglion ne suppure du reste que tout à fait exceptionnellement et il suffit de supprimer les causes provocatrices que je viens de vous signaler pour voir tomber rapidement tous les phénomènes inflammatoires et la glande revenir à son volume normal. Souvent dans le cas d'adénite inflammatoire survenue à la suite d'un chancre syphilitique, les phénomènes inflammatoires paraissent se localiser dans la peau et le tissu cellulaire sous-cutané plutôt que dans le ganglion lui-même; le ganglion n'est pas sensiblement plus volumineux qu'il ne l'était devenu les jours précédents sous l'influence de la syphilis; la peau, tout au contraire, est devenue rouge, sensible; le tissu cellulaire sous-cutané est infiltré et a perdu toute souplesse; la péri-adénite l'emporte de beaucoup sur l'adénite.

Un fait intéressant à relever et important à connaître au point de vue du pronostic, c'est qu'un ganglion devenu malade sous l'influence de la syphilis paraît avoir acquis une susceptibilité morbide particulière et subit facilement les atteintes auxquelles il avait échappé jusqu'alors; c'est ainsi qu'en cas de syphilis développée chez un sujet strumeux, les ganglions hypertrophiés deviennent facilement scrofuleux; on les voit alors augmenter de volume, se souder les uns aux autres et ne plus constituer qu'une masse unique ; le tissu cellulaire et la peau deviennent malades et se détruisent ; un abcès se forme qui vient s'ouvrir à l'extérieur donnant lieu à l'écoulement d'un pus séreux rempli de grumeaux, suivi plus tard de la production d'un clapier et d'une fistule présentant tous les caractères de l'ulcère scrofuleux. C'est là une complication dont il faut connaître l'imminence chez les sujets strumeux devenus syphilitiques.

L'adénopathie inguinale ne constitue pas une complication grave du chancre syphilitique, puisque la résolution est la terminaison régulière et pour ainsi dire constante de l'accident ; elle n'est même pas en général incommode pour le malade ni par son volume, qui n'est jamais excessif, ni par sa sensibilité qui est normalement nulle. Les caractères spéciaux de cette adénopathie lui donnent une grande importance clinique ; ils nous permettent, en effet, par leur association toute particulière, nombre et siège des ganglions envahis, consistance, indépendance, indolence d'affirmer la nature syphilitique d'ulcérations dont les caractères mal tranchés laisseraient l'esprit dans le doute. L'adénopathie nous permet encore quelquefois d'établir un diagnostic rétrospectif. En présence de certaines ulcérations cicatrisées, dont la cicatrice ne présente pas des caractères nets et dont cependant nous avons grand intérêt à connaître la nature, nous sommes conduits à affirmer la nature syphilitique de l'ulcération guérie par les seuls caractères de l'adénopathie qui, comme je vous le disais tantôt, peut survivre pendant longtemps à l'ulcération qui lui a donné naissance.

Le tissu conjonctif qui avoisine le chancre, est souvent le siège d'un certain degré d'inflammation subaiguë et indolente au pourtour de l'ulcération, il est fréquent d'observer un peu d'œdème inflammatoire, œdème sans gravité parce qu'il est indolore, comme la plupart des accidents qui accompagnent la syphilis et parce qu'il n'est pas assez important pour gêner le fonctionnement normal des organes ; mais, dans quelques cas, cet œdème s'accentue, devient considérable, amène une

tuméfaction très accentuée, une perte de souplesse du prépuce, qui ne peut plus être ramené en arrière du gland : il
y a phimosis inflammatoire. Le limbe rétréci ne laisse plus
apercevoir que difficilement le sommet du gland, le pourtour du méat; la déformation peut même empêcher complètement d'apercevoir l'organe ; la peau du prépuce est distendue, lisse, brillante, plus rouge qu'à l'état normal ou violacée ; il n'y a pas d'exagération notable de la sensibilité normale,
pas de douleurs spontanées ou provoquées; la gêne, que l'organe tuméfié occasionne au malade, résulte plus de son poids
et de son volume que d'une sensibilité anormale.

L'orifice du prépuce laisse écouler une très petite quantité
de sérosité purulente ou n'est le siège d'aucun écoulement.

Le palper ne provoque pas ou ne provoque que peu de douleur; les sensations aux doigts sont très variables; chez certains malades, c'est un œdème mou, qui se laisse facilement
déprimer et n'empêche pas de sentir l'induration du chancre,
d'en déterminer le siège et l'importance ; chez d'autres, tout au
contraire, le prépuce est devenu d'une consistance dure, comme
ligneuse, ne se laissant en aucune façon déprimer sous le doigt,
c'est un véritable cylindre rigide; il est impossible de se rendre
compte de l'état des organes qu'un tel prépuce recouvre, de
déterminer s'il existe un chancre, quel il peut être, où il siège.
Entre ces consistances extrèmes, on peut rencontrer tous les
degrés intermédiaires d'induration, ou bien encore une disposition par plaques alternantes des œdèmes mous et des infiltrations dures.

Certains chancres s'accompagnent d'altérations du tissu cellulaire exceptionnellement étendues; la verge, les bourses sont
infiltrées, boursouflées et prennent un aspect qui rappelle celui
de l'éléphantiasis.

Dans l'épaisseur du prépuce infiltré, on peut sentir des cordons durs, rectilignes ou flexueux, qui ne sont autres que des
vaisseaux lymphatiques importants, atteints de lymphangites
syphilitiques, ces lésions appartiennent à la troisième variété
des accidents survenant dans le système lymphatique à la suite

de l'accident initial de la syphilis, aux lymphangites tronculaires. Étudions cette variété.

Les lymphatiques atteints de lymphangite tronculaire se rencontrent dans la peau du prépuce et dans celle du fourreau ; ils se présentent, au palper, sous forme de cordons durs, arrondis noueux, se déplaçant sous le doigt, roulant dans le tissu cellulaire œdématié ou normal dans lequel ils se trouvent renfermés. Dans le prépuce, ils sont très irrégulièrement disposés, très flexueux et forment parfois par leurs flexuosités des masses indurées volumineuses qu'on pourrait facilement confondre avec l'induration du chancre ; sur la verge, la lymphangite tronculaire occupe surtout le lymphatique médian dorsal qui peut atteindre quelquefois le volume d'une plume d'oie et présente le long de son trajet un certain nombre de nodosités correspondant aux valvules lymphatiques ; les lymphatiques latéraux de la verge sont aussi fréquemment atteints et forment des cordons moins volumineux.

La terminaison, sinon constante, au moins tout à fait habituelle de la lymphangite syphilitique, est la guérison par résolution ; Bassereau a cependant signalé la possibilité de terminaison par suppuration ; il aurait vu se former, au niveau des nodosités correspondant aux valvules lymphatiques, de petits abcès ; au moment de leur ouverture, un pus séreux s'écoule et il peut persister une fistule lymphatique. La pièce 67 du musée de notre hôpital est relative à un malade observé par M. Horteloup, malade chez qui, à la suite de l'ouverture d'un abcès consécutif à une lymphangite syphilitique une ulcération a persisté dont l'aspect rappelle absolument un chancre syphilitique. Ce sont là terminaisons tout à fait exceptionnelles de la lymphangite syphilitique et quand vous verrez celle-ci se produire, il vous est légitimement permis d'espérer une terminaison par résolution et de ne pas tenir compte de la possibilité de complications absolument insolites.

Chancre simple. — Le chancre simple s'accompagne toujours plus ou moins d'altérations du système lymphatique ; il est tout

à fait exceptionnel qu'il n'existe pas au pourtour de l'ulcération
une zone plus ou moins étendue d'inflammation du tissu conjonctif qui l'environne. La plupart du temps, l'inflammation
n'acquiert pas une grande intensité ni une grande étendue; elle
est constituée par une légère infiltration inflammatoire des
tissus circonvisins; mais on la voit quelquefois atteindre des
dimensions beaucoup plus considérables.

Un point fort intéressant de l'histoire des inflammations qui
naissent au pourtour du chancre mou est que les unes restent
des inflammations simples; les autres, au contraire, sont des
inflammations spécifiques et virulentes; les unes sont des
phlegmasies vulgaires ne possédant aucune qualité mauvaise
spéciale, elles ne diffèrent pas par nature de celles qui se développent autour d'une plaie vulgaire quelconque; les autres par-
ticipent de la puissance virulente que le chancre même possède;
les premières ont les tendances des phlegmasies banales nées
au pourtour d'une plaie simple; comme celles-ci, elles peuvent
suppurer ou se résoudre sans rien offrir de spécial; le pus
qu'elles fournissent ne possède pas de propriétés virulentes :
les secondes sont, en vertu de leur origine, vouées fatalement à
la suppuration: le virus chancrelleux a présidé à leur naissance
et les tissus qu'il a touchés ne sauraient échapper à la suppuration; le pus que de telles inflammations produiront sera lui-
même chancrelleux et possédera l'inoculabilité du pus chancrelleux.

Les bords du chancre sont, nous l'avons vu, habituellement
décollés dans une petite étendue, c'est même là un des signes
caractéristiques de ce chancre; le décollement de la peau atteint
assez fréquemment des proportions excessives par la production
d'un véritable petit phlegmon sous-cutané; la plupart du temps
ce phlegmon reste limité à quelques millimètres au pourtour
du chancre; mais dans un certain nombre de cas, il a pu s'é-
tendre à des distances grandes, constituant alors une véritable complication; Vidal a rapporté l'observation d'un malade
chez lequel un tel phlegmon avait amené le décollement de la
peau de la verge dans toute son étendue; Ricord a admis une

variété de chancre simple dit décorticant, qui n'est autre qu'un phlegmon diffus chancrelleux fusant dans toute l'étendue du tissu cellulaire sous-cutané et détachant la peau de la verge de la surface des corps caverneux sous-jacents.

Les altérations les plus importantes que vous rencontrerez à la suite des inflammations du tissu conjonctif qui se produisent au pourtour du chancre simple porteront surtout sur le prépuce, le fourreau et les ganglions lymphatiques de la région.

L'inflammation du prépuce peut, par l'œdème et par les déformations qu'elle occasionne, conduire au phimosis ou au paraphimosis.

En cas de *phimosis,* le prépuce se tuméfie, devient œdémateux, d'une rougeur vive ; il est le siège d'une sensation de lourdeur et de tension, d'élancements que le contact des vêtements, la marche, les attouchements réveillent et exaspèrent ; un pus abondant, phlegmoneux, s'écoule par le prépuce ; il est fréquemment mélangé de sang, soit sous forme de stries, soit plus intimement confondu avec le pus, auquel il donne une couleur chocolat. L'urine, en passant sur les parties enflammées, provoque de vives douleurs ; elle est très irritante pour les chancres du limbe et amène une induration accusée des tissus sur lesquels ils reposent.

La verge tuméfiée et érysipélateuse dans une grande étendue prend cette forme particulière qui a été comparée à celle d'un battant de cloche ; ou bien l'extrémité du prépuce se contourne sur elle-même et prend la forme de vrille ; l'urine ne s'écoule plus que difficilement à travers ce trajet flexueux et en provoquant les plus vives douleurs. Si un tel état se prolonge, le pus s'accumule dans le sillon balano-préputial, distend le prépuce ; une saillie se forme à l'extérieur dans le point correspondant à celui où le pus s'accumule ; la peau s'amincit à ce niveau, devient d'un rouge foncé, et finalement se perfore ; un pus normal ou sanguinolent s'échappe à travers l'orifice cutané ; son issue est suivie de la diminution des accidents de distension et d'étranglement ; les bords de la plaie nouvelle présentent tous les caractères de l'ulcération chancrelleuse. La gangrène peut être le résultat de cette inflammation excessive.

Le *paraphimosis* est beaucoup plus rare que le phimosis; il peut être incomplet, rendre difficile l'adduction du prépuce à la surface du gland, mais la permettre encore; dans d'autres cas, au contraire, le paraphimosis est absolument irréductible; le gland est congestionné et violacé; le prépuce forme en arrière de lui un énorme bourrelet œdémateux; les chancres s'étendent facilement à la surface d'un tel prépuce à la faveur des ulcérations qui se forment dans les différents sillons de l'organe œdématié et tuméfié. Cependant une condition favorable se présente pour l'intervention médicale dans de telles circonstances, c'est que les ulcérations chancrelleuses restent à découvert et permettent une application facile des divers topiques capables de leur enlever leurs propriétés virulentes et partant de prévenir leur inoculation indéfinie.

La *lymphangite* du fourreau, à la suite du chancre simple, peut se présenter sous les deux aspects de lymphangites réticulaires ou de lymphangites tronculaires. Dans le premier cas, il se forme à la surface de la peau des traînées, des bandes de rougeur diffuse réticulée, d'aspect érysipélateux, accompagnées d'un certain degré d'œdème de l'organe et d'une sensation de pesanteur s'étendant jusqu'à la racine même de la verge.

Dans le cas de lymphangite tronculaire, celle-ci occupe de préférence le lymphatique dorsal de la verge; on sent alors au niveau de ce dernier un cordon sensible, résistant, mais infiniment moins net, beaucoup moins dur que celui qu'on observe à la suite du chancre syphilitique; ce cordon est, en effet, souvent englobé et noyé dans une gaine d'œdème inflammatoire, en même temps que ses parois sont elles-mêmes moins dures; une traînée rouge peut se dessiner sur la peau au niveau et le lon du trajet du vaisseau malade.

D'après MM. Le Dentu et Longuet, il y aurait toujours, dans la lymphangite chancrelleuse, invasion simultanée de plusieurs vaisseaux lymphatiques, ce qui explique les caractères diffus de l'inflammation et pourquoi elle se présente presque toujours sous forme de traînées larges, diffuses et non de canaux uniques nettement isolés.

Les lymphangites réticulaires et tronculaires apparaissent le plus souvent vers la fin du troisième septénaire, qui a suivi l'apparition du chancre; elles peuvent se terminer par résolution ou aboutir à la suppuration; le premier mode de terminaison est habituel dans les lymphangites réticulaires; les tronculaires passent facilement à la suppuration.

Dans le cas de suppuration, les douleurs deviennent plus violentes; les élancements redoublent dans les points où le pus se rassemble, ces points correspondent ordinairement d'une façon manifeste aux valvules lymphatiques; à ce niveau, une tuméfaction arrondie se dessine, devient de plus en plus volumineuse, atteint les dimensions d'une petite noisette, d'une noix, fait saillie sous la peau qu'elle distend, formant une tumeur moins accuminée que celle des abcès ordinaires, et donnant plutôt la notion d'une ampoule pleine de pus (Rollet).

La peau devient violacée, s'amincit, se rompt et laisse écouler un pus sanieux, grisâtre, mêlé de sang. Après l'ouverture de l'abcès, l'orifice s'ulcère, s'élargit, se creuse; les bords de l'ulcération deviennent irréguliers, se décollent; le fond, de couleur grisâtre, laisse suinter un pus abondant, inoculable : la plaie prend, en un mot, tous les caractères de l'ulcère chancrelleux et la participation du virus à la naissance d'une telle lésion s'affirme par son mauvais aspect.

Dans un certain nombre de cas, les choses évoluent d'une façon plus simple et plus bénigne; la lésion, au lieu de prendre le mauvais aspect que je viens de vous signaler et les allures chancrelleuses, revêt les apparences, suit la marche d'un abcès simple et de bonne nature et se cicatrise facilement. Les lymphangites parachancrelleuses peuvent, en un mot, prendre les aspects, suivre la marche d'une inflammation de bon aloi ou ceux d'une affection chancrelleuse. Inutile de dire que, dans le second cas, la durée de la maladie est infiniment plus longue que dans le premier, qu'elle se prolonge pendant des semaines au lieu de parcourir ses différentes phases en quelques jours.

Le processus phagédénique ou gangreneux se montre facilement à la suite des diverses affections parachancrelleuses, balanite, phimosis, paraphimosis, lymphangite, que nous venons d'étudier; nous en ferons plus tard l'objet d'une étude spéciale.

Adénite chancrelleuse. — Parmi les lésions inflammatoires qui peuvent succéder au chancre simple, une des plus intéressantes est certainement l'adénite inguinale; il est, en effet, curieux de voir combien les altérations ganglionnaires se comportent différemment à la suite du chancre syphilitique et à la suite de la chancrelle.

L'adénite, quand elle succède au chancre simple, peut, comme les lésions inflammatoires que nous venons d'étudier, se présenter sous le double aspect d'une phlegmasie simple ou d'une phlegmasie chancrelleuse. Dans l'un comme dans l'autre cas, ce n'est pas comme dans l'adénopathie syphilitique, tout un groupe ganglionnaire qui devient malade à la fois, ce n'est pas une pléiade ganglionnaire qui se produit, un seul ganglion est atteint par le processus pathologique.

Dans les formes légères de l'inflammation simple, le ganglion est assez souvent à peine effleuré par l'inflammation; il subit une tuméfaction peu considérable, devient sensible; mais ces accidents s'arrêtent bientôt dans leur développement, et quelques jours après leur naissance, ils peuvent avoir disparu.

Dans les formes intenses, la tuméfaction de la glande est très accusée; les phénomènes douloureux spontanés ou provoqués, très intenses; la peau elle-même peut être envahie, œdématiée, rouge; la résolution, à un tel degré, peut encore se produire; mais si la suppuration survient, le pus qui s'écoule à l'extérieur est un pus de bonne nature, non virulent, non inoculable et la plaie qui succède à l'ouverture de l'abcès ne présente aucune tendance à l'ulcération; elle marche rapidement vers la guérison comme toutes celles qui succèdent à des irritations simples.

Dans nombre de cas, il est possible de retrouver dans des excès de fatigue, dans des pansements irritants et malpropres, la cause de telles adénites.

Tout autre est le bubon chancrelleux, celui qui emprunte dès le début à la chancrelle des propriétés virulentes, c'est moins une adénite qu'un chancre ganglionnaire. La *spécificité chancrelleuse* en est le caractère essentiel ; elle se retrouve dans les phénomènes objectifs de la plaie qui lui succède et qui revêt les apparences du chancre ; dans les qualités du pus qu'il fournit et qui reproduit par inoculation le chancre simple. Ce bubon appartient en propre à l'histoire du chancre simple et ne saurait se retrouver à la suite d'aucune autre affection.

La cause de son apparition échappe dans la plupart des cas ; les fatigues, les actions irritantes à la surface du chancre semblent ne jouer aucun rôle ou ne jouer qu'un rôle secondaire : la cause est probablement l'absorption du pus chancreux à la surface des ulcérations chancreuses, d'où il est charrié et transporté par les lymphatiques jusque dans les ganglions : ce qui rend cette hypothèse probable, c'est l'analogie du pus ganglionnaire avec le pus du chancre ; c'est la production, dans quelques cas, de véritables abcès chancreux sur le trajet des lymphatiques qui se rendent du chancre au ganglion ; ce bubon paraît véritablement mériter le qualificatif de bubon d'absorption. Cette origine explique la fréquence du bubon à la suite de chancres des régions riches en vaisseaux lymphatiques, chancres de la rainure, du méat et surtout du frein.

Le bubon chancrelleux a pour siège la région inguinale ; il occupe un des ganglions superficiels de cette région ; il est habituellement unilatéral et direct, c'est-à-dire situé du même côté que le chancre qui lui a donné naissance ; mais il peut être croisé, c'est-à-dire, situé du côté opposé au chancre ou même bilatéral malgré l'existence d'un chancre unique ; ces deux dispositions s'expliquent par l'anastomose et l'entre-croisement des lymphatiques.

Le fait important dans l'histoire du bubon chancrelleux, c'est qu'il ne se produit jamais, comme l'a signalé Hunter, que dans les ganglions superficiels et qu'il se borne toujours au premier groupe de glandes où viennent se rendre les lymphatiques de la partie malade : ces ganglions constituent comme une barrière que le pus chancrelleux ne saurait franchir : aussi Hunter admettait-il une inaptitude des glandes profondes à devenir le siège d'une irritation vénérienne et le professeur Fournier se demandait-il en 1866 (art. BUBON du *Dictionn. Jaccoud*) si le pus, en cheminant du chancre aux ganglions, ne perdait pas ses propriétés infectieuses.

C'est généralement dans les premières semaines qui suivent l'apparition du chancre que le bubon chancrelleux se produit ; on l'a vu cependant quelquefois se produire à une époque fort tardive; Puche l'a observé après trois ans de durée d'un chancre simple à forme serpigineuse. Quelquefois l'adénite ne se manifeste que dans les jours qui suivent la cicatrisation du chancre.

Les symptômes sont ceux d'une adénite aiguë ; tuméfaction et sensibilité du ganglion, gonflement et rougeur des téguments, troubles fonctionnels, gêne des mouvements, difficulté de la marche.

Les accidents inflammatoires, une fois déclarés, marchent ordinairement d'une façon continue et rapide quoiqu'on puisse faire ; les douleurs sont particulièrement violentes ; la tumeur pointe de plus en plus vers la peau; celle-ci s'amincit et la fluctuation devient des plus nettes. L'abcès est fatal, inévitable ; rien ne peut empêcher la genèse du pus, car le bubon chancreux est moins une adénite qu'un chancre ganglionnaire et son point de départ c'est une inoculation chancrelleuse de la glande (Ricord).

Il y aurait, d'après l'illustre chirurgien de l'hôpital du Midi, deux étapes dans la marche des accidents : à l'inoculation du parenchyme ganglionnaire par le virus chancreux succède d'abord la fonte purulente du ganglion ; ensuite l'inflammation envahit l'atmosphère cellulo-adipeuse qui entoure la glande et cette inflammation aboutit presque toujours aussi à la suppuration; de la sorte, à un moment donné, deux foyers purulents distincts se trouvent superposés ; l'un renfermé dans la coque ganglionnaire et renfermant un pus spécifique chancrelleux ; l'autre, libre, diffus, placé en dehors de la glande et renfermant un pus simple dépourvu de toute spécificité virulente.

En ayant soin de recueillir séparément le pus situé en dehors de la glande et le pus enkysté dans son intérieur, on peut obtenir par l'inoculation de ce dernier la pustule caractéristique du chancre simple tandis que l'inoculation du premier reste sans résultat.

Cet isolement des deux pus n'est que temporaire et de brève durée, car le pus intra-ganglionnaire ne tarde pas à rompre la coque de la glande et à se mélanger avec le pus extra-ganglionnaire auquel il communique ses qualités virulentes.

La suppuration s'avance progressivement vers l'extérieur, amène l'amincissement de la peau et sa perforation; alors on voit s'écouler à l'extérieur un pus mal lié, diffluent, sanieux, jaune grisâtre ou jaune roux, mélangé dans nombre de cas, de détritus organiques et comme panaché de stries d'un brun chocolat.

L'influence spécifique et chancrelleuse continue à se faire sentir après l'ouverture de l'abcès, mais dans des limites variables; souvent elle est très atténuée; les lèvres de la plaie, converties en surfaces chancreuses, ne s'ulcèrent que sur une très petite étendue et la cicatrisation s'effectue bientôt dans les conditions d'une plaie simple.

Dans d'autres cas, l'influence virulente se fait sentir d'une façon beaucoup plus intense: les téguments, amincis et décollés dans une étendue plus ou moins grande, se gangrènent par places, se détruisent irrégulièrement, se perforent sur plusieurs points à la fois. La cavité de l'abcès offre une surface irrégulière, anfractueuse, à diverticules sous-cutanés nombreux dans lesquels le pus séjourne et rend la guérison difficile.

La surface de telles ulcérations est, comme celle du chancre simple, inégale, irrégulière, vermoulue, de teinte grisâtre ou gris brun, souvent recouverte en partie de dépôts pultacés ou pseudo-membraneux: les bords sont déchiquetés, taillés à pic, décollés, rétractés, renversés en dehors ou affaissés vers le fond de l'abcès; la suppuration est abondante, sanieuse, facilement roussâtre et sanguinolente; le pus est inoculable au porteur et reproduit un chancre simple.

Il peut se former une véritable caverne chancreuse, assez

grande pour loger dans sa cavité une noix, voire même un petit œuf; la peau ne peut se rapprocher du fond de la cavité et forme au-dessus d'elle un pont, une voûte dont l'éloignement rend l'accollement des parois impossible et s'oppose pour ainsi dire indéfiniment à la guérison.

La nature, les qualités chancrelleuses de telles ulcérations peuvent persister indéfiniment longtemps; la plaie conserve pendant des mois son aspect de mauvaise nature et son manque de tendance à la cicatrisation; parfois même la plaie creuse en profondeur ou s'étend au loin en surface, prenant l'allure des formes graves qu'on a désignées sous le nom de phagédéniques.

La cicatrice qu'un tel bubon laisse après lui est plus ou moins étendue suivant que la suppuration a entraîné une destruction plus ou moins grande des tissus; petite et peu profonde dans les cas où l'ulcération s'est rapidement limitée; étendue, irré-gulière, gaufrée dans les cas où l'ulcération a détruit largement et profondément les tissus.

Vous voyez, messieurs, sur quel terrain les recherches de Ricord ont placé la question du bubon chancrelleux : à la suite du chancre simple, deux espèces de bubons distinctes peuvent se développer; les uns sont le résultat d'une inflammation simple, vulgaire, de bon aloi; leur pronostic ne comporte aucune gravité spéciale : les autres doivent leur origine à l'intervention du virus chancrelleux, ils portent la signature chancrelleuse dans tous leurs symptômes, suppuration rapide, pus de mauvaise nature au moment de leur ouverture, aspect chancrelleux de la plaie qui succède à l'ouverture; ils exposent à toutes les com-plications graves du chancre simple, en particulier au phagé-dénisme! Il y a un bubon simple ou sympathique et un bubon chancrelleux.

Malgré les protestations de Cullérier, de Gibert, de Ma-nec, etc. la division du bubon en bubon simple ou sympa-thique et en bubon chancreux, proclamée par Ricord, avait été généralement adoptée, et tous les auteurs étaient unanimes, il y a quelques années, à reconnaître la production, à la suite du chancre, de deux espèces d'adénites : 1° adénites inflammatoires simples analogues à celles qui peuvent survenir à la suite de toute plaie non virulente par elle-même ; 2° adénites virulentes, possédant essentiellement la virulence chancrelleuse, véritables chancres ganglionnaires dus au transport du virus chancrelleux par les lymphatiques, depuis la plaie jusqu'aux ganglions, et possédant eux-mêmes la virulence chancrelleuse.

La dualité d'origine et de nature des bubons qui succèdent au chancre simple était généralement admise et la discussion ne portait guère plus que sur la fréquence relative de l'une et de l'autre espèce. D'après une statistique du professeur Fournier, un chancre simple sur trois s'accompagnerait de bubon ; une statistique générale, basée sur l'ensemble des statistiques d'un certain nombre de médecins, donnait une moyenne de cinq sur neuf : quant à la fréquence relative de l'un et de l'autre bubon, le bubon chancrelleux vrai formerait 75 p. 100 de la totalité des bubons (Debauge), 70 p. 100 (Rollet), 50 p. 100 (Ricord), 35 p. 100 (Martin, Belhomme, Jullien).

La question en était là quand, le 22 novembre 1884, mon savant ami, le professeur Straus, vint annoncer à la Société de biologie qu'ayant quarante-deux fois pratiqué l'inoculation du pus recueilli à l'ouverture de bubons consécutifs à des chancres simples, au moment même de cette ouverture, ces quarante-deux inoculations étaient restées négatives ; pas une n'avait été suivie du développement d'une chancrelle ; un certain nombre de réinoculations de pus de bubons ouverts, faites quelques jours après l'ouverture, avaient toutes également donné un résultat négatif. Un mois plus tard, M. Straus communiquait une nouvelle série de seize inoculations dans lesquelles les choses s'étaient passées identiquement de même.

Vous comprenez facilement l'émotion qu'une telle communication produisit : combien loin nous étions des 75, des 50 et même des 35 bubons chancrelleux pour 100 dont je vous parlais tout à l'heure. M. Straus avait-il procédé autrement que les autres auteurs pour arriver à des résultats si différents de ceux obtenus par ses devanciers ? Il s'était simplement entouré de toutes les précautions de l'antisepsie moderne ; il avait eu soin qu'au moment de l'ouverture de l'abcés, aucun virus nouveau ne vînt se mélanger au pus que celui-ci contenait ; il avait eu soin de se garantir, pendant les quelques jours qui avaient suivi l'ouverture de l'abcès, de la pénétration dans la cavité de celui-ci d'aucun principe nouveau venant de l'extérieur ; et ces seules précautions avaient suffi pour le conduire aux résultats que je viens de vous mentionner, pour enlever la virulence à tous les abces ganglionnaires consécutifs à des chancres simples. Voici comment avait procédé le scrupuleux observateur : Chaque malade, avant l'incision du bubon, est préalablement rasé ; la tumeur inguinale est lavée avec une solution forte de sublimé au centième, puis avec du savon et de l'alcool ; les mêmes soins sont répétés sur le bras destiné à être inoculé. Ceci fait, le bubon est largement ouvert et profondément avec un bistouri trempé dans l'eau phéniquée et flambé au dernier moment. On laisse le pus superficiel s'écouler librement au dehors ; quand la cavité est vidée, on recueille avec le bistouri une goutte de pus le plus profondément possible et on l'inocule au bras. On recouvre la piqûre de l'inoculation avec un verre de montre rigoureusement propre qu'on maintient au moyen d'un morceau de diachylon ; on recouvre le tout de plusieurs tours de bande.

Le bubon ouvert est simplement recouvert d'une couche épaisse de coton maintenue par un spica de l'aine ; il faut avoir soin de n'introduire aucun antiseptique dans la plaie pour ne pas détruire le virus, s'il en existe dans le pus.

Cinq ou six jours après, le pansement est enlevé et une nouvelle gouttelette de pus est inoculée avec les mêmes précautions pour constater si la virulence, qui faisait défaut au moment de l'ouverture, n'est pas devenue manifeste dans les jours suivants, comme Ricord l'a observé.

En présence de l'insuccès constant des inoculations qu'il venait de pratiquer en s'entourant des précautions que je viens de vous mentionner, en présence d'une série de résultats concordants si longue qu'elle ne pouvait être regardée comme le résultat du hasard, M. Straus en arriva à se demander si le

bubon suppuré, consécutif au chancre simple, ne serait pas toujours, à l'origine, un simple abcès non virulent, qui ne devien-
drait chancreux que par les voies extérieures, consécutivement
à son ouverture, à la suite de l'apport du virus par les mains,
par les draps, par les pièces à pansement, etc. En supprimant
toutes les causes de contage, en faisant l'ouverture du bubon
après s'être entouré de toutes les précautions de l'antisepsie moderne, en recouvrant ensuite la plaie d'un pansement ouaté bien
épais et parfaitement occlusif, M. Straus faisait-il autre chose
que de supprimer la possibilité de l'infection de la plaie par
l'extérieur? Cette seule précaution, cette séparation de l'abcès
d'avec le monde extérieur avait suffi pour faire disparaître toute
manifestation chancrelleuse du côté du bubon; n'était-il pas dès
lors admissible, probable que c'était à l'extérieur que le bubon
allait chercher ses qualités chancrelleuses, que c'est de là que
lui venait l'infection? Est-il réellement vrai que le virus puisse
être transporté de la plaie au ganglion par les voies lymphatiques
et que l'infection puisse se faire quelquefois par les voies inté-
rieures et non toujours par les voies extérieures?

Une pareille hypothèse, si en contradiction avec les idées
admises depuis Ricord, ne pouvait manquer de soulever de vives
contradictions.

Diday ne peut admettre que le bubon chancrelleux ne soit
quelquefois originellement virulent. C'est toujours vers le cinquième ou sixième jour que les caractères spécifiques commencent à se montrer comme par suite d'une évolution cyclique de
l'accident et non par suite d'une inoculation livrée au hasard,
comme le serait une inoculation venue de l'extérieur; l'aspect
chancrelleux de l'ulcération ne commence pas par un point
limité de la plaie pour de là s'étendre à toute la surface du ganglion, comme cela devrait se produire en cas d'inoculation
accidentelle sur un point de la plaie; mais d'emblée les bords
de l'incision dans toute leur longueur revêtent l'aspect chancrelleux. Pourquoi, si le bubon ne savait être infecté que par
une inoculation d'origine extérieure, les vésicatoires appliqués
sur les bubons ne deviendraient-ils pas aussi plus souvent chan-

crelleux? Ne sont-ils pas, tout aussi bien que les bubons, exposés aux inoculations?

Ricord n'avait pu manquer d'observer la virulence, quelques jours après ouverture, du pus de ganglions non virulents au moment même de l'ouverture; l'illustre chirurgien, admettait, je vous le disais il n'y a qu'un instant, que le ganglion peut renfermer pendant quelque temps un pus virulent alors que le tissu périganglionnaire ne renferme qu'un pus simple et il invoqua pour expliquer l'apparition tardive de la virulence dans le pus du bubon ouvert, cette suppuration successive et indépendante du tissu périganglionnaire et du tissu ganglionnaire; le pus recueilli au moment de l'ouverture était le pus périganglionnaire et ne contenait pas le principe virulent, d'où son innocuité; le pus inoculé quelques jours après l'ouverture était le pus ganglionnaire arrivé enfin à l'extérieur et renfermant le virus amené par les lymphatiques, d'où le succès des inoculations tardives; Ricord croyait aussi que le contact de l'air contribuait à développer les propriétés nocives du pus du bubon.

Horteloup pense qu'il se produit à l'intérieur du ganglion, au moment de la suppuration, une véritable gangrène capable de tuer temporairement l'élément virulent; celui-ci reparaîtrait après l'élimination des parties mortifiées.

Aubert (de Lyon) a montré, vous vous le rappelez, que le maintien prolongé du pus chancrelleux à une température moyenne est susceptible de lui enlever sa virulence; il croit que la température du ganglion avant son ouverture est suffisante pour empêcher la virulence du pus de se développer; le refroidissement, après ouverture du bubon, permet à celle-ci d'acquérir toute son activité; ainsi s'expliqueraient l'innocuité des inoculations pratiquées au moment de l'ouverture, leurs résultats positifs quelques jours après.

Vous voyez les objections faites à la conception du professeur Straus.

Du reste, peu après la communication du savant professeur, quelques cas d'inoculation positive ne tardaient pas à se produire, même entre !les mains d'observateurs qui s'étaient entourés de toutes les précautions recommandées par M. Straus.

M. Straus lui-même voyait un bubon prendre les caractères chancrelleux, entre ses mains, malgré le pansement le plus parfait et l'isolement le plus rigoureux, et donner à l'inoculation un résultat positif.

M. Le Roy, dans le service de M. Mauriac, obtenait un des premiers un résultat positif à l'inoculation et voyait un bubon devenir chancrelleux, bien que les précautions antiseptiques les plus rigoureuses eussent été prises.

Un de mes internes les plus distingués, M. le docteur Crivelli, reprit, à cette époque, dans mon service, les expériences du professeur Straus ; le résultat de ses recherches a été publié dans les *Archives générales de médecine (De la virulence du bubon qui accompagne le chancre mou)* dans un mémoire auquel j'emprunte la plupart des renseignements que je vous communique actuellement.

Sur soixante-trois malades inoculés immédiatement après l'ouverture de l'abcès, trois inoculations seulement ont été positives ; sur quarante-huit réinoculations pratiquées dans les jours qui ont suivi l'ouverture de l'abcès, trois ont été positives et quarante-cinq négatives. A la même époque, mon collègue M. Humbert obtenait deux résultats positifs sur trente et une inoculations pratiquées immédiatement après l'ouverture ; et deux résultats positifs sur douze réinoculations pratiquées dans les jours qui suivirent l'ouverture : M. Mauriac avait une série de sept inoculations négatives sur sept ; M. Fournier, un succès sur cinq inoculations ; M. Robin, cinq insuccès sur cinq inoculations ; le professeur Spillmann, dix insuccès sur dix inoculations.

De toutes ces observations un fait ressort, c'est que le bubon peut être chancrelleux primitivement ; c'est que, comme le pensaient Hunter et Ricord, le principe virulent peut être transporté directement du chancre au ganglion par l'intermédiaire des vaisseaux lymphatiques ; il est certain qu'il n'est pas indispensable que le virus soit transporté de l'extérieur dans un bubon ouvert pour que celui-ci devienne chancrelleux; il existe, comme l'avait dit Ricord, des bubons inflammatoires simples et des bubons chancrelleux d'emblée. M. Straus fut du reste le premier à proclamer l'existence de la dualité des bubons dès qu'une observation bien nette en fut communiquée; mais ses travaux ont mis ce fait en relief que les bubons chancrelleux d'emblée sont infiniment plus rares qu'on ne le croyait avant ses recherches ; que la plupart des bubons qui venaient grossir la statistique de ses devanciers n'étaient que des bubons secondairement chancrelleux, que des adénites simples auxquels le virus avait été apporté de l'extérieur après ouverture. A ce point de vue, le mémoire de M. Crivelli renferme une observation intéressante : un malade entre dans le service, porteur d'un bubon de l'aine gauche déjà ouvert et présentant des caractères chancrelleux bien nets ; un second bubon est en évolution dans l'aine droite ; ce dernier est ouvert cinq jours après l'entrée du malade et soigneusement recouvert d'un pansement ouaté ; le pus recueilli au niveau de ce bubon, soit immédiatement, soit quelques jours après son ouverture ne donne pas de résultats à l'inoculation ; le bubon se cicatrise en quelques jours, tandis que son congénère était toujours chancreux et mettait plusieurs semaines à se cicatriser. Le pansement protecteur avait suffi à supprimer l'inoculation par voie externe et garanti le second bubon de l'infection chancrelleuse que son congénère, non protégé à ses débuts contre l'infection extérieure, n'avait pu éviter.

En résumé, messieurs, la plupart des bubons qui se développent au cours du chancre simple, ne sont pas virulents; ce sont des adénites simples. Parmi les bubons chancrelleux, quelques-uns, mais leur nombre est très rare, reçoivent leur virulence directement par une infection se faisant par l'intermédiaire des vaisseaux lymphatiques et due au transport du principe virulent du chancre au ganglion par la voie lymphatique ; le plus grand nombre des bubons chancrelleux que nos devanciers observaient, étaient dus à une infection du bubon après son ouverture par le dépôt à la surface du bubon ouvert du virus chancrelleux, apporté par suite de l'insuffisance des précautions prises par des personnes incomplètement au courant des dangers que le malade courait. M. Straus a rendu à nos malades un service considérable en nous dévoilant les sources habituelles du bubon chancrelleux ; depuis en effet que, grâce à lui, nous nous garons de toutes les causes d'infection susceptibles de venir de l'extérieur, le bubon chancrelleux est devenu excessivement rare et nous avons vu presque disparaître cette complication si grave et si redoutée du chancre simple.

A la suite du *chancre mixte*, l'adénopathie ganglionnaire multiple, caractéristique de la vérole, n'apparaît qu'après que l'ulcération a commencé à s'indurer ; elle a la multiplicité des glandes envahies, l'indolence ; mais quelquefois avant, en même temps ou après son apparition, on peut voir un ganglion devenir douloureux, se tuméfier outre mesure et suppurer sous l'influence du processus chancrelleux.

A la suite des *balanites simples*, circinées, pustulo-ulcéreuses, diabétiques, de l'herpès, des ulcérations d'une période avancée de la syphilis, les complications inflammatoires sont rares et généralement peu intenses ; vous verrez cependant quelquefois survenir l'inflammation d'un ganglion de l'aine ; alors un seul ganglion est ordinairement atteint, il est douloureux et le siège d'une phlegmasie franche, ce qui le rapproche de l'adénite du chancre simple plus que de celle du chancre syphilitique. La suppuration est rare et la résolution est la terminaison habituelle ; elle se fait rapidement par la seule application de quelques soins d'hygiène.

La lymphangite est parfois très prononcée à la suite des balanites de longue durée ; elle n'appartient guère à l'herpès dont la durée est courte, ni aux ulcérations syphilitiques tardives ; il en est de même des infiltrations œdémateuses du prépuce et du phimosis qui en est la conséquence.

Dans les balanites aiguës, vous observerez des œdèmes mous inflammatoires du prépuce avec phimosis, rougeur de la peau, lymphangites diffuses, qui peuvent se rapprocher beaucoup des lésions analogues qui accompagnent le chancre simple.

Dans les balanites à évolution lente, vous rencontrerez des inflammations subaiguës du prépuce avec phimosis, coloration violacée et œdème dur de la peau, dont les analogies seront grandes avec le phimosis du chancre syphilitique ; dans l'épaisseur du prépuce ainsi altéré, vous pourrez par le palper relever l'existence de cordons cylindriques résistants ou de plaques dures qui ne sont autre chose que des lymphangites tronculaires ou nodulaires indolentes, dont les ressemblances sont grandes avec les lésions analogues de la syphilis ; parfois ces lésions pourraient être confondues avec l'induration du chancre lui-même, d'autant plus qu'elles s'accompagnent facilement de propagation de l'inflammation jusqu'aux ganglions de l'aine et d'adénopathie inguinale, mais celle-ci diffère habituellement de la syphilitique en ce qu'elle est monoganglionnaire.

Les *ulcérations syphilitiques tardives* ne s'accompagnent qu'exceptionnellement de lymphangite ou d'adénopathie ; autant l'adénopathie est constante à la suite de l'accident initial, autant elle est rare à la suite des ulcérations qui surviennent à une période avancée de la syphilis ; et le clinicien trouvera dans ce retentissement si différent de l'une et l'autre ulcération sur le système lymphatique une base de diagnostic dans les cas assez fréquents où il ne ressort pas, à première vue, si une ulcération est un chancre d'inoculation ou une ulcération syphilitique tardive.

Parmi les complications graves qui peuvent se montrer au cours des affections ulcéreuses des organes génitaux de l'homme, il en est deux particulièrement redoutables : le phagédénisme et la gangrène. Par *phagédénisme*, on entend une tendance excessive à l'ulcération, dans laquelle la destruction des tissus se fait tantôt par un processus moléculaire, tantôt par le processus gangreneux. Dans la première variété, qu'on pourrait appeler phagédénisme vrai, l'extension de l'ulcération ne se fait pas par des processus nécrosiques massifs entraînant à la fois la destruction d'étendues considérables de tissu, mais par une destruction moléculaire et incessamment extensive des tissus qui sont comme rongés de proche en proche par le travail morbide; le fond et les bords de l'ulcère sont recouverts d'une masse pulpeuse grise ou noirâtre; la peau voisine est infiltrée et rouge; dans les points où le processus est très accusé, il peut y avoir un dépôt diphthéroïde, blanc grisâtre, fortement adhérent.

Le travail ulcéreux gagne tantôt en surface (phagédénisme serpigineux), tantôt en profondeur (phagédénisme térébrant); il se peut que la réparation de la peau s'opère dans les régions primitivement atteintes alors que l'ulcération continue à envahir à la périphérie des régions nouvelles; cette variété a été décrite sous le nom de phagédénisme ambulant ou serpigineux; en pareil cas, l'ulcération, s'étendant sans cesse, se présente sous la forme d'une bandelette arciforme plus ou moins large et profonde, limitée d'une part par la cicatrice, de l'autre par la peau saine. Un processus gangreneux peut, à un moment donné, venir remplacer le processus pultacé et la mortification atteint alors rapidement des surfaces considérables; c'est le phagédénisme gangreneux.

L'extension du phagédénisme se fait tantôt d'une façon lente et progressive, parfois fort lente; d'autres fois il se produit des poussées aiguës qui peuvent amener, en quelques jours, en quelques heures, la destruction de portions étendues de tissus.

Le phagédénisme pultacé ou serpigineux est à craindre par la durée indéfinie qu'il peut présenter, par l'étendue considérable des surfaces qu'il peut parcourir, par les cicatrices vicieuses qu'il peut entraîner à sa suite; le phagédénisme térébrant amène quelquefois des destructions considérables de tissu, des accidents graves, perforation de l'urèthre, ouverture de vaisseaux sanguins volumineux. Un fait cependant est important à connaître, c'est que souvent le phagédénisme le plus actif s'arrête le jour où il arrive au contact d'un tissu de nature autre que celui dans lequel il a pris naissance; c'est ainsi qu'on le voit s'arrêter à la surface des corps caverneux, disséquer les vaisseaux et les muscles sans leur nuire en aucune façon.

La durée du phagédénisme, courte chez certains malades chez

qui on voit la complication céder comme par enchantement à la suppression des causes qui l'ont provoquée, peut se prolonger indéfiniment longtemps, le mal résistant pendant des années aux différents traitements employés. Le professeur Fournier a publié l'observation d'un malade chez qui un chancre simple phagédénique n'avait pu être arrêté par quatorze ans de traitement et avait successivement parcouru l'aine, le flanc, les lombes, la fesse, la cuisse du côté malade.

Le phagédénisme peut se montrer à la suite du chancre simple, des accidents syphilitiques tertiaires, du chancre syphilitique ; mais c'est surtout à la suite des deux premiers accidents qu'on l'observe.

Un certain nombre de causes paraissent favoriser l'explosion du phagédénisme ; c'est d'abord un mauvais état de santé générale, quelle qu'en soit la cause, éthylisme, impaludisme, fatigues excessives, dépression morale, etc. ; ce sont ensuite les causes répétées d'irritation locale, frottements répétés, malpropreté, pansements mal faits. Il est, pour la chancrelle, une cause qui paraît avoir souvent provoqué l'apparition du phagédénisme, c'est le pansement avec des corps gras ; il est curieux de voir combien nombre de chancres simples supportent mal les graisses et combien les pommades, au lieu d'amener une amélioration des accidents, amènent, au contraire, l'exagération des phénomènes inflammatoires et parfois le phagédénisme et la gangrène.

Le phagédénisme n'est pas une propriété inhérente à un virus particulier ; il paraît bien plutôt relever de la constitution de l'individu ; un chancre phagédénique provient habituellement de l'inoculation d'un chancre simple ordinaire ; l'inoculation du pus recueilli à la surface d'un chancre phagédénique ne donne le plus habituellement qu'un chancre vulgaire ; un bubon inguinal phagédénique a pu succéder à une chancrelle simple et bénigne du fourreau ou du gland ; de pareils faits montrent incontestablement que ce n'est pas dans un virus spécial qu'il faut chercher l'origine du phagédénisme.

La pénétration du virus dans le tissu cellulaire sous-cutané est une condition très propice à sa propagation rapide ; à la suite d'inoculations expérimentales, on a vu plus d'une fois le chancre prendre les allures phagédéniques, quand l'opérateur avait déposé le virus profondément dans le tissu cellulaire; c'est en trouvant une voie de propagation facile dans le tissu cellulaire sous-cutané que certains chancres s'étendent brusquement et dissèquent la peau du fourreau, en la détachant des corps caverneux : ce sont les chancres disséquants de Ricord.

La *gangrène* est un processus grave parce qu'il peut entraîner rapidement des délabrements considérables; c'est surtout à la suite du chancre simple qu'on l'observe et chez les sujets atteints de phimosis.

En pareil cas, les phénomènes inflammatoires s'accentuent du côté du prépuce; celui-ci devient turgide, violacé, très distendu, surtout dans ses parties supérieures; l'écoulement qui se fait par l'orifice du prépuce prend souvent la couleur chocolat, renferme une certaine quantité de sang plus ou moins intimement mélangé, charrie un plus ou moins grand nombre de gouttelettes huileuses, ce qui serait, d'après M. Horteloup, un indice sûr de l'existence de la gangrène; le pus peut du reste prendre une odeur fétide caractéristique de cette complication; bientôt une ou plusieurs phlyctènes se montrent sur la face supérieure du prépuce au niveau de la ligne médiane; les vésicules se rompent et laissent à jour une plaque gangreneuse, dont les dimensions ne dépassent ordinairement pas celles d'une pièce de cinquante centimes; celle-ci, en se détachant, donne naissance à une ouverture arrondie, à travers laquelle le gland vient faire issue. « Il vient, comme dit Diday dans une expression pittoresque, montrer le nez à la fenêtre. » La mortification du prépuce peut s'étendre à tout le pourtour de l'organe au niveau de la base du gland et entraîner la mortification de tout le prépuce de telle façon qu'au moment de la chute de l'eschare, le malade semble avoir subi une véritable circoncision. Cette délimitation de la gangrène a été attribuée à la compression réciproque que la base du gland et le prépuce tuméfiés exercent l'un sur l'autre; le gland, plus volumineux qu'à l'état normal et enfermé dans une cavité préputiale devenue trop petite par suite du gonflement de la peau, comprime les vaisseaux à la base du prépuce, arrête la circulation et amène la gangrène; l'accumulation du pus dans le sillon glando-préputial augmente la compression et facilite la mortification. La peau, voisine du frein, échappe seule à la gêne circulatoire générale et à la mortification; il en résulte, après la chute de l'eschare, la persistance à la partie inférieure du gland d'un lambeau de peau disgracieux; celui-ci forme un véritable jabot, qu'il est la plupart du temps nécessaire d'enlever après la guérison de la gangrène.

Après la chute du prépuce gangrené, ou après son ouverture artificielle dans les cas où l'on a cru devoir intervenir chirurgicalement, on découvre généralement, dans le sillon glando-préputial, une ou plusieurs eschares plus ou moins volumineuses correspondant aux points qu'occupaient le ou les chancres simples; on peut également rencontrer des plaques de même nature à la surface du gland; au lieu de plaques multiples et petites, on peut trouver une ou plusieurs grandes plaques ayant détruit une plus ou moins grande étendue du gland, ayant entamé plus ou moins profondément l'organe, ayant quelquefois été jusqu'à perforer le canal de l'urèthre.

Après l'ouverture naturelle ou artificielle du prépuce, il est de règle que les phénomènes gangreneux cessent de progresser et l'accident marche rapidement vers la guérison; la plaie a perdu toute virulence chancrelleuse et se comportera comme une plaie simple; c'est, en effet, un fait capital dans l'histoire de la gangrène se produisant au cours du chancre simple, que toute chancrelle qui a été envahie par le processus gangreneux perd *ipso facto* et instantanément toute propriété virulente; nul moyen thérapeutique ne saurait enlever au chancre simple ses propriétés virulentes avec une certitude qui approche des effets de la gangrène spontanée.

Dans les cas intenses, la gangrène chancrelleuse s'accompagne d'un degré d'altération de la santé générale proportionnel à la gravité du processus gangreneux; des symptômes d'embarras gastrique, un mouvement fébrile plus ou moins accentué; quelquefois même des accidents pseudo-typhiques sont les compagnons habituels de la gangrène.

Au moment de la chute des eschares, il n'est pas rare de voir des hémorrhagies importantes se produire par suite de l'oblitération incomplète de vaisseaux d'un certain calibre.

Dans les formes graves de la complication, sans phimosis accentué, sans compression inflammatoire à laquelle on puisse rapporter l'apparition de la gangrène, subitement, on voit une petite masse gangreneuse se former au niveau du chancre et de là s'étendre rapidement à une plus ou moins grande étendue des tissus avoisinants, gagner la peau de la verge et même des bourses, tout en respectant les corps caverneux. Dans d'autres cas, l'accident se présente sous une forme plus grave encore; au lieu de s'étendre simplement en surface, il creuse en profondeur, peut perforer l'urèthre, détruire une partie plus ou moins grande du gland ou des corps caverneux; et le malade sort mutilé après quelques jours à peine de maladie.

Ces formes malignes de gangrène sont celles qui s'accompagnent à un plus haut degré d'altération de la santé générale, élévation considérable de la température, symptômes d'embarras gastrique ou typhoïdes.

La cause de leur développement nous échappe le plus souvent; on a bien invoqué, comme pour le phagédénisme, le mauvais état de la santé générale, la malpropreté, les soins mal compris; mais la plupart du temps aucune de ces causes n'intervient d'une façon manifeste et il est bien probable que l'inoculation d'un vibrion septique est la cause habituelle du mal et l'histoire des gangrènes malignes de la verge n'est sans doute souvent qu'un chapitre des lymphangites septiques.

La gangrène est une complication rare du chancre syphilitique; mon collègue M. Mauriac admet la possibilité de sa production à la suite de simples plaques muqueuses; mais c'est là une complication tout à fait exceptionnelle de ce genre d'accidents.

SIXIÈME LEÇON

CHANCRE SYPHILITIQUE. — VALEUR DIAGNOSTIQUE DE SES DIFFÉRENTS
SIGNES.

Exposé abrégé des différents signes du chancre.
Unicité. — Multiplicité.— Observations de chancres multiples ; la multiplicité des chancres est-elle toujours la conséquence de la multiplicité des
inoculations ? — Existe-t-il des lymphangites ulcéreuses chancriformes
précoces ?
Valeur pathognomonique de la coloration ; suintement sanguin.
L'induration peut faire défaut ; les indurations considérables sont patho-
gnomoniques ; les indurations moyennes et faibles sont fort difficiles à
distinguer des indurations inflammatoires.
Forme circulaire et symétrie ; superficialité ; sécheresse.
Pléiade ganglionnaire spécifique.
Causes d'erreurs de diagnostic les plus habituelles.

Messieurs,

Quand un malade viendra se présenter à vous porteur
d'une ulcération des organes génitaux, une grave question
se posera, et le plus souvent le malade vous la posera avec
anxiété et insistance : cette ulcération est-elle une affection
destinée à rester une lésion locale, et à la suite de laquelle il
ne surviendra aucune altération de la santé générale ? Est-elle,
tout au contraire, la première manifestation d'une maladie générale destinée à entraîner à sa suite une altération plus ou
moins profonde de l'économie, destinée à maintenir pendant
des années le malade sous la menace ou sous le coup d'accidents variés et parfois graves ? En un mot, la vérole se mon-
trera-t-elle derrière cette ulcération ? La lésion est-elle ou non
un chancre syphilitique ?

Le chancre syphilitique, quand il se montre dans ses formes typiques, est d'un diagnostic des plus faciles. Vous vous souvenez sans doute quels sont ses caractères presque pathognomiques ; je vais, avant d'aller plus loin, vous les rappeler brièvement.

Le chancre syphilitique est le plus souvent unique, solitaire ; il apparaît un mois environ après que le malade s'est exposé à la contagion ; c'est une ulcération indolore, insignifiante à ses débuts, un bobo minuscule, comme dit le professeur Fournier ; sa forme, à moins de dispositions anatomiques spéciales de la région dans laquelle il est né, est nettement circulaire ; à l'époque de son plein développement, ce chancre ne dépasse guère les dimensions d'une pièce de vingt ou de cinquante centimes ; il peut quelquefois être infiniment plus petit, tout à fait minuscule, c'est le chancre nain.

C'est une érosion sans profondeur, de couleur rouge sombre ou grise lardacée ; assez fréquemment les deux couleurs sont associées ; la rouge est presque toujours alors circulairement disposée autour de la grise, c'est le chancre en cocarde ; on peut assez souvent détacher de la surface du chancre, avec la spatule, une membrane anhyste, transparente, vitreuse ; le fond de l'ulcération est finement granuleux ; les bords se continuent en pente douce avec les tissus voisins, ils subissent à la périphérie de l'ulcération un épaississement qui arrive à constituer un véritable bourrelet ; la surface de l'ulcération est sèche, ne suppure pas, sécrète une très petite quantité de sérosité facilement sanguinolente dont la dessiccation donne lieu à la formation d'une croûte épaisse et noirâtre, quand le chancre a pris naissance dans les parties découvertes et exposées au contact de l'air.

L'ulcération repose sur des tissus indurés ; l'induration peut être considérable et donner au doigt qui la palpe la sensation d'une masse de dureté cartilaginiforme ou ligneuse se présentant sous forme d'un noyau volumineux ou d'une plaque épaisse dont la consistance tranche très nettement sur celle des tissus environnants, c'est comme un corps étranger introduit au milieu des tissus sains ; cette induration est très atténuée dans un certain nombre de chancres au niveau desquels elle devient parcheminée, papyracée et est difficilement perceptible pour une main non exercée.

Un groupe de ganglions inguinaux se tuméfie quelques jours après l'apparition du chancre ; les ganglions tuméfiés sont indolores, ne présentent aucune tendance à la suppuration et constituent ce que Ricord a appelé la pléiade ganglionnaire.

Après une durée de quelques semaines, le chancre se cicatrise et laisse à sa place une cicatrice lisse, fortement pigmentée à sa périphérie ; cette cicatrice s'efface lentement et peut être quelquefois reconnue pendant de longues années.

Le pus du chancre syphilitique inoculé au porteur ne détermine l'apparition d'aucune lésion semblable à lui-même ; tout au plus une pareille inoculation peut-elle être suivie de succès chez quelques sujets dans les premiers jours qui suivent l'apparition du chancre.

Quand les caractères du chancre sont nettement dessinés, le diagnostic est des plus faciles.

Malheureusement ces caractères ne se présentent pas toujours avec une netteté suffisante pour permettre de reconnaître à première vue le chancre syphilitique ; étudions les modifications qu'ils sont susceptibles de présenter, les déviations qu'ils peuvent subir et comment nous pourrons reconnaître dans les chancres modifiés et déviés l'accident primitif de la syphilis ; voyons aussi quelles lésions peuvent le simuler.

Le chancre, vous ai-je dit, est le plus souvent unique ; mais les cas sont loin d'être rares où vous observerez deux et trois chancres sur le même malade ; je vous ai déjà cité la statistique du professeur Fournier qui, sur 536 malades a rencontré 154 fois le chancre multiple ; dans ces derniers temps, l'éminent professeur de clinique de la Faculté a insisté sur la prédisposition que les galeux présentent à la multiplicité des chancres ; chez ces malades, chaque vésicule du fourreau ou du gland peut être une porte ouverte à l'inoculation et l'occasion d'inoculations multiples et simultanées ; le musée de l'hôpital Saint-Louis renferme une pièce due à notre savant maître, le docteur Lailler, et moulée sur un galeux, chez qui il se développa à la fois quinze chancres syphilitiques.

J'ai communiqué au mois d'avril 1890 à la Société française de dermatologie et de syphiligraphie, l'observation de deux malades dont l'un avait présenté treize chancres indurés ; l'autre, sept seulement. Voici du reste l'histoire de ces deux malades :

OBSERVATION I, *recueillie par M. Bataille, interne du service.*

D..., Émile, dix-sept ans, entré salle 8, n° 18, le 12 octobre 1889, sorti le 13 novembre. Jamais d'affection vénérienne.

Rapporte l'origine de son accident à un rapprochement ayant eu lieu trois semaines au moins avant l'apparition de celui-ci. Il n'y aurait eu d'abord que trois chancres du fourreau ; les autres sont apparus successivement dans les huit jours qui ont suivi la constatation des trois premiers, se développant d'autant plus tardivement qu'ils étaient plus éloignés des chancres initiaux.

Ces ulcérations étaient excessivement douloureuses spontanément, au mouvement et au frottement, au point de rendre la marche très difficile ; traités en ville par l'iodoforme, les chancres ne présentaient aucune tendance à la cicatrisation et restaient toujours extrêmement douloureux, c'est ce qui décida le malade à entrer à l'hôpital. Au moment de l'entrée, nous constatons l'existence de *treize* chancres indurés disséminés irrégulièrement de la base du gland à l'origine de la verge ; ils sont tous d'étendue à peu près égale, ayant environ un centimètre de diamètre ; leur fond est déprimé ; les bords, taillés à pic, mais non décollés sont légèrement épaissis et forment bourrelet autour de l'ulcération, leur surface lisse présente une teinte rouge grisâtre, dans laquelle il est possible de distinguer par places la rougeur cuivrée du chancre syphilitique ; il y a une suppuration légère à la surface ; la palpation ne laisse percevoir aucune induration bien nette ; la peau dans l'intervalle des chancres n'est pas altérée, enflammée ; dans l'aine gauche il y a deux ganglions légèrement tuméfiés, indolores ; les ganglions de l'aine droite sont normaux. Notre diagnostic fut : chancres syphilitiques multiples ; mais, en présence de la profondeur des ulcérations, de leurs bords taillés à pic, de leur sensibilité, de leur nombre et pour nous assurer que le virus chancrelleux ne s'était pas associé au virus syphilitique pour la production de ces chancres insolites, nous pratiquons au bras une inoculation avec le pus recueilli à la surface d'un des chancres ; le résultat est négatif.

Le malade présentait, en plus de ses chancres, un écoulement blennorrhagique.

Nous ne pûmes obtenir aucun renseignement sur l'état de santé de la femme avec qui ces chancres avaient été contractés ; la victime ne doutait pas de la vertu et du bon état de santé de celle qui lui avait donné un nombre de chancres aussi insolite.

Sous l'influence d'un simple pansement avec le vin aromatique, une amélioration rapide ne tarda pas à se produire ; les chancres se cicatrisèrent successivement ; les derniers nés se fermèrent les premiers ; huit jours après l'entrée du malade à l'hôpital, ils étaient complètement guéris ; les premiers nés ne furent réellement fermés que trois jours avant la sortie du malade de l'hôpital, six semaines, par conséquent, après leur apparition ; à ce moment, on constatait dans les points que les différents chancres avaient occupés, des cicatrices parfaitement lisses, limitées par des bourrelets très accusés, très durs ; la cicatrice elle-même était le siège d'une légère induration papyracée. On sentait dans la peau du prépuce quelques lymphatiques très petits indurés, indolores.

Huit jours avant la sortie du malade, une roséole érythémateuse généralisée vint affirmer la nature syphilitique des ulcérations observées.

OBSERVATION II, *recueillie par M. Bataille, interne du service.*

W..., Raymond, vingt et un ans, employé de commerce, entré le 6 novembre 1889.

Antécédents : deux blennorrhagies, la première, il y a trois ans ; la seconde, il y a huit mois, ayant évolué toutes deux sans événement notable.

Après être resté pendant six semaines sans avoir de rapport avec aucune femme, le malade vit le 1er octobre celle à qui il doit le accidents qui l'amènent aujourd'hui à l'hôpital.

Le troisième jour de ses rapports avec cette femme, W... s'apercevait qu'il était atteint d'écoulement uréthral et se trouva de nouveau condamné à la sagesse.

Le 31 octobre, le prépuce s'étant tuméfié et le gland étant le siège d'assez vives douleurs W... parvint péniblement à décalotter et constata, à son grand effroi, l'existence d'une petite écorchure contre le filet, sur le côté gauche de celui-ci ; il n'y avait encore, ce jour-là, qu'une seule écorchure.

Le 1er novembre, apparition d'une deuxième ulcération, celle-ci placée à la face interne du prépuce.

2 novembre. — Troisième ulcération à droite de la deuxième.

3 novembre. — Quatrième ulcération entre la deuxième et la troisième.

4 novembre. — Cinquième ulcération entre la troisième et la quatrième.

L'apparition de ces chancres s'est accompagnée de douleurs très violentes avec élancements le long du cordon, dans le testicule et la cuisse.

Le 6 novembre, au moment de l'entrée du malade à l'hôpital, il y a phimosis inflammatoire; le fourreau de la verge est rouge, enflé et le siège de douleurs très vives; il y a impossibilité absolue de découvrir le gland. Injection de cocaïne et de résorcine entre le prépuce et le gland.

Jeudi 7. — Persistance des douleurs et du phimosis.

Vendredi 8. — Le malade parvient, tout en souffrant énormément, à tirer le prépuce en arrière et à découvrir le gland : on constate l'existence des cinq chancres annoncés par W..., deux autres nouveaux s'y sont ajoutés, un sixième entre le troisième et le cinquième; un septième, contre le filet du côté droit.

La forme générale des chancres est arrondie, ovalaire, du diametre d'un centimètre environ; les bords, non décollés, forment un bourrelet volumineux en forme de talus, d'une largeur de 3 à 4 millimètres; l'épaisseur de ces bords donne à l'ulcération un aspect creux bien qu'il n'y ait pas en réalité ulcération vraie, mais simplement érosion de la muqueuse. Le fond est uni; sa couleur est d'un rouge de jambon; il fournit un suintement abondant; l'induration est très peu marquée.

Le chancre 7 n'a pas de bourrelet; ses bords sont taillés à pic dans la moitié externe de sa circonférence; ils ont en ce point une coloration jaunâtre.

Adénite légère dans les deux aines.

La cicatrisation des chancres s'opère rapidement et dans leur ordre d'apparition; le 15 novembre, le premier n'existe plus, le deuxième et le quatrième sont presque guéris, le troisième et le septième seuls persistent.

Le 16, le malade quitte l'hôpital; le 1er décembre, il revient atteint de roséole généralisée; c'est à peine si l'on peut encore distinguer les places que les chancres occupaient.

Ayant appris que la femme auprès de laquelle ces chancres avaient été contratés était en traitement à l'hôpital de la Pitié, dans le service de M. Hutinel, j'envoyai mon externe M. Swiadotsch auprès de notre excellent collègue s'enquérir pour quelle affection cette femme avait dû entrer à l'hôpital ; il me rapporta le diagnostic de plaques muqueuses, alopécie syphilitique.

Dans ces deux observations, il est possible de relever quelques caractères communs à toutes deux et qui leur donnent un cachet spécial :

C'est, à côté du nombre considérable des chancres observés chez l'un et chez l'autre malade, le développement successif de ces chancres qui ne se sont pas montrés tous le même jour, mais sont apparus les uns après les autres dans un espace de temps d'une dizaine de jours environ, se montrant dans un ordre à peu près méthodique, se développant dans une direction antéro-postérieure dans un cas, suivant une ligne circulaire entourant la base du gland dans l'autre.

Ces chancres s'étaient accompagnés chez l'un et l'autre malade de phénomènes douloureux très accentués.

L'égalité des dimensions des différents chancres avait été remarquable ; tous avaient présenté un diamètre d'un centimètre environ.

L'ulcération avait été relativement profonde ; elle était entourée d'un bourrelet limitrophe très nettement dessiné ; l'induration sous-chancreuse était peu accusée ; l'adénopathie inguinale existait, mais elle était faiblement développée.

Voici du reste deux observations qui se rapprochent des précédentes ; elles sont particulièrement intéressantes en ce qu'on voit des ulcérations présentant les caractères nets de l'ulcération syphilitique initiale se développer pour ainsi dire sans interruption depuis l'apparition du chancre premier jusqu'à l'apparition des premiers accidents secondaires, de la roséole.

OBSERVATION III, *recueillie par M. Chrétien, externe du service.*

Le nommé V..., entré à l'hôpital du Midi le 2 juillet 1890, a eu, il y a environ trois mois, une blennorrhagie et une orchite, mais il est impossible, étant donnée l'existence d'un phimosis inflammatoire, de s'assurer si l'écoulement est arrêté ou non ; quant à l'orchite qui a été, paraît-il, peu volumineuse, elle est complètement guérie aujourd'hui.

11

A l'heure actuelle, le malade est atteint de syphilis. On peut compter dix chancres indurés disséminés sur la verge, sans parler de noyaux d'induration, assez volumineux, existant sous le prépuce et laissant supposer d'autres ulcérations chancreuses au niveau de la couronne.

Le malade affirme n'avoir connu que deux femmes, l'une avec qui il vit maritalement depuis six mois; la seconde avec laquelle il a eu un seul rapport il y a environ un mois. Trois semaines après le coït insolite, vers le 20 juin dernier, V..., remarqua à la base de la verge, un peu à droite du raphé, une petite érosion, ayant l'aspect d'une pustule d'acné, érosion qui était le siège d'un prurit assez intense; il n'y attacha pas d'abord d'importance, mais la plaie s'élargissant chaque jour, il eut l'idée de visiter sa maîtresse, et constata que les lèvres et le vestibule étaient parsemés de petits boutons (?).

Le chancre initial mesure aujourd'hui environ deux centimètres et demi de diamètre, déborde un peu la ligne médiane; son centre, d'aspect grisâtre, est légèrement surélevé, avec un bourrelet rouge la périphérie.

Trois jours après le précédent, apparut un second chancre, celui-ci situé également à la base, mais sur la face dorsale et à gauche, et présentant à peu près les mêmes caractères que le premier, forme arrondie, avec fond grisâtre et bourrelet périphérique saillant.

A quelques jours de là, nouveau chancre, à deux centimètres du second, sur la face latérale gauche et remarquable par la surélévation de son centre qui est recouvert dans toute son étendue d'une fausse membrane.

En avant des deux précédents, sur la même face latérale gauche, et toujours après le même intervalle de temps, un quatrième chancre se produisit, puis, tout à côté et supérieurement, un cinquième, qui, en se réunissant au précédent a formé une ulcération étendue en 8 de chiffre dont le grand diamètre est perpendiculaire à l'axe de la verge. Le centre est rouge et à peu près de même niveau que l'épiderme.

Ensuite se montrent un chancre de la face dorsale de la verge près du limbe, et un autre du scrotum près de la racine de la verge du côté gauche.

Tout le limbe du prépuce est transformé en un vaste chancre érosif qui se prolonge sur la face inférieure du prépuce. Cette lésion, au dire du malade, s'est montrée assez tardivement.

Enfin on trouve encore au niveau de la racine de la verge, un peu à droite de la ligne médiane, un petit syphilome d'aspect chancri-

forme, qui a paru il y a quatre jours. Adénopathie bilatérale polyganglionnaire, indolente, très développée.
Commencement de roséole.

OBSERVATION IV, *recueillie par M. Berdal, interne du service.*

A..., cuisinier, trente et un ans, salle 8, lit 40. Le malade voit la même femme depuis deux ans et couche régulièrement chaque jour avec elle. Il n'a jamais remarqué aucune éruption sur la peau de cette femme; mais il faut noter qu'il y a environ deux mois elle se plaignait de maux de tête assez violents qui la prenaient le soir, et la quittaient le matin.

En outre, elle se plaignait de douleurs abdominales et d'une grosseur dans l'aine droite, d'ailleurs complètement indolente à la pression. A ce moment-là le malade voyait toujours sa femme une fois par jour.

Le 15 avril, A... remarque deux érosions au niveau de la racine de la verge, face dorsale, sur la ligne médiane. Ces deux érosions ne tardent pas à grandir, et en dix jours elles ont atteint leurs dimensions actuelles. Aujourd'hui elles sont réunies, celle de gauche à celle de droite, de façon à former une ulcération ovalaire dont le grand axe est perpendiculaire à celui de la verge. Cette ulcération est extrêmement superficielle; son bord interne n'est pas régulièrement limité, mais il diffuse sur les parties voisines. Induration assez marquée, et tendance à l'hémorrhagie.

Dix jours après, un autre chancre se montre sur la face interne du prépuce; au niveau de la face dorsale, il se trouve à cheval sur le sillon glando-préputial.

Ensuite le malade voit apparaître sur la face externe du prépuce trois autres chancres, l'un situé près du limbe du prépuce sur la face inférieure et un peu à gauche de la ligne médiane. Ce chancre s'est montré un ou deux jours après celui de face interne.

Le second chancre préputial est placé au niveau du sillon sur la face externe du prépuce et à gauche; le troisième est situé sur la face dorsale à peu près au même niveau ou plutôt un peu plus avant sur le côté droit. Ces derniers chancres paraissent s'être produits l'un après l'autre, celui de gauche après celui de la face inférieure, celui de droite après celui de gauche, mais le malade ne peut dire exactement en combien de temps l'évolution s'est produite.

Adénopathie polyganglionnaire indolente surtout marquée du côté droit.

Quelques taches de roséole sur la paroi abdominale.

Vous voyez, messieurs, combien nombreux sont chez certains malades les chancres syphilitiques. D'où vient cette multiplication insolite des ulcérations chancreuses dans quelques cas ? La plupart des médecins, je pourrais, je crois, dire tous, sont d'accord pour admettre que ces chancres multiples sont le résultat d'inoculations multiples pratiquées toutes à la même époque ou à des époques très rapprochées les unes des autres. A la Société de dermatologie, mes malades ont été comparés aux nourrices infectées par leurs nourrissons ; ces femmes, en effet, présentent généralement plusieurs chancres du sein dont la production s'explique par le nombre considérable de fois où le mamelon s'est trouvé exposé à la contagion puisqu'à chaque têtée, une ou plusieurs inoculations sont possibles par le contact intime des plaques muqueuses de la bouche de l'enfant avec le sein de la nourrice. Je vous ai déjà dit que le professeur Fournier avait montré que, chez les galeux, les vésicules du fourreau et du gland formaient autant de portes ouvertes à l'inoculation et que chez ces malades, les chancres multiples étaient fréquents. Le savant professeur admet, en pareil cas, que plusieurs inoculations ont eu lieu dans un même rapprochement, ou dans des rapprochements distants de peu de jours les uns des autres ; vous savez, en effet, que peu de jours après la première inoculation, le malade a généralement acquis l'immunité, et n'est plus susceptible de subir avec succès une inoculation nouvelle. Assurément la production d'inoculations multiples est la cause du plus grand nombre des observations de chancres multiples que nous avons l'occasion de recueillir ; elle est, je crois, la cause de nombre chancres doubles, triples que nous rencontrons assez fréquemment ; c'est elle qui donne naissance à ces chancres qu'on voit apparaître simultanément ou à peu près simultanément sur deux ou trois points plus ou moins éloignés du gland et du fourreau, et qui revêtent souvent des aspects assez différents les uns des autres, prenant chacun l'aspect propre au chancre de la région qu'il occupe, petit et superficiel sur le gland, nettement induré dans le sillon, plus étendu et plus creusé sur le fourreau.

Mais dans les cas où les chancres deviennent exceptionnellement nombreux, comme dans les observations que je viens de
vous rapporter ; quand ils se succèdent suivant des directions
méthodiques et qu'on pourrait croire commandées par une disposition vasculaire ; quand ils se ressemblent tous entre eux à
ce point qu'on pourrait les croire calqués les uns sur les autres ;
quand surtout on les voit se développer successivement et à des
intervalles de temps à peu près réguliers pendant une période
de temps de dix ou quinze jours, voire même pendant tout l'espace de temps qui sépare l'apparition du chancre premier de
l'apparition des accidents secondaires, la théorie des inoculations multiples me paraît insuffisante.

Pour considérer le développement d'une pareille série de
chancres comme la conséquence d'inoculations multiples, deux
hypothèses peuvent être faites : un malade ayant été soumis le
même jour, dans un même rapport, à des inoculations multiples, le virus a subi dans les différents points inoculés une
incubation inégale, et l'intervalle de temps observé entre l'apparition des différents chancres correspond à l'inégale durée
de ces diverses incubations ; ou bien le malade s'étant exposé
plusieurs jours de suite à l'inoculation syphilitique, ayant été plusieurs jours de suite en rapport avec une femme syphilitique,
chaque chancre successif correspond à une inoculation survenue dans un de ces différents jours consécutifs ; la cause de
l'apparition successive des chancres n'est plus dans la durée
inégale de leur incubation, comme dans la première hypothèse,
elle se trouve dans ce fait que les inoculations n'ont pas toutes
été pratiquées le même jour.

L'une et l'autre hypothèse ne me paraît pas donner une explication suffisante de tous les faits ; je vois difficilement pourquoi
plusieurs chancres inoculés le même jour dans une même région, en des points voisins les uns des autres et presque con-
tigus, en des tissus de structure identique, se payeront la fan-
taisie de se montrer successivement pendant un espace de temps
de dix, quinze jours et même plus, tous les deux ou trois jours,
comme dans les observations que je vous rapportais tantôt.

La théorie d'inoculations multiples pratiquées en des jours successifs et rapprochés serait peut-être plus satisfaisante dans quelques cas, chez des malades, par exemple qui, comme ceux de mes observations III et IV, paraissent s'être exposés à plusieurs reprises au danger des inoculations. Mais cette hypothèse est absolument inadmissible pour les malades qui ne se sont exposés qu'une seule fois, un seul jour, à la contamination comme celui de mon observation II et chez lesquels l'existence d'incubations inégales pourrait seule rendre compte de l'apparition successive des chancres.

En voyant combien les chancres successifs suivent parfois dans leur développement une direction méthodique ; comment, dans certains cas, leur apparition se fait suivant des lignes régulières ; en voyant combien ils se ressemblent entre eux, j'admettrais volontiers que, dans certains faits de chancres multiples, il s'agit d'une infection cheminant dans un réseau vasculaire, commandée par un système anatomique dont elle atteint successivement les différents points ; j'admettrais volontiers qu'il s'agit de lymphangites syphilitiques développées au voisinage du point d'inoculation et aboutissant à la formation d'ulcérations chancriformes. L'existence de telles lymphangites ulcéreuses est-elle admissible ? Il y a longtemps que le professeur Fournier a écrit en parlant des ulcérations consécutives aux lymphangites syphilitiques qui peuvent se produire au pourtour du chancre induré dans les premiers temps de la syphilis : « Elles prennent alors exactement l'aspect d'un chancre à ce point qu'elles ne peuvent en être distinguées et qu'il serait puéril de vouloir établir entre elles et le chancre un diagnostic différentiel véritablement impossible ou ne reposant au plus que sur des nuances qui échappent à la description. Le caractère précis de cette lésion secondaire ne peut être établi que par l'évolution pathologique et la chronologie des accidents. »

Notre musée renferme sous le n° 67 un moulage dû à M. Horteloup et sur lequel on voit une ulcération présentant d'une façon très nette tous les caractères d'un chancre typique ; cette ulcération avait succédé à une lymphangite syphilitique du dos de la verge ouverte à l'extérieur et le lymphatique malade est encore indiqué sur la pièce.

C'est donc un fait indiscutable que des ulcérations présentant tous les caractères du chancre induré peuvent succéder aux lymphangites syphilitiques qui se développent au pourtour du chancre peu de temps après son apparition. Ne peut-on admettre que de telles ulcérations puissent se produire dans les jours qui suivent le chancre?

Je sais bien que jusqu'à ce jour l'existence de lymphangites ulcéreuses aussi précoces n'a pas été signalée dans la syphilis ; c'est ordinairement quelques semaines après l'apparition du chancre que les lymphangites ulcéreuses chancriformes, étudiées par le professeur Fournier, ont été observées ; mais j'avoue ne pas voir pourquoi les lymphangites les plus précoces ne pourraient être ulcéreuses.

Le système lymphatique est rapidement atteint après l'inoculation syphilitique ; l'apparition de l'adénopathie syphilitique dans les jours qui suivent le développement du chancre en est la preuve. Les vaisseaux lymphatiques, qui réunissent le chancre au ganglion et qui constituent les voies suivies par l'infection pour se rendre de l'un à l'autre, peuvent n'être pas suffisamment modifiés pour que leur altération devienne perceptible à nos sens ; souvent leurs modifications sont des plus nettes et tangibles, nous pouvons constater dans la peau de la verge l'existence de cordons ou de nodules indurés qui ne sont autre chose que des lymphangites tronculaires ou nodulaires syphilitiques ; ces nodules, dont la guérison se fait ordinairement par résolution, sont susceptibles de s'ulcérer comme le montre la pièce 67 de notre musée. Dans l'hypothèse que je vous propose, le virus syphilitique en se répandant du chancre dans le système lymphatique, donnerait, dans les vaisseaux ou les lacunes du tissu cellulaire, naissance à plusieurs foyers morbides qui aboutiraient à l'ulcération comme celui de cette pièce 67 et qui constitueraient autant d'ulcérations chancriformes : ces ulcérations seraient autant de jalons indiquant la voie suivie par le virus ; les intervalles de deux ou trois jours observés entre l'apparition des différents chancres correspondraient aux espaces de temps que le virus a mis pour cheminer d'un point dans un autre du système lymphatique.

En résumé, messieurs, la multiplicité des ulcérations observées chez un malade n'est pas une raison pour rejeter leur nature syphilitique ; la chancre initial peut être multiple, soit qu'il y ait eu au même moment production d'inoculations multiples ; soit que plusieurs inoculations aient été pratiquées à des époques rapprochées les unes des autres ; mais j'admettrais volontiers qu'on a quelquefois cité comme exemples de chancres syphilitiques multiples des lymphangites syphilitiques précoces ulcéreuses donnant naissance à des ulcérations multiples, successives, rapprochées, et pouvant prendre absolument l'aspect chancriforme.

La forme circulaire de l'ulcération syphilitique est souvent à ce point mathématique ; la disposition en godet, si nettement accusée ; le manque de sécrétion et la sécheresse de la plaie si remarquables qu'ils suffiraient bien souvent à eux seuls pour permettre de poser le diagnostic ; c'est quelquefois sur un de ces signes nettement développés que nous nous appuyons pour décider un diagnostic incertain ; mais les deux grands caractères sur lesquels nous nous basons le plus ordinairement pour affirmer le diagnostic sont la coloration et l'induration.

La coloration rouge du chancre a quelque chose de tout à fait caractéristique, qui permet dans bien des cas de faire le diagnostic à première vue et souvent même à distance ; la couleur en cocarde donne aussi à l'ulcère un aspect tout spécial et pour ainsi dire pathognomique ; la couleur gris lardacé est moins particulière ; c'est avec elle qu'il est important de rechercher l'existence de la fausse membrane, qui recouvre habituellement le chancre et qu'il est aisé d'enlever avec une spatule ; la présence de cette fausse membrane constituera pour le moins une grande probabilité en faveur du chancre syphilitique ; après son enlèvement on observera souvent le suintement

sanguinolent facile de la surface, qui constitue une des particularités de l'ulcération syphilitique primitive, on verra se dessiner la coloration rouge du chancre que la membrane masquait.

L'induration est un phénomène considérable dans l'histoire
du chancre syphilitique; il en constitue un des éléments propres
les plus spéciaux, l'élément capital d'après la plupart des médecins pour qui le qualificatif chancre induré est devenu
synonyme de chancre syphilitique, et pour qui un chancre ne
saurait être syphilitique, s'il n'est induré. Cette dernière proposition ne peut être admise d'une façon absolue puisque, comme
je vous l'ai déjà dit, il n'en est pas parmi nous qui n'ait de loin
en loin l'occasion d'observer des chancres manifestement syphilitiques au-dessous desquels il est impossible de percevoir la
moindre induration; je vous ai cité l'observation communiquée
par le docteur Morel-Lavallée à la Société française de dermatologie et de syphiligraphie, d'un chancre syphilitique qui avait
pu, on pourrait dire, qui avait dû être pris pour un chancre
simple tellement il était mou et les médecins les plus compé-
tents présents à la séance, rapportèrent tous des exemples de
faits semblables dans lesquelles pareille erreur était pour ainsi
dire inévitable; quelques chancres syphilitiques peuvent donc
être dépourvus de toute induration.

Pour les chancres nettement indurés, le degré de l'induration
peut être extrêmement variable. Entre les chancres à induration
très accusée dont la masse peut égaler ou dépasser le volume
d'une noisette, former une lame épaisse capable de combler la
grande majorité du sillon balano-préputial ou même d'en faire
tout le tour, transformer le prépuce en une masse rigide, présentant dans tous ces cas une dureté cartilaginiforme des plus
prononcées; entre ces chancres à induration excessive et ceux
où, d'après les conseils du professeur Fournier, il est nécessaire
de rouler le chancre entre les doigts comme on roulerait une
cigarette pour ne pas laisser échapper une induration que les
moyens d'investigation ordinaires ne sauraient déceler; entre
ces degrés extrêmes, tous les degrés sont possibles. Un médecin

même, peu habitué à ce genre d'examen, ne saurait laisser échapper les degrés très accusés et en méconnaître la nature, mais pour les degrés légers et même moyens, le diagnostic est souvent fort difficile et si nous n'avions les autres caractères concomitants du chancre pour nous permettre d'affirmer la nature de l'ulcération, nous serions souvent très embarrassés pour formuler une opinion et pour décider si nous sommes en présence d'une induration syphilitique ou d'une induration inflammatoire.

Il est, en effet, dans nombre de cas, fort difficile de décider, d'affirmer la nature d'une induration, et il faut bien savoir qu'un certain degré d'induration se produit très facilement autour d'ulcérations non syphilitiques ; quelques pansements, poudre de tabac, calomel, cautérisations répétées, amènent notamment l'induration des ulcérations à la surface desquelles ils sont déposés ; le contact de l'urine provoque fréquemment l'induration du chancre simple ; mais, en dehors de ces faits aujourd'hui bien connus, il se produit un certain nombre d'indurations inflammatoires spontanées pour la genèse desquelles le lieu de développement exerce une grande influence.

Mon collègue, M. Mauriac, a nettement insisté sur ce fait dans son mémoire sur les ulcérations non virulentes.

« Un fait certain et qu'on peut constater tous les jours, c'est que les déchirures, écorchures, vésicules herpétiques et les érosions qui leur succèdent, les chancres simples, en un mot, toutes les solutions de continuité ou pertes de substance qui siègent dans la rainure balano-préputiale, s'indurent plus ou moins, c'est-à-dire développent autour d'elles une néoplasie variable de forme et d'étendue, mais habituellement circonscrite et dont elles sont le centre. J'ai vu de ces indurations dans les chancres simples balano-préputiaux, qui ressemblaient de tous points aux indurations syphilitiques de l'accident primitif. J'en ai vu aussi dans quelques cas d'herpès de cette région. Rien ne les provoque ou ne les augmente plus sûrement que des cautérisations même superficielles, surtout celles au chlorure de zinc ».

Il y a donc là des conditions de structure qui suffisent, presque à elles seules, pour faire naître autour d'un travail irritatif quelconque, spécifique ou commun, une atmosphère d'hyperplasie analogue aux hyperplasies syphilitiques primitives, secondaires ou gommeuses.

Théoriquement il vous sera toujours facile de distinguer les indurations inflammatoires de l'induration chancreuse; les premières sont des empâtements plutôt que des indurations vraies, ont des limites diffuses et mal circonscrites, n'ont pas la dureté cartilaginiforme; la seconde, au contraire, est d'une dureté très accentuée, ligneuse, cartilagineuse; ses limites sont brusques et tranchent nettement sur les tissus environnants au milieu desquels elle figure comme un corps étranger. Mais ces différences si nettes en théorie deviennent quelquefois bien difficiles à affirmer en pratique; en présence des indurations parcheminées, foliacées, il faut être fort habitué à ce genre d'examen pour affirmer qu'il y a induration syphilitique; pour des indurations d'intensité moyenne, on est souvent encore embarrassé quand il s'agit de décider si on est en présence d'une induration syphilitique noyée au milieu d'un empâtement inflammatoire, ou d'une induration inflammatoire ayant acquis une telle dureté qu'elle approche de bien près de celle de l'induration syphilitique; c'est en pareil cas qu'il vous faudra rechercher avec soin les autres signes qui peuvent servir à caractériser le chancre et parmi lesquels la coloration, la forme de l'ulcération, l'adénite syphilitique tiennent le premier rang : vous verrez si l'ulcère ne présente pas dans une partie au moins de sa surface la couleur rouge brun caractéristique du chancre syphilitique; s'il n'offre pas cette disposition concentrique des couleurs rouge et brune qui a reçu le nom de chancre en cocarde; dans les cas où la surface est d'un gris lardacé, vous rechercherez s'il n'est pas possible d'en détacher cette membrane anhiste que je vous ai dit appartenir au chancre syphilitique et dont l'ablation met à nu la coloration rouge du chancre en même temps qu'elle provoque le suintement sanguin.

Vous examinerez si la forme de l'ulcération se rapproche

plus ou moins de la forme mathématiquement circulaire sur les surfaces libres ; dans les cas où le chancre occupe le sillon balano-préputial, vous verrez si ses deux moitiés, balanique et préputiale présentent une égalité, une symétrie parfaites et si elles se superposent exactement comme les feuillets d'un livre, quand on les rabat l'une sur l'autre ; vous vous rappellerez que la disposition nettement circulaire ou la symétrie de l'ulcération peuvent subir un certain nombre d'exceptions : au fond des sillons étroits, comme les plis du limbe du prépuce, l'ulcération chancreuse devient fissuraire ; certains chancres érosifs en s'étendant largement, en envahissant de grandes surfaces du gland et du fourreau perdent la forme nettement circulaire du chancre typique, mais on retrouve toujours dans la configuration générale de leurs bords, les contours arrondis du chancre.

Le chancre est habituellement une ulcération peu profonde ; le plus souvent il constitue une érosion superficielle en forme de godet avec léger épaississement des bords formant bourrelet ; mais il est des régions où les chancres creusent volontiers profondément ; sur le fourreau, par exemple, certains d'entre eux s'ulcèrent et forment de véritables excavations à bords taillés, pour ainsi dire, à pic. Les chancres les plus susceptibles de creuser profondément sont ceux du sillon balano-préputial ; certains d'entre eux, après avoir donné naissance à un noyau d'induration volumineux, sont envahis brusquement par le processus nécrobiotique et rappellent dans leurs processus largement destructifs les gommes syphilitiques ; on les voit tout à coup se creuser profondément, un bourbillon volumineux est éliminé et le noyau d'induration apparaît creusé d'un immense cratère, qui peut se prolonger jusqu'au canal de l'urèthre, en amener même la destruction et donner naissance à une fistule uréthrale.

La surface du chancre syphilitique est unie, finement granuleuse, remarquable par la rareté des sécrétions et de la suppuration qui se font à sa surface, par sa sécheresse.

La suppuration à la surface du chancre syphilitique fait sou-

vent défaut et est toujours très peu abondante, elle n'existe
guère qu'à la suite d'irritations artificielles; dans la plupart des
cas il n'y a exsudation à la surface de l'ulcère que d'une petite
quantité de sérosité mélangée facilement de sang, car c'est le
propre de l'ulcération chancreuse de saigner facilement. Dans
les régions découvertes, l'ulcération syphilitique est souvent
masquée par une croûte épaisse et noirâtre due à la concrétion
des rares sécrétions; à l'ablation de la croûte, la surface du
chancre devient le siège d'un suintement sanguinolent : de tous
les points de cette surface perle un sang noir et foncé.

Le professeur Leloir a fait du peu de sécrétion de la surface
du chancre un moyen de diagnostic sous le nom de *signe de*
l'expression du suc : en saisissant entre les doigts la base d'un
chancre et en la comprimant, on fait difficilement sourdre à la
surface une très petite quantité de liquide; en faisant subir le
même mode d'examen à un chancre simple et surtout à une
ulcération d'origine herpétique, on voit sourdre à la surface
une sérosité abondante ; on pourrait presque dire en parlant des
trois ulcérations les plus communes des organes génitaux; le
chancre syphilitique est sec et improductif; le chancre simple
suppure; l'herpès pleure une sérosité abondante.

Le liquide, fourni par la surface du chancre, ne provoque,
sur les surfaces avec lesquelles il est mis en contact, l'apparition
d'aucune lésion analogue au chancre; aucune lésion ne se
produit, quand on l'inocule au porteur.

Il existe encore un phénomène considérable au point de vue
du diagnostic ; c'est l'adénopathie inguinale. Aussitôt qu'un malade porteur d'une ulcération génitale se présente à notre consultation, vous ne me voyez pas seulement examiner la région
malade ; mais immédiatement, je fais découvrir le malade largement et je jette un regard sur la région inguinale; j'en explore
avec soin les ganglions: c'est que, pour le médecin, l'état des
ganglions inguinaux a une importance énorme dans l'histoire
des affections des organes génitaux, et il ne faut jamais négliger
d'en pratiquer l'examen; pour le diagnostic du chancre syphili-

tique en particulier, l'état des ganglions a une valeur de premier ordre : peu de jours après l'apparition du chancre, les
ganglions deviennent toujours malades et on peut dire qu'il
n'y a pas de chancre syphilitique sans adénopathie inguinale;
celle-ci, suivant l'expression de Ricord, « suit le chancre comme
l'ombre suit le corps »; regardez toujours comme non syphilitique toute ulcération qui ne s'accompagne pas de tuméfaction
des ganglions de l'aine. Je ne dis pas que cette règle soit absolument vraie ; il n'y a pas de règle sans exception ; on voit quelquefois, de loin en loin, des chancres indurés sans adénopathie
inguinale, mais bien rarement. Rappelez-vous seulement que
les ganglions inguinaux ne se tuméfient que vers la fin du premier septénaire qui suit l'apparition du chancre ; l'absence d'adénopathie inguinale n'aura par conséquent de valeur réelle que
si l'ulcération chancreuse est vieille au moins d'une huitaine de
jours.

L'adénopathie syphilitique a pour caractères, vous vous le
rappelez sans doute, d'être le plus souvent unilatérale, d'atteindre
plusieurs ganglions à la fois. Les ganglions malades sont d'une
dureté cartilagineuse, indépendants les uns des autres, ne présentent pas de phénomènes inflammatoires, ni rougeur, ni sensibilité ; le tissu cellulaire périganglionnaire est indemne, non
infiltré, non empâté. Si des phénomènes inflammatoires se développent au niveau d'une adénite syphilitique, c'est une véritable complication et il y a alors souvent plutôt périadénite
qu'adénite ; les phénomènes inflammatoires sont peu intenses,
la peau est rouge, le tissu cellulaire est infiltré au-dessus du
ganglion, mais celui-ci reste dur et indolent, non fluctuant.

Cette polyadénite indolente diffère absolument de l'adénite
du chancre simple ; ici un seul ganglion est atteint, il est le
siège de douleurs spontanées vives, il est très douloureux à la
pression, il suppure facilement ; la périadénite se développe
consécutivement à cette adénite douloureuse et franchement inflammatoire, les phénomènes inflammatoires sont donc très
accusés dans le ganglion et autour du ganglion, contrairement
à ce qui se passe dans l'adénopathie syphilitique où une périadé-

nite à phénomènes inflammatoires subaigus recouvre souvent
une adénite indolente.

Les symptômes que nous venons de passer en revue, seront,
dans la plupart des cas, assez accusés, les uns ou les autres,
pour qu'il vous soit permis de reconnaître facilement la nature
d'une ulcération syphilitique. Il faut savoir cependant qu'un certain nombre de chancres syphilitiques des organes génitaux
peuvent, par suite de la position qu'ils occupent, échapper facilement à l'observation : ce sont les chancres du méat et de la
fosse naviculaire; cachés dans l'intérieur de l'urèthre, ils ne se
révèlent guère au porteur que par un écoulement peu abondant,
facilement sanguinolent, par une certaine difficulté de la miction urinaire; c'est d'un écoulement que se plaindront à vous
les malades atteints de chancre syphilitique du canal quand ils
viendront vous consulter; ils se considèrent généralement
comme des blennorrhagiques plutôt que comme des chancreux
et des vérolés; la chose se comprend aisément, le chancre caché
leur échappe, l'écoulement peu abondant auquel il donne lieu
frappe seul leur attention. C'est pour cette raison que vous
me voyez presque toujours poser immédiatement deux questions
aux malades qui viennent me consulter pour un écoulement :
L'écoulement a-t-il été abondant? S'est-il accompagné d'écoulement sanguin? Dans les cas où le malade me déclare que l'écoulement n'a dans aucun moment été abondant, que le canal saignait facilement, vous me voyez rechercher avec soin s'il existe
une induration syphilitique du méat ou de la fosse naviculaire,
s'il existe une pléiade ganglionnaire de l'aine. Si le chancre du
méat est récent, vous observerez, outre ces deux signes, induration du canal et adénopathie inguinale, la rigidité du méat,
l'état brillant de ses bords que nous avons vus appartenir au
chancre de l'urèthre; en pressant le canal, vous ferez sourdre
une gouttelette d'un liquide gommeux renfermant à son centre
une petite masse du pus concret et pour peu que vous vous ac-
centuiez la pression sur la fosse naviculaire, vous verrez apparaître une gouttelette de sang; celle-ci est l'équivalent du suin-

tement sanguinolent que vous amenez en enlevant la croûte des chancres superficiels ; le chancre du méat saigne aussi facilement que les chancres extérieurs.

Retenez de cette digression, messieurs, que les malades atteints de chancre de l'urèthre viendront se présenter à vous comme atteints d'écoulement uréthral et qu'il faut vous méfier des malades qui vous déclareront que leur écoulement n'a jamais été abondant et saignait facilement; ce sont généralement de faux blennorrhagiques. En ayant cette notion bien gravée dans l'esprit, vous aurez grande chance de ne pas laisser échapper les chancres syphilitiques de l'urèthre, comme cela arrive facilement aux médecins non prévenus.

SEPTIÈME LEÇON

DIAGNOSTIC : CHANCRE SIMPLE, HERPÈS, BALANITES.

Messieurs,

Le diagnostic du chancre simple est, en général, facile ; mais
il se présente cependant un certain nombre de cas dans lesquels la confusion devient aisée avec d'autres ulcérations des
organes génitaux. Un chancre syphilitique ulcéreux à induration
peu accusée peut être pris pour un chancre simple ; une chancrelle à base accidentellement indurée peut prendre en grande
partie l'aspect de l'ulcération syphilitique. Il n'est pas toujours
facile de décider si l'on est en présence d'un chancre simple

12

destiné à persister pendant plusieurs semaines, susceptible de
se transmettre au prochain ou de se réinoculer au porteur
spontanément et à plusieurs reprises, de tenir le malade sous la
menace de complications sérieuses, bubon, gangrène, phagédénisme, ou si l'on a affaire à une de ces ulcérations bénignes
dont la durée est courte, la contagion pour le moins discutable, les complications tout à fait exceptionnelles. Enfin, il
est assez souvent fort difficile de distinguer à première vue les
chancres simples à tendance phagédénique de certaines ulcérations syphilitiques : voyons sur quelles bases vous pourrez vous
appuyer pour arriver à un diagnostic dans les cas indécis.

Les caractères distinctifs du chancre simple et ceux du chancre
syphilitique ont été si nettement établis par les remarquables
travaux de Ricord et de ses élèves Bassereau, le professeur
Fournier, etc., qu'il est aujourd'hui on ne peut plus facile, dans
l'immense majorité des cas, de reconnaître une chancrelle d'un
ulcère syphilitique initial ; il suffira de mettre les caractères du
chancre induré, que nous venons d'étudier, en regard de ceux
du chancre simple, pour que vous voyiez, à première vue, que la
confusion est absolument impossible dans les cas ordinaires.

Le chancre simple est rarement unique ; le plus ordinairement, il existe à la fois un plus ou moins grand nombre de ces
ulcérations ; le chancre simple, comme Ricord l'a dit, vit en
famille, entouré de ses rejetons ; il s'inocule et se réinocule
spontanément avec la plus grande facilité.

C'est une ulcération profonde, dont les bords sont irréguliers,
taillés à pic, décollés, déchiquetés.

Son fond est inégal, anfractueux, irrégulier, de couleur jaune ;
on ne peut en détacher une fausse membrane analogue à celle
du chancre syphilitique ; il fournit une suppuration vraie et
abondante, les tissus sur lesquels l'ulcère repose ont leur consistance normale ou sont simplement le siège d'un empâtement
inflammatoire. Ce chancre ne s'accompagne d'aucune altération
des ganglions de l'aine ou, si celle-ci se produit, elle se présente
sous forme de monoadénite, c'est-à-dire qu'un seul ganglion
est malade, tuméfié, et il présente tous les caractères d'une

inflammation franche; il est douloureux spontanément et à la pression, s'accompagne d'œdème inflammatoire et de rougeur de la peau.

Enfin, élément de diagnostic des plus importants, le pus recueilli à la surface d'un tel chancre produit, quand on l'inocule au malade lui-même, une ulcération ayant tous les caractères du chancre simple.

Quand un chancre syphilitique ulcéreux est assez peu induré pour qu'il puisse donner l'impression d'un chancre simple ou quand un chancre simple s'est induré au point de pouvoir donner l'impression d'une ulcération syphilitique, il est rare qu'en examinant avec soin les différents points de l'ulcération, on ne retrouve en quelque endroit de la surface un ou plusieurs signes qui permettent de poser le diagnostic.

Le chancre syphilitique possédera sa forme régulièrement circulaire ou tout au moins sa disposition parfaitement symétrique, ses deux moitiés s'appliquant exactement l'une sur l'autre, dans les cas où il est né au fond d'un sillon; il est rare qu'on ne puisse retrouver en un des points de sa surface la coloration rouge caractéristique, la coloration en cocarde ou la couleur grise lardacée avec membrane de revêtement; les bords peuvent être pour ainsi dire creusés à pic dans une grande partie de leur étendue, l'ulcération profonde et cependant, sur un point de la circonférence, on retrouvera une pente douce rappelant la forme en godet de l'ulcère syphilitique; et surtout, signe très important, les bords quelque creusés qu'ils puissent être, ne seront pas décollés; le fond sera uni et finement granuleux, non anfractueux: la surface ne fournira qu'une suppuration peu abondante et des sécrétions rares, même si on essaye de provoquer cette sécrétion par la compression de la base de l'ulcère (expérience de l'« expression du suc » de Leloir), enfin vous rencontrerez ce signe sur lequel on ne saurait trop insister, l'adénopathie multiple et indolore, la pléiade ganglionnaire de Ricord.

Les chancres simples qui s'indurent le plus facilement sont ceux du méat et du limbe, et cette induration est due à l'action irritante que l'urine exerce sur eux; la base des chancres du sillon balano-préputial devient dure et résistante à la suite des cautérisations ou de pansements irritants, poudre de calomel, cendre de tabac, et même sans qu'il soit possible de relever l'action de causes irritantes, par la seule influence des qualités particulières des tissus de cette région; les chancres du fourreau sont plus rarement indurés et les irritations auxquelles ils sont soumis ne provoquent le plus souvent qu'un simple empâtement inflammatoire de leur base. La consistance de l'induration accidentelle du chancre simple sera parfois tellement résistante, qu'il sera bien difficile, impossible même de la distinguer de celle du chancre syphilitique; mais, en étudiant avec soin l'ulcère, vous arriverez presque toujours à retrouver le décollement caractéristique des bords, la grande irrégularité et les anfractuosités de la surface, le revêtement jaunâtre pultacé, la suppuration abondante; la forme de l'ulcération ne sera pas aussi régulière que dans le chancre syphilitique, mathématiquement circulaire ou formant deux moitiés symétriques absolument superposables; enfin les ganglions de l'aine seront normaux ou si on observe leur altération, un seul ganglion sera malade et il présentera des caractères nettement inflammatoires, douleur, rougeur; il n'y aura pas pléiade ganglionnaire indolore comme à la suite de l'ulcère vénérien.

Dans le cas où il existera des ulcérations multiples, ce qui s'observe surtout en cas de chancre simple, il sera rare que, sur le nombre, pas une n'offre des caractères indiscutables, et il sera probable que toutes sont de même nature.

C'est dans les cas douteux qu'il vous faudra rechercher si le malade ne peut vous fournir des renseignements certains sur la durée de l'incubation du chancre; si celle-ci a été courte, de quelques jours à peine, vous pourrez conclure que vous n'êtes pas en présence d'un chancre syphilitique; si, au contraire, elle s'est prolongée, si un espace d'un mois environ s'est écoulé entre l'exposition à la contagion et la production du chancre, il sera probable que vous êtes en présence d'un chancre syphilitique.

Dans les cas où l'ulcère sera déjà vieux de quelques semaines, quinze jours, trois semaines, vous examinerez avec soin la peau, les muqueuses buccale, palatine ; celle-ci surtout peut, à une époque peu avancée de la maladie, présenter une rougeur, une vascularisation, une glandulisation qui, sans être pathognomiques, créeront une probabilité de plus en faveur d'une ulcération syphilitique.

Il faudra encore, dans les cas où vous serez hésitants, penser à la possibilité du développement simultané, de la fusion sur un même point des organes génitaux du chancre simple et du chancre syphilitique, de la possibilité de la production de ce que Rollet a appelé le chancre mixte. Vous vous souviendrez qu'en pareil cas, c'est ordinairement le chancre simple qui ouvre la série des accidents ; puis ses caractères s'atténuent, s'émoussent, se fusionnent avec ceux du chancre syphilitique ; vous pouvez alors relever au niveau d'une même ulcération les phénomènes objectifs de la chancrelle et ceux de l'ulcère vénérien ; vous pouvez voir une ulcération qui vous avait paru d'abord franchement chancrelleuse, perdre progressivement son aspect nettement tranché pour revêtir les apparences syphilitiques. C'est en raison de la possibilité aujourd'hui bien connue de cette coïncidence, de cette succession, qu'il sera sage de prévenir les malades, chez qui vous constatez une chancrelle qu'ils n'ont actuellement qu'un chancre simple, mais qu'il n'est pas impossible qu'ultérieurement un chancre syphilitique se développe, celui-ci couvant plus longtemps et conséquemment se montrant plus tardivement que celui-là ; ce faisant, vous éviterez qu'on vous fasse plus tard le reproche d'avoir méconnu un chancre syphilitique à l'époque où vous aviez posé le diagnostic de chancrelle : si un chancre syphilitique se développait chez un malade à la suite du chancre simple, sans que vous ayez prévenu votre client de la possibilité du fait, ne laissez pas ce malade partir sans que vous lui ayez expliqué avec soin qu'il n'y a pas eu erreur de votre part, mais cumul de la sienne ; ainsi, il pourra s'en aller malheureux d'avoir tant et si bien récolté, mais ayant conservé quelque confiance en votre compétence.

Certaines syphilides ulcéreuses tertiaires peu étendues rappellent par leur aspect le chancre simple ; leur profondeur est à peu près la même ; le derme est plus ou moins profondément entamé ; les bords sont irréguliers et anfractueux, parfois décollés, le fond est jaunâtre, inégal, anfractueux. Bien souvent ce n'est que par une question de degré que vous arriverez à établir une probabilité de diagnostic, non une certitude. Les bords du chancre sont plus élevés, plus abrupts, plus décollés ; la zone inflammatoire est plus accusée à son pourtour ; le fond est plus tomenteux, plus mou ; le chancre est plus souvent multiple par suite de la facilité de ses réinoculations. En cas de syphilis, les bords peuvent avoir la disposition systématiquement polycyclique propre à cette affection ; s'il existe plusieurs ulcérations, elles présentent le groupement en cercle caractéristique des affections syphilitiques tardives.

Au niveau de la peau, les syphilides ulcéreuses se recouvrent parfois d'une croûte épaisse, ostréacée, dont les croûtes du chancre simple ne sauraient approcher l'épaisseur.

Les ganglions inguinaux, le plus ordinairement indemnes dans l'un et l'autre cas, s'enflamment plus facilement à la suite du chancre simple qu'à la suite de la syphilis ulcéreuse.

Les difficultés grandes se présentent le plus habituellement en présence de ces phagédénismes ambulants qui envahissent successivement une étendue considérable de la surface cutanée, atteignent l'une après l'autre la peau du fourreau, des bourses, des parties inférieures de l'abdomen, laissant à leur suite de vastes et indélébiles cicatrices.

L'aspect même de l'ulcération ne présentera bien des fois, en pareille occurrence, aucun caractère objectif permettant de poser le diagnostic ; les phénomènes, qui permettront le plus souvent de croire à une lésion plutôt qu'à une autre sont l'abondance de la suppuration pour le chancre simple, la formation facile de croûtes épaisses en cas de syphilides ulcéreuses ; la disposition des bords en arcs de cercle entrecoupés dans ce dernier cas.

Les résultats du traitement pourront devenir la base de votre diagnostic; l'influence bienfaisante de la médication mixte, de l'emploi simultané du mercure et des iodures, est souvent instantanée, merveilleusement rapide en cas de syphilides ulcéreuses ; cette médication reste sans effet sur la chancrelle.

Il faudra n'attacher qu'une demi-confiance aux anamnestiques fournis par vos clients. Vous verrez, en effet, un certain nombre de malades nier avoir eu autrefois la syphilis, qui vous présenteront des ulcérations à caractères plutôt syphilitiques, sur la nature desquelles l'heureux effet du traitement ne permettra pas le moindre doute : y a-t-il eu, en pareil cas, ignorance réelle de la part des malades et les premiers accidents de la syphilis ont-ils été assez peu importants pour leur échapper? Y a-t-il au contraire mauvaise foi et intérêt grave à cacher la syphilis? L'une ou l'autre raison peut intervenir ; mais retenez bien que, dans le cas de diagnostic douteux entre une syphilis ulcéreuse et un chancre simple, il ne faut pas vous en rapporter absolument au dire du malade pour rejeter la possibilité d'une affection syphilitique, il ne faut pas vous endormir sur sa négation ; il faut essayer quand même le traitement iodo-hydrargyrique et vous verrez un certain nombre de fois celui-ci produire des effets merveilleux chez des malades qui niaient avoir jamais eu la syphilis et chez lesquels vous n'aviez pu relever aucune trace antérieure de cette affection.

Le chancre simple, à ses débuts, dans ses formes peu profondément ulcéreuses, peut être confondu avec les érosions de la balano-posthite ou celles des inflammations cutanées, avec les déchirures traumatiques du frein ; ces différentes lésions se distinguent du chancre par leur tendance à la cicatrisation rapide, leur peu de durée, leur non inoculabilité ; tandis que le chancre persiste pendant des semaines, s'élargit et creuse pendant un certain temps, sème autour de lui un plus ou moins grand nombre de rejetons, les diverses ulcérations que je viens de vous mentionner se ferment rapidement, soit spontanément, soit sous la seule influence de quelques soins de propreté et d'hygiène. Nous aurons du reste occasion de revenir sur ce diagnostic en étudiant celui de l'herpès et des balanites.

Le chancre furonculeux présente les plus grandes analogies avec la pustule d'acné ou avec un petit furoncle ; on l'en distinguera par son caractère ulcéreux plus accusé après l'évacuation du contenu, la profondeur du cratère qui occupe son centre, l'irrégularité des bords déchiquetés, décollés ; la multiplication, le semis de nouveaux chancres qui s'opère autour du chancre premier ; il n'est, du reste, pas rare qu'un tel chancre se convertisse peu après son ouverture en une chancrelle typique.

La propriété caractéristique du chancre simple étant son inoculabilité, le pouvoir qu'il possède de provoquer le développement d'une ulcération semblable à lui-même quand on inocule au porteur le pus recueilli à sa surface, l'auto-inoculation, c'est-à-dire l'inoculation au porteur, est le plus sûr moyen de s'assurer de la nature chancrelleuse ou non d'une ulcération de diagnostic douteux.

Mais une telle inoculation doit être légitimée par un intérêt grave ; car si elle est le plus ordinairement absolument innocente, on ne peut cependant jamais répondre qu'elle ne sera pas suivie sinon de quelque danger, au moins de quelque inconvénient ; il faut toujours avoir présentes à l'esprit les complications inflammatoires, voire même le phagédénisme, dont elle peut devenir l'origine, et la difficulté que dans quelques cas, on a eu à en arrêter les progrès.

Quand on se décide à pratiquer l'inoculation, ce qui ne doit être fait qu'avec le consentement du malade, dûment averti et instruit des avantages et des inconvénients de l'opération, il faut faire la piqûre petite et superficielle, afin d'éviter autant que possible que le chancre atteigne profondément le derme, ce qui s'observe surtout à la suite de piqûres profondes introduisant le virus dans l'épaisseur même du derme.

L'inoculation peut être faite sur l'abdomen, la cuisse, le bras ; je suis de ceux qui choisissent de préférence le bras gauche ; non pas seulement parce que ce membre est moins exposé à la fatigue que les membres inférieurs, mais aussi parce que le

chancre, se développant moins volontiers dans les régions supérieures du corps, il y a espoir d'en arrêter plus facilement les
progrès.

Il faut recouvrir et protéger la petite plaie avec un verre de
montre, comme Ricord l'a conseillé ; j'ai l'habitude d'interposer
une mince couche d'ouate entre les bords du verre et la peau
pour empêcher l'ulcération de cette dernière, ulcération qui se
produit facilement au niveau des parties supérieure et inférieure du verre au contact de bords toujours minces et durs.

Il faut arrêter le développement de l'ulcération dès qu'elle a
acquis manifestement le caractère chancrelleux ; pour arriver à
ce résultat, je la fais toucher deux ou trois matins de suite avec
un pinceau trempé dans la solution alcoolique d'acide phénique
au dixième et je la saupoudre d'iodoforme ou de poudre de
salol.

Faite dans ces conditions, l'inoculation peut être considérée
comme exempte de dangers.

Herpès. — Le diagnostic de l'herpès, à la période vésiculeuse,
est des plus simples ; quand on se trouve en présence d'une
vésicule ou d'un groupe de vésicules dont le contenu est transparent, le sommet mousse, le diagnostic d'herpès s'impose, surtout si les groupes sont peu étendus, ne comptent chacun plus
de cinq ou six vésicules.

A la période ulcéreuse, les ulcérations qui succèdent aux vésicules isolées sont minuscules, de deux millimètres environ
de diamètre, de forme nettement arrondie, sans profondeur,
n'ayant enlevé que les couches les plus superficielles de l'épiderme ; leurs bords sont taillés à pic, non épaissis, non décollés ;
ce n'est que dans les cas d'irritation anormale que de telles
ulcérations arrivent à atteindre le derme.

Les ulcérations qui succèdent à l'érosion de groupes de vésicules ne diffèrent des ulcérations produites au niveau des vésicules isolées que par ce fait que, se trouvant constituées par la
réunion de plusieurs vésicules, elles constituent des ulcérations
plus larges ; c'est la même superficialité des lésions, le même

manque de tendance à creuser profondément, à moins de complication ; ce sont des érosions plutôt que des ulcérations. Le fait capital, dans l'histoire de ces ulcérations, est leur délimitation tout particulière, la disposition de leurs bords ; ceux-ci sont dentelés, constitués par une série d'arcs de cercle entrecoupés, arcs de cercle à rayon extrèmement petit, ayant les dimensions de la vésicule d'herpès ; cette disposition s'explique par ce fait que tous les petits cercles limitrophes correspondent à chacune des vésicules du groupe d'herpès ulcérées. Le professeur Fournier a défini en deux mots la disposition des bords de l'ulcération herpétique, quand il a dit qu'ils étaient polycycliques et microcycliques.

Une croûte mince peut recouvrir l'ulcération herpétique et la cicatrisation s'opère au-dessous d'elle ; la guérison de la poussée herpétique se fait alors par résorption du contenu séreux de la vésicule et à la chute de la croûte, on se trouve en présence d'un épiderme jeune, de récente formation, sans qu'à aucun moment on ait observé l'ulcération.

C'est pour le diagnostic des ulcérations herpétiques que le signe de l'expression du suc, indiqué par le professeur Leloir, est de première importance ; c'est, en effet, dans cette maladie, qu'on observe une exsudation particulièrement abondante, une véritable pluie de sérosité à la suite de la compression des tissus sous-jacents à l'ulcère.

Le diagnostic de l'herpès pourra, dans un certain nombre de cas, être entouré de difficultés : ici il prendra quelques-unes des apparences du chancre syphilitique ; là il présentera des analogies plus ou moins grandes avec le chancre simple : les conditions différeront suivant que vous aurez affaire à une vésicule isolée ou à un groupe de vésicules.

Une vésicule isolée d'herpès ou un groupe de vésicules dont la base se sera enflammée et indurée, pourront vous donner l'impression d'un chancre syphilitique à ses débuts ; le professeur Fournier a montré que l'herpès, en se développant au-dessus d'un noyau de lymphangite, qui lui constitue une base dure, peut calquer le chancre. Ces ulcérations herpétiques sont, comme les ulcérations syphilitiques, des érosions superficielles plutôt que de véritables ulcérations ; leur surface est également lisse ; la base peut être parcheminée ; il peut même y avoir, c'est un fait sur lequel le professeur Fournier a insisté, production dans les aines de ganglions indolents. Il vous faudra établir avec soin les anamnestiques ; savoir si le malade est sujet aux herpès, s'il a déjà eu la syphilis ; s'enquérir si les rapports suspects et dangereux qu'il a pu avoir, remontent à quelques jours ou à trois semaines, un mois environ.

Dans une observation du professeur Fournier, l'ulcère survenu trois jours après un rapprochement suspect et après treize mois de continence, ne pouvait évidemment être que de nature herpétique.

Il sera de toute probabilité que vous êtes en présence d'une ulcération herpétique, s'il vous est possible de retrouver en un point de la muqueuse ou de la peau une vésicule nettement caractérisée, transparente, bombée plutôt qu'acuminée, ou une ulcération de fraîche date, nettement arrondie, très superficielle, ne comprenant que les couches supérieures de l'épiderme, de couleur plutôt jaune, à bords taillés à pic ; une ulcération, en un mot, constituée par un enlèvement en masse des couches superficielles de l'épiderme ; le diagnostic ne laissera plus place au doute si snoa pouvez, par la compression de la base de l'ulcère, provoquer l'issue d'une quantité abondante de sérosité ; c'est pour le diagnostic de l'herpès et du chancre syphilitique que le signe de l'expression du suc a une valeur capitale ; autant, en effet, l'ulcère syphilitique, je ne saurais trop vous le répéter, est par sa nature sec et peu sécrétant ; autant, à sa surface, le pus est rare, l'exsudation séreuse insignifiante et même nulle ; autant la sécrétion séreuse abondante constitue la propriété essentielle, le phénomène caractéristique du processus herpétique : elle fournit au début la sérosité qui soulève l'épiderme et produit la vésicule ; elle fournit après l'ulcération, cette véritable pluie de sérosité qui dépasse de beaucoup, par son abondance, tout ce qu'on observe à la suite des autres ulcérations.

En cas de groupe herpétique, la forme microcyclique et polycyclique des bords pourra mettre sur la voie du diagnostic.

L'apparition des vésicules d'herpès est précédée de sensations douloureuses, prurit, chaleur, démangeaisons qui provoquent, chez le malade, un état d'agacement très accusé ; quelques-unes de ces sensations peuvent persister pendant les heures qui suivent l'apparition de l'éruption.

L'ulcération chancreuse syphilitique est précédée, dans l'immense majorité des cas, par une papule et non par une vésicule ; l'ulcération peut présenter, dès ses débuts, dès les premières heures, les caractères typiques, c'est du moins ce que j'ai pu observer sur un chancre vieux à peine d'une demi-journée ; le derme était mis à nu, légèrement ulcéré en godet ; la surface de l'ulcération était sèche et ne donnait lieu à aucune exsudation séreuse ; les bords de l'ulcération syphilitique sont en pente douce et n'ont pas la raideur de ceux de l'ulcération herpétique ; la couleur vire vers le rouge plutôt que vers le jaune ; le bourrelet limitrophe présente une netteté déjà remarquable, que la base d'induration molle de l'ulcère herpétique, même irrité, ne rappelle que de loin.

L'apparition de l'ulcération syphilitique n'est ni précédée ni suivie de sensations douloureuses.

La tuméfaction de ganglions inguinaux pourra constituer une probabilité en faveur d'un ulcère syphilitique, surtout si les ganglions envahis sont nombreux et forment pléiade ; un seul ganglion envahi ne prouverait rien ni dans un sens ni dans l'autre, puisque, de l'avis de tous les syphiligraphes, l'herpès s'accompagne, chez un certain nombre de malades, d'adénopathie inguinale ; mais celle-ci est, en pareil cas, peu importante et fugace.

L'absence d'adénopathie ne pourra guère servir à faire admettre ou rejeter l'une ou l'autre hypothèse ; la difficulté de diagnostic, que nous discutons actuellement, se pose habituellement tout à fait au début de l'herpès ou du chancre dans les premières heures où les premiers jours de l'accident ; à cette époque, un chancre même syphilitique a le droit de ne pas s'accompagner encore d'hypertrophie des ganglions, puisque la pléiade ganglionnaire ne s'accuse habituellement que vers la fin de la première semaine qui suit l'apparition du chancre.

Dans nombre de cas, malgré les bases de diagnostic dont nous disposons, il y aura lieu de suspendre une décision que la marche ultérieure des accidents ne tardera pas à éclairer l'herpès se cicatrisera en peu de jours ; les caractères du chancre s'accentueront de plus en plus, en même temps que la surface grandira.

Il existe des cas compliqués qui ne sont pas tout à fait exceptionnels, et dont il faut que vous connaissiez la possibilité.

Le professeur Fournier a montré que, chez un certain nombre de malades, l'apparition du chancre syphilitique est précédée de la production d'une éruption herpétique se produisant à la place que le chancre doit occuper ; il y a là un piège tendu par la nature au médecin, qui est tout étonné de voir un chancre se développer là où il avait d'abord annoncé, et légitimement, qu'on était en présence d'un herpès : il faut bien connaître cette succession assez fréquente des deux accidents, que le professeur Fournier a désigné sous le nom de *piège au chancre*.

La difficulté de diagnostic pourra être grande entre un groupe de vésicules herpétiques ulcérées ayant entamé le derme et un chancre simple ; ici l'état des ganglions, la consistance des tissus sous-jacents à l'ulcère ne fournira pas d'indication pour le diagnostic ; l'une et l'autre lésion ne s'accompagne ni d'induration ni d'altération ganglionnaire. Dans le chancre mou, l'ulcération est plus profonde, plus cratériforme ; les bords sont plus élevés, taillés à pic et habituellement décollés ; le fond est plus irrégulier ; la suppuration abondante ; le pus renferme un certain nombre de fibres élastiques (Balzer, Leloir), les ulcérations chancrelleuses sont d'ordinaire plus nombreuses que les ulcérations herpétiques ; elles sont plus distantes les unes des autres, moins en bouquet que celles-ci, disséminées irrégulièrement, d'âges différents.

Les vésicules et les ulcérations de l'herpès se montrant en

une seule poussée sont toutes de même âge contrairement à ce qui s'observe dans le chancre simple, où il est habituel d'observer des ulcérations multiples d'âges différents dues à des réinoculations successives.

L'ulcération herpétique conserve généralement des bords dentelés, nettement polycycliques et microcycliques, correspondant à l'ulcération des vésicules qui constituaient la plaque herpétique ; la compression de la base de l'ulcération provoque l'écoulement d'une sérosité beaucoup plus abondante en cas d'herpès qu'en cas de chancrelle.

La période d'incubation est à peu près égale dans l'une et l'autre affection, de quelques jours à peine, et sa durée ne saurait fournir de renseignement utile pour le diagnostic.

La *balano-posthite pustulo-ulcéreuse* se confondra surtout avec le chancre simple et l'herpès.

Les ulcérations de la balano-posthite pustulo-ulcéreuse, surtout au niveau du sillon balano-préputial, présentent les plus grandes analogies avec les ulcérations des chancres simples peu profonds, dont elles se rapprochent beaucoup plus que les ulcérations herpétiques ; comme eux, elles attaquent le derme ; comme eux, elles donnent habituellement naissance à des ulcérations multiples et irrégulièrement disséminées ; le diagnostic se fera en se basant sur la forme polycyclique et microcyclique des bords des ulcérations étendues, sur l'absence de décollement des bords, sur le nombre souvent considérable des vésico-pustules isolées qui existent entre les ulcérations, sur la guérison rapide et spontanée des plaques et d'un certain nombre de vésico-pustules. Les anamnestiques ne fourniront aucun renseignement utile au diagnostic, l'une et l'autre affection survenant dans les jours qui suivent un rapprochement dangereux. L'inoculation pourrait devenir une base certaine pour le diagnostic puisqu'une maladie est inoculable et l'autre point ; mais il vaudra souvent mieux attendre du temps, et de l'évolution de l'accident, l'éclaircissement du diagnostic que le demander à une opération que le peu de gravité de la maladie ne justifie point.

La balanite pustulo-ulcéreuse présente un certain nombre d'analogies avec les éruptions herpétiques ; toutes deux sont caractérisées par l'apparition de vésicules isolées ou réunies en groupes qui s'ulcèrent ultérieurement ; il est cependant possible de relever entre elles un certain nombre de différences. Dans l'herpès, l'éruption est essentiellement vésiculeuse, c'est-à-dire sans grande tendance à la suppuration ; la balanite pustulo-ulcéreuse, tout au contraire, est une affection vésiculo-pustuleuse, remarquable par sa tendance rapide à la suppuration ; dans toutes deux, on rencontre des vésicules isolées, des ulcérations étendues consécutives à l'ulcération de vésicules confluentes et remarquables par la configuration polycyclique et microcyclique de leurs bords ; mais, les vésicules isolées de l'herpès sont rares, à sommet bombé, à contenu séreux ; ses plaques sont peu nombreuses, accumulées dans une région peu étendue ; dans la balanite, les plaques plus nombreuses sont moins agglomérées, disséminées irrégulièrement sur des surfaces plus étendues ; leur forme est moins arrondie, beaucoup plus variable ; leurs dimensions plus considérables ; leur surface est jaunâtre, recouverte d'un exsudat pultacé ; le derme est plus profondément ulcéré ; l'ulcération est limitée par un liséré rouge éclatant.

En même temps que les grandes ulcérations, on rencontre un nombre assez considérable de vésico-pustules isolées, acuminées, à contenu purulent ou des ulcérations minuscules, consécutives à la destruction des pustules isolées ; les ulcérations, même les plus petites, sont profondes et atteignent le derme ; les dimensions des ulcérations sont souvent plus petites que celles des vésicules herpétiques. La durée de la balano-posthite ulcéreuse abandonnée à elle-même, est beaucoup plus longue que celle de l'herpès ; les ulcérations s'étendent et progressent par la production incessante et la fusion de nouvelles vésicules, la maladie se maintient par une pullulation incessante et non par des poussées éloignées, comme cela s'observe dans l'herpès ; elle peut persister ainsi d'une façon non interrompue pendant des semaines et des mois, tandis que les poussées herpétiques ne se font que de loin en loin et sont ordinairement séparées par des périodes d'intégrité du gland et du prépuce.

Quand le diagnostic d'herpès a été posé, une question reste à trancher ; est-on en présence d'une poussée herpétique destinée à rester isolée et à ne pas se reproduire ultérieurement? Ou bien est-on en présence d'un de ces herpès progénitaux récidivants, si bien décrits par MM. Diday et Doyon, destinés à se répéter incessamment pendant de longues années, constituant une maladie grave, non pas par l'intensité des lésions qu'elle entraînera, mais par sa persistance, ses répétitions fréquentes, par l'état de dépression morale dans lequel elle peut jeter le malade ?

Il existe des herpès non récidivants des organes génitaux sur la nature desquels il n'y a pas lieu d'hésiter un instant, ce sont ces zonas qui couvrent en quelques heures, de vésicules innombrables, la plus grande partie d'un des côtés des organes génitaux, des bourses, du périnée, de la région sacrée ; ce sont là manifestement des herpès d'origine nerveuse; ils constituent une affection accidentelle, destinée à ne pas se reproduire; en dehors d'eux, il est impossible de dire, d'après les seuls caractères objectifs d'un herpès, si l'on est en présence d'un herpès accidentel ou d'un herpès récidivant.

Les quelques vésicules qui se produisent accidentellement sur les organes génitaux d'un certain nombre de malades, ne se distinguent ordinairement en rien des groupes vésiculeux de l'herpès progénital de MM. Diday et Doyon ; quelquefois cependant, l'importance des groupes vésiculeux, les circonstances dans lesquelles ils se sont produits (accès fébrile) peuvent faire soupçonner la nature purement fébrile de l'accident : mais, c'est en général chose bien risquée de dire en présence d'une première poussée d'herpès si celui-ci est appelé à devenir récidivant; ce n'est qu'en suivant la marche de la maladie, en assistant à deux ou trois répétitions régulièrement espacées qu'on est conduit à penser, à affirmer que le malade entrera dans la voie de la récidive, qu'il est atteint d'un herpès progénital destiné à devenir récidivant.

Les balanites simples sont en général faciles à reconnaître; il faut cependant éviter de considérer comme de simples balanites certains chancres syphilitiques érosifs, très superficiels, dont la nature se révèle, quand le doute est venu à l'esprit, par leur rougeur foncée particulière, par la production de la pléiade ganglionnaire inguinale, souvent aussi par l'existence du bourrelet limitrophe.

Il est quelquefois fort malaisé de décider si l'on a affaire à une balanite simple ou à une de ces syphilides érosives secondaires superficielles que caractérisent uniquement la desquamation épithéliale et la rougeur de la muqueuse; c'est souvent en se basant sur la coïncidence de lésions cutanées qu'on est conduit à affirmer la nature syphilitique de telles ulcérations.

Les syphilides ulcéreuses et les syphilides végétantes sont en général beaucoup plus faciles à reconnaître. Il faut prendre garde de prendre pour syphilitiques des érosions balanitiques de toute autre espèce : c'est ainsi que les lésions de la balanite circinée ont pu, à cause des figures arrondies auxquelles elles donnent lieu, être prises pour des plaques muqueuses; mais parmi celles-ci, il est rare qu'on n'en rencontre pas quelqu'une nettement hypertrophique qui ouvre les yeux sur la nature de l'affection; l'érosion de la balanite est toujours lisse; sa multiplication, rapide; il existe à sa périphérie un bourrelet épithélial très prononcé, mais pas d'épaississement du derme; les dessins auxquels elle donne lieu figurent des cercles beaucoup plus étendus que ne le sont habituellement ceux des syphilides secondaires du gland. L'existence d'un chancre syphilitique à une époque peu éloignée, la constatation d'une pléiade ganglionnaire, la coexistence d'une éruption syphilitique cutanée, constitueront des probabilités en faveur d'une lésion syphilitique; mais il faut bien savoir que la coexistence des deux affections n'est pas exceptionnelle et, pour être syphilitique, on n'en est pas moins susceptible de prendre une balanite même circinée.

13

L'eczéma est une des affections les mieux déterminées ; la multiplicité et la petitesse des vésicules qui le constituent, l'étendue considérable de ses plaques, les démangeaisons persistantes qui l'accompagnent, permettront de le reconnaître facilement de l'herpès dont les vésicules sont rares et volumineuses, les sensations douloureuses passagères, la durée beaucoup plus courte.

Le docteur Mannino a publié, dans le *Giornale Italiano delle malattie veneree et della pelle* (juin 1889), un travail sur la balanite et ses complications dans lequel il expose les difficultés de diagnostic que peut offrir la balanite ; ces difficultés seraient fréquentes et grandes, s'il faut s'en rapporter à l'appréciation du médecin italien. Des ulcérations analogues au chancre simple, des ulcérations avec base indurée simulant l'ulcère infectant, une polyadénite inguinale indurée peuvent se produire au cours de l'inflammation du prépuce.

Chez les malades en cours de balanite, il pourrait survenir des ulcérations tout à fait identiques à l'ulcération chancrelleuse ; leur production dépendrait de l'action combinée de plusieurs microbes, bacilles, cocci, que l'auteur avoue n'avoir pu isoler par la culture et dont il regrette, par conséquent, de n'avoir pu établir, d'une façon exacte, et la variété et la valeur.

La balanite, après avoir débuté par une inflammation simple, par une rougeur vulgaire, après avoir donné naissance à des érosions superficielles, de forme ordinairement circulaire, prend tout à coup une allure ulcéreuse ; des pertes de tissu se forment dont les bords, taillés à pic, le fond anfractueux et pultacé, quelquefois surélevé par la prolifération des tissus, rappelle tous les caractères du chancre simple. En cas de phimosis, un pus abondant, crémeux, lactescent, s'écoule au niveau du limbe ; le phagédénisme, la perforation du prépuce enflammé et mortifié peuvent venir rappeler les accidents les plus graves du chancre simple. Le pus d'une telle balanite serait inoculable et produirait des phénomènes identiques à ceux que produit l'inoculation du pus chancrelleux. Ce qui distinguerait cette balanite ulcéreuse du chancre simple vrai, ce serait le début par des phénomènes diffus de balanite, l'absence d'incubation de la maladie. J'avoue ne pas bien saisir les raisons qui ont conduit le docteur Mannino à séparer de telles ulcérations inoculables, phagédéniques et gangreneuses du chancre simple et de ses complications.

La production d'ulcérations avec base simulant l'ulcère infectant me paraît beaucoup plus réelle. Voici en quelques mots les caractères attribués par le docteur Mannino à ces ulcérations : « On peut voir se produire à la période d'état de la balanite, sur la muqueuse préputiale principalement, une ou plusieurs ulcérations à fond légèrement excavé et irrégulier, quelquefois surélevées au-dessus de la muqueuse, avec bords peu accusés; ces ulcérations peu ou pas douloureuses présentent une base indurée, s'accompagnent d'adénite indolente ou quelquefois inflammatoire. Leur guérison se fait spontanément, plus ou moins rapidement, laissant à la place une cicatrice superficielle qui s'efface rapidement. L'induration de la base persiste pendant quelque temps. A la suite de telles ulcérations, il ne se produit pas de signes d'infection générale de l'économie, d'accidents secondaires. Le pus de ces ulcérations est inoculable. »

Cette description rappelle les balanites ulcéreuses que nous avons assez souvent l'occasion d'observer, dans lesquelles il se produit au-dessous de l'ulcération une plaque de lymphangite ; dans le prépuce, des traînées de lymphangite; dans l'aine, du gonflement des ganglions lymphatiques ; balanites dont le diagnostic avec le chancre syphilitique est particulièrement difficile surtout quand elles s'accompagnent de phimosis. Mais où l'auteur signale un phénomène que j'avoue ne pas avoir étudié, c'est quand il signale l'inoculabilité du pus de telles ulcérations.

Quant à la polyadénite inguinale indurée que Mannino signale au cours de certaines balanites, et qu'il croit due à l'intensité de l'inflammation, à l'action de la constitution strumeuse ou lymphatique, elle est d'observation commune et il faut que vous en connaissiez bien la possibilité pour ne pas conclure toujours hardiment de la présence d'une polyadénite inguinale à l'existence d'un chancre syphilitique.

Quelques inflammations localisées de la peau ou des muqueuses sont parfois confondues avec le chancre simple et le chancre syphilitique.

Les pustules de l'acné, un furoncle peuvent présenter des analogies assez grandes avec le chancre simple furonculeux ou pustuleux ; si les analogies sont grandes à la période pustuleuse, avant l'évacuation du pus, les caractères se dessinent généralement d'une façon nette après que la pustule s'est vidée naturellement ou sous la compression des doigts ; l'ulcération chancrelleuse apparaît alors profonde, cratériforme ; ses bords décollés ont l'aspect irrégulier, déchiqueté, caractéristique.

Les pustules ulcérées de la gale ont souvent, comme l'a signalé le professeur Fournier, des apparences de chancre syphilitique telles qu'il est nécessaire au médecin, même le plus expérimenté, de suspendre le diagnostic.

Au cours de la blennorrhagie, l'inflammation de la fosse naviculaire donne assez facilement naissance à une péri-uréthrite suppurée dont le pus vient se faire jour sur les côtés du frein ; l'ouverture de tels abcès est suivie de la production d'une petite fistule urinaire. L'abcès, avant son ouverture, est facilement reconnu ; la masse bombée qu'il forme sur un ou sur les deux côtés du frein, a une forme assez spéciale, la fluctuation y est assez nette pour que la nature du mal soit aisément reconnue. Mais, après l'ouverture de l'abcès, un noyau d'induration, très dur et très étendu, peut survivre pendant quelque temps, présentant à son centre une ulcération correspondant à l'ouverture de la fistule urinaire ; de tels noyaux d'induration ont été plus d'une fois pris pour des indurations syphilitiques, et, pas plus loin que ces jours derniers, je voyais venir dans mon cabinet un malheureux, plongé dans le désespoir, par la nouvelle qu'il venait de recevoir qu'il avait la syphilis ; il ne présentait qu'une de ces fistules urinaires consécutives à un abcès uréthral, et cependant son médecin lui avait déclaré de la façon la plus affirmative que ce dont il était atteint était la vérole et rien que la vérole. Il est certain que l'induration dont je vous parle peut présenter les plus grandes analogies avec l'induration syphilitique; mais vous éviterez facilement l'erreur de diagnostic, en tenant compte de l'histoire connue du malade : existence d'une blennorrhagie; écoulement peu de temps auparavant, au niveau de l'induration, d'une quantité notable de pus, écoulement que le malade vous signale souvent spontanément; aspect particulier de l'ulcération qui ne rappelle en rien celui de l'ulcère syphilitique et surtout présence de la fistule urinaire au centre de l'induration.

Neumann, dans son *Traité des maladies vénériennes*, insiste sur les analogies que l'inflammation et le gonflement des glandes de Tyson peuvent présenter avec la sclérose syphilitique du sillon balano-préputial; mais les tumeurs inflammatoires d'origine glandulaire laissent voir à leur centre l'orifice de la glande; leur marche est plus rapide; en huit ou dix jours leur résolution est terminée; elles ne s'accompagnent pas d'adénopathie inguinale.

L'inflammation des glandes de Tyson me conduit à vous parler de quelques inflammations à forme gangreneuse, dont la nature exacte est bien difficile, je pourrais dire impossible, jusqu'à ce jour à définir. Mon collègue, M. Mauriac, qui a bien étudié ces inflammations, les a décrites sous les noms d'affection furonculo-acnéiforme, affection anthracoïde ou gangreneuse du gland : ces qualifications vous montrent au premier abord le rapprochement que M. Mauriac a cru devoir établir entre ces ulcérations, le furoncle et l'anthrax; il admet, du reste, que l'origine de la maladie se trouve dans les glandes sébacées du sillon balano-préputial.

Voici quelle est, en général, la marche de la maladie :

Un malade est pris au niveau de la base du gland, de la rainure balano-préputiale, d'un peu de démangeaison, d'une légère rougeur, de phénomènes inflammatoires bénins en apparence;

mais bientôt, au niveau de ce foyer inflammatoire d'apparence si bénigne, une phlegmasie des plus violentes fait subitement explosion et s'étend avec une rapidité foudroyante ; le gland se tuméfie, le prépuce s'œdématie et s'infiltre ; il se produit un phimosis inflammatoire avec tuméfaction considérable du prépuce et de la peau du fourreau ; les douleurs endurées par le patient sont violentes, atroces. Après deux ou trois jours de cet état aigu, les phénomènes douloureux s'apaisent, le phimosis rétrocède ; l'œdème inflammatoire disparaît ; le prépuce reprend sa souplesse et il devient possible au malade de décalotter ; alors, à la base du gland, le médecin constate la présence d'une eschare plus ou moins étendue, toujours profonde, laquelle repose sur une base indurée, épaisse, de dureté cartilagineuse, occupant une grande étendue du gland.

La marche d'une telle maladie est à ce point rapide, que généralement le malade ne vient vous trouver qu'après que le phimosis s'est produit. Au moment où celui-ci cesse et quand, en découvrant le gland, vous vous trouvez en présence de l'eschare, il est impossible de décider si vous avez eu affaire à une affection furonculeuse ou à un chancre simple s'étant compliqué de gangrène ; l'aspect de l'une et de l'autre lésion est absolument identique ; les anamnestiques seuls fournis par le malade, l'existence ou l'absence antérieure d'un chancre simple, pourront donner quelque présomption, mais vous savez combien souvent les anamnestiques sont infidèles. Vous n'avez même plus la ressource de recourir à l'inoculation pour vous procurer quelque lumière puisque le chancre mou, en supposant que ce soit à lui que vous ayez affaire, aurait perdu, par le fait même de la gangrène, son inoculabilité. Ce diagnostic rétrospectif n'a, du reste, pour le malade, qu'un intérêt secondaire ; dans l'un et l'autre cas, l'élimination de l'eschare se fera rapidement et la cicatrisation ne tardera pas à se compléter. Malheureusement, par suite de la perte de substance qu'elle vient de subir, la base du gland présentera à jamais une entaille plus ou moins profonde et restera pour toujours déshonorée.

L'hypothèse d'un chancre syphilitique gangreneux pourra

aussi venir à l'esprit ; mais cette affection est beaucoup plus
rare que les précédentes. L'existence d'une adénopathie inguinale indolente ne devra pas faire conclure de prime abord à la
syphilis ; car cette adénopathie peut se montrer avec l'affection
anthracoïde.

Les analogies de l'affection anthracoïde avec le chancre syphilitique sont grandes après l'élimination de l'eschare ; vous vous
trouvez dans l'un et l'autre cas en présence d'une ulcération
cratériforme reposant sur une masse épaisse de dureté cartilagineuse et il est difficile, à première vue, de dire si l'on a affaire à
un chancre syphilitique cratériforme, à une gomme ulcérée, aux
suites d'une affection anthracoïde ou d'un chancre simple s'étant
accompagné de gangrène. C'est en vous basant sur les antécédents vénériens du malade, existence ou non d'une syphilis
ancienne, existence de chancres simples au moment où les accidents inflammatoires sont survenus, marche plus ou moins aiguë
de la maladie ; c'est en constatant l'existence d'une adénopathie
inguinale plus ou moins prononcée, que vous arriverez à formuler ou à soupçonner le diagnostic. Mais bien souvent, si le
malade n'est pas un ancien syphilitique avéré, vous serez obligé
de suspendre votre diagnostic pendant plusieurs semaines ou
plusieurs mois attendant que la production ou le manque d'accidents secondaires vienne vous permettre d'établir rétrospec-
tivement si oui ou non la syphilis était derrière cette ulcération
à base indurée dont le diagnostic exact n'aura pu être fait sur
la simple vue de l'ulcération.

HUITIÈME LEÇON

SYPHILIDES CHANCRIFORMES. — SYPHILIS RÉCIDIVÉES.

Similitude d'aspect de l'accident initial et de quelques syphilides secondaires et tertiaires. — Infidélité des anamnestiques. — Les lésions chancriformes, prises pour des chancres d'inoculation, ont fait admettre trop facilement l'existence de syphilis récidivées.
Existe-il des exemples certains de syphilis récidivée?
Opinion de Ricord, de Diday. — Le pseudo-chancre induré des sujets syphilitiques du professeur Fournier. — Conditions requises dans une observation de syphilis récidivée pour qu'elle soit indiscutable. — Vices d'observation qui rendent la plupart des observations de syphilis récidivée insuffisantes; syphilis admises sur la seule constatation d'une lésion qui n'était peut-être qu'une ulcération chancriforme; date trop récente de la première syphilis. — Quelques observations paraissent réunir toutes les conditions requises, et la possibilité de récidive de la syphilis compte des partisans autorisés.
Diagnostic du chancre d'inoculation et des lésions chancriformes.

Messieurs,

Quand il est évident qu'on est en présence d'une lésion syphilitique, lors même que cette lésion revêt un aspect chancriforme, il ne faut pas trop se hâter de conclure qu'on est en présence d'un accident primitif, d'un chancre d'inoculation. Je vous ai montré qu'aux périodes les plus avancées de la syphilis, aux différentes phases de la période secondaire comme de la période tertiaire, des lésions peuvent se produire en dehors de toute inoculation nouvelle dont l'aspect rappelle les différentes formes du chancre initial. A la période secondaire, l'histoire récente et bien connue de la syphilis, la coïncidence d'autres accidents secondaires permettra facilement d'établir la chronologie du similichancre et de reconnaître qu'on est en présence d'un accident secondaire à aspect spécial. La difficulté est beaucoup plus grande pour les accidents tertiaires chancriformes. Ici l'histoire de la syphilis est ancienne, des années ont pu s'écouler sans que le malade ait présenté aucun accident, et volontiers il se considère comme guéri ; il ne peut croire que le mal dont il souffre, se rapporte à son ancienne maladie ; il croit facilement inutile de signaler celle-ci à son médecin, parfois même, il la lui dissimule volontairement, se trouvant dans des conditions sociales où il désire que tout le monde ignore, autant que possible, son passé malheureux. Le médecin ne doit donc pas trop compter sur le malade atteint de lésion chancriforme pour le mettre sur la voie du diagnostic et ce n'est que par une enquête parfois difficile qu'il arrivera à établir la véritable nature de l'accident.

L'analogie considérable des pseudo-chancres indurés d'origine tertiaire et du chancre d'inoculation est telle qu'autrefois on les confondait facilement, je pourrais dire constamment, entre eux : cette confusion conduisit à de graves erreurs de doctrine. La constatation de ce qu'on considérait comme un nouveau chancre syphilitique faisait admettre sans hésitation une nouvelle syphilis ; l'ulcération tertiaire prise pour un nouvel accident d'inoculation faisait admettre une nouvelle infection, une syphilis récidivée. La question des syphilides chancriformes se rattache ainsi directement à celle des syphilis récidivées : l'exposé et la discussion des principales opinions émises sur la possibilité de récidive de la syphilis vous feront apprécier les incertitudes de diagnostic, les causes d'erreur, les difficultés avec lesquelles vous vous trouverez aux prises en présence d'une lésion chancriforme ; ils vous montreront les moyens d'en venir à bout, dans quelles conditions il vous sera permis de poser le diagnostic de syphilis récidivée.

La possibilité d'une récidive de la syphilis est une des questions qui ont soulevé le plus de discussions et on peut dire que les désaccords reposent en grande partie sur la confusion des syphilomes tertiaires chancriformes avec l'accident primitif, sur la difficulté de diagnostic de l'une et l'autre lésion : la question a été placée sur son véritable terrain par le mémoire publié en 1868, par le professeur Fournier, dans les *Archives générales de médecine* sur le pseudo-chancre induré des sujets syphilitiques.

Ricord admettait en théorie la possibilité de la guérison complète de la syphilis et de la réinfection syphilitique ; en 1858, il écrivait :

« Pourquoi la diathèse syphilitique serait-elle la seule qui résistât aux modifications que la vie imprime à notre être ? Évidemment l'analogie nous porte à croire que l'influence syphilitique peut s'éteindre, et que, dès lors, pouvant s'éteindre, elle peut se reproduire.

» La disposition acquise peut s'atténuer et finir par s'éteindre ; dans le premier cas, une nouvelle infection générale devenue possible produira des accidents constitutionnels modifiés, ce qui expliquerait les affections syphiloïdes qu'ont admises quelques auteurs et qui seraient à la syphilis ce que la varioloïde est à la variole ; dans le second cas, une infection nouvelle donnera lieu à la reproduction d'accidents constitutionnels à forme et à succession régulières. »

Mais il ajoutait bientôt :

« Si l'on sort du domaine de l'analogie, et si l'on abandonne la théorie consolatrice pour ne consulter que l'inexorable clinique, l'on se trouve en face d'une négation absolue. Jusqu'ici la diathèse syphilitique ne s'est pas doublée, et la science ne possède pas un seul fait bien avéré d'une syphilis de récidive. »

En 1862, Diday a publié, dans les *Archives de médecine*, un travail des plus importants sur la réinfection syphilitique ; le célèbre syphiligraphe lyonnais ne cite pas moins de trente-deux observations qu'il considère comme des exemples de réinfection ; il admet que la vérole peut guérir complètement et que le syphilitique, dont la première vérole est guérie ou simplement en voie de décadence, peut contracter une nouvelle syphilis dont l'importance sera plus ou moins atténuée, suivant que la première vérole sera plus ou moins éteinte ; à la seconde vérole atténuée, **Diday** donne le nom de véroloïde, faisant entendre par là qu'elle est à la vérole vraie ce que la varioloïde est à la variole. Il repousse comme insoutenable la doctrine qui veut qu'un homme ne soit pas atteint deux fois dans sa vie par le virus syphilitique. Ce que l'on peut dire, d'après le chirurgien lyonnais, c'est que la syphilis, inoculée à nouveau à un même individu, ne produira pas chez lui les mêmes effets que lors de la première inoculation ; elle ne fera, en cela, que se conformer à la loi générale qui veut que l'organisme humain ne subisse pas successivement deux fois du même virus la même action.

Deux facteurs interviennent pour produire l'intensité ou la légèreté d'une syphilis : Le virus syphilitique, quoique toujours de même nature aurait, selon les cas, divers degrés d'intensité ; l'influence d'un traitement spécifique peut ajourner et atténuer la manifestation des symptômes de la syphilis.

Ces deux influences modificatrices, combinées ou non entre elles, atténuées ou renforcées par les prédispositions individuelles, ont une importance dont il faut absolument tenir compte dans l'étude de toute syphilis. Sous leur action, les effets de l'introduction du virus syphilitique, l'intensité de la vérole présentent des différences en plus ou en moins.

La *véroloïde*, c'est ainsi, je viens de vous le dire, que Diday appelle la seconde vérole atténuée, n'est pas une affection une et identique ; ce doit être et c'est un effet multiple et divers, essentiellement variable selon le degré d'intensité soit de *l'infection précédente*, soit *de la cause infectieuse* actuelle, desquelles, ainsi qu'une résultante, dépend sa force.

Passant en revue les faits qu'il a eu l'occasion d'observer ou de recueillir et, comme je vous l'ai dit, il n'y en a pas moins de trente, le chirurgien de l'Antiquaille les range en cinq grandes classes, dont le titre vous fera suffisamment connaître la nature des faits contenus dans chacune d'elles :

1° Chancre et vérole pour effet du premier contact du virus ; chancre seul pour effet du second contact ;

2° Chancre et vérole pour effet du premier contact du virus ; chancre et vérole atténuée pour effet du second contact ;

3° Chancre et vérole pour effet du premier contact du virus ; chancre et vérole plus forte pour effet du second contact ;

4° Chancre seul pour effet du premier contact du virus ; chancre et vérole pour effet du second contact ;

5° Chancre et vérole pour effet du premier contact du virus ; second chancre seul contracté pendant la période tertiaire de la première vérole.

Les résultats de la seconde vérole peuvent, d'après ces observations, se ranger en trois grandes classes :

1° Un chancre seulement ;

2° Un chancre suivi de vérole atténuée ;

3° Un chancre suivi de vérole forte.

Les cas de la première classe sont de beaucoup les plus fréquentes ; ils ont été observés sur des malades dont le chancre premier remontait à une époque relativement peu éloignée et chez qui par conséquent l'influence de la première inoculation syphilitique était moins éteinte que chez les malades de la deuxième et de la troisième classe ; chez ceux-ci, la vérole beaucoup plus ancienne avait eu le temps de s'atténuer beaucoup plus complètement et peut-être même de s'éteindre ; aussi la nouvelle vérole se montra beaucoup plus intense, d'autant plus intense que la première atteinte avait été plus éloignée ou plus faible.

Pour mieux faire comprendre sa pensée, Diday fait les deux hypothèses suivantes :

Supposons que deux ex-vérolés ayant eu à la même époque une vérole qui, chez tous les deux, fut d'intensité égale, s'exposent l'un au contact d'un chancre primitif, l'autre au contact d'un accident secondaire, le second pourra rester indemne ou n'avoir qu'une légère érosion parcheminée ; le premier, au contraire, contractera un second chancre induré type, peut-être même suivi des signes d'une nouvelle infection de l'organisme (à cette époque le chirurgien de l'Antiquaille admettait ce fait, non justifié par les observations ultérieures, que l'intoxication produite par le contact d'une lésion primitive donnait des accidents plus intenses que celle contractée au contact d'une lésion secondaire) : si deux malades s'exposent tous les deux à la même lésion, mais que la syphilis antérieure ait été plus forte chez l'un que chez l'autre, la seconde imprégnation aura une intensité d'autant moins grande que la première atteinte aura été plus forte.

Diday n'admet pas, comme des maîtres parmi les plus autorisés de l'époque l'avaient cru un instant, que la réinoculation syphilitique puisse donner lieu à la production de chancres mous ; cette opinion, du reste, ne compte plus guère aujourd'hui de partisans.

Le *chancroïde* ou accident initial de la nouvelle syphilis a tous les caractères du chancre induré infectant ; il en a notamment la durée d'incubation.

Reporté sur un autre suje., il reproduit chez lui la syphilis tout entière ; Diday cite, à ce propos, l'observation d'un malade qui aurait infecté sa jeune femme à la suite d'un chancre de récidive.

L'incubation des seconds chancres après le coït, l'incubation des accidents généraux après les seconds chancres, ont paru avoir toutes deux une durée identique à celle de ces incubations dans la syphilis ordinaire.

Diday ne croit pas que l'insuccès habituel des inoculations chez les anciens syphilitiques, soit un argument absolu contre la possibilité d'une réinfection syphilitique : les réinoculations n'ont guère été tentées que sur des malades atteints de syphilis récentes et en pleine activité; toutes autres sont les conditions du malade qui s'expose couramment, fréquemment, alors que sa syphilis, de date fort ancienne, peut être supposée, ou peu s'en faut, complètement éteinte.

Toutes ces observations, toutes ces considérations amènent Diday à ces conclusions que je vous prie de bien retenir pour les comparer avec les faits que nous allons étudier après :

Il existe, en droit comme en fait, des seconds chancres indurés. Mais ces chancres, dans la plupart des cas du moins, ne sont qu'indurés; ils n'infectent pas. Réunissant toutes les propriétés physiques de l'ulcère qui marque le début de l'infection syphilitique, ils n'en ont ni le signe fatal, l'adénopathie, ni la conséquence obligée, l'appareil de symptômes constitutionnels. Le chancre induré d'un ex-syphilitique a toutes les apparences locales du véritable chancre infectant; seulement on sait d'avance qu'il n'infectera pas lorsque l'adénopathie fait défaut. Ici Diday insiste sur l'importance pronostique de l'adénopathie :

« Jamais la supériorité, la suprématie que, en matière de pronostic, l'induration des ganglions possède sur l'induration du chancre ne ressort plus évidente que dans l'histoire des seconds chancres. Praticiens, là où vous voyez manquer cette pléiade ganglionnaire, quelque inquiétante que puisse paraître l'induration de l'ulcère primitif, rassurez hardiment vos malades contre toute éventualité d'accidents futurs... Tout chancreux chez qui la pléiade ganglionnaire fait défaut est, de droit, exempt de vérole. » Il y a peut-être quelque réserve à faire sur l'optimisme du savant médecin lyonnais en présence d'un chancre syphilitique non accompagné de pléiade ganglionnaire; c'est un sujet sur lequel nous aurons occasion de revenir.

En résumé, Diday considère la réinfection syphilitique comme possible, on pourrait même dire comme assez fréquente ; son existence démontre la possibilité de la guérison complète de la syphilis ; celle-ci se ferait en moyenne dans un espace de vingt-deux mois. L'apparition du chancroïde seul n'est cependant peut-être pas la preuve d'une guérison complète de la première syphilis et d'une réinfection véritable; elle suppose, certainement, la nécessité d'une participation quelconque de l'économie, elle suppose l'atténuation de l'infection première, mais n'a pas besoin pour se produire d'une épuration complète. A côté de la guérison de la syphilis et de la réinfection véritable, Diday admet, en effet, la saturation en deux étapes, la syphilisation complète en deux livraisons complémentaires. La réintroduction du virus capable de produire le chancroïde, tout insuffisante qu'elle soit pour développer chez l'ex-vérolé une syphilis complète, serait très efficace pour épuiser ce qu'il lui restait de réceptivité.

En 1868, paraît dans les *Archives générales de médecine*, le travail du professeur Fournier, sur le pseudo-chancre induré des sujets syphilitiques, qui va apporter un élément considérable dans l'histoire des réinfections syphilitiques ; je vous en ai déjà parlé longuement dans les précédentes leçons ; il me suffira de vous rappeler en quelques mots les principaux faits qu'il a mis en lumière.

Dans ce mémoire, l'éminent professeur établit qu'il se produit parfois dans l'évolution de la syphilis, et cela d'une façon toute *spontanée*, des accidents absolument semblables, comme caractères, au chancre initial, de véritables *chancres indurés consécutifs*, aussi identiques que possible, cliniquement, au chancre primitif, exorde de la diatèse. Ces ulcérations méritent véritablement le nom de *pseudo-chancres* ; elles ont les caractères optiques et la base indurée du chancre initial ; ce sont les mêmes phénomènes essentiels, le même groupement de symptômes, la même évolution pathologique. La pléiade ganglionnaire elle-même peut les accompagner, bien qu'elle fasse le plus souvent défaut.

Le résumé des principales observations de ce travail vous fera saisir immédiatement la marche de l'accident.

Un officier, au dix-huitième mois de sa syphilis, voit, après quarante-trois jours de continence, apparaître un soi-disant chancre induré de la muqueuse préputiale.

Un malade, à la troisième année de sa syphilis, présente sur les bourses une ulcération ayant tous les caractères du chancre induré bien que sa femme, soignée par M. Fournier, n'ait jamais eu trace d'infection syphilitique ; huit mois après, sur la rainure glando-préputiale, exactement sur le siège de l'ancien chancre, ulcération avec induration offrant la physionomie du chancre induré et en même temps induration discoïde des bourses.

Un malade, qui avait eu la syphilis en 1857, après avoir présenté pendant plusieurs années des accidents tertiaires, eut en 1865 des nodules d'induration cartilagineuse de la rainure glando-préputiale ; un d'eux s'ulcéra après plusieurs mois et prit exactement l'aspect d'un chancre syphilitique. Ce malade, depuis plusieurs années, n'avait eu de rapports qu'avec sa femme qui n'a jamais présenté aucun symptôme de syphilis.

Un des amis du professeur Fournier, qui avait eu en 1862 un chancre suivi de roséole, se maria en 1864 et, quelques mois après, sans avoir eu aucun rapport suspect, il présentait sur la face antérieure du scrotum une ulcération arrondie, du diamètre d'une pièce de vingt centimes, un peu creuse, à fond jaunâtre, à bords adhérents, à base un peu rénitente.

Le travail du professeur Fournier établit donc d'une façon incontestable que, pour admettre un second chancre résultant d'une contagion nouvelle chez un sujet syphilitique, il ne suffit pas de constater une lésion isolée, circonscrite, chancriforme, indurée; car, spontanément et en dehors de toute contagion, il se manifeste parfois chez les sujets syphilitiques des accidents tout à fait semblables au chancre induré.

Je ne saurais donner à ceux d'entre vous, qui veulent étudier sous toutes ses faces la question du pseudo-chancre syphilitique, un meilleur conseil que de lire le chapitre que mon collègue M. Mauriac a consacré à l'étude de la syphilis tertiaire des organes génitaux dans son *Traité des maladies vénériennes*.

La notion du pseudo-chancre induré a changé complètement les conditions à requérir pour admettre une récidive de syphilis; elle nous a rendus plus exigeants que nos devanciers. Puisque, spontanément, et en dehors de toute contagion, il se manifeste parfois, chez les syphilitiques, des accidents tout à fait semblables au chancre induré, la simple constatation d'une ulcération d'apparence chancreuse ne suffit plus aujourd'hui pour affirmer l'existence d'une réinfection : il faut demander à une syphilis récidivée, pour la regarder comme absolument démonstrative, quelque chose de plus qu'une ulcération chancriforme ; ce quelque chose de plus, c'est la consécration d'accidents secondaires se montrant à la suite de l'ulcération chancreuse et à leur date chronologique, c'est-à-dire, quelques semaines après celle-ci. Le malade, comme l'enseigne le professeur Fournier, devra présenter dans l'évolution de sa maladie trois périodes distinctes :

1° Une première syphilis indiscutable, caractérisée par un premier chancre induré, avec pléiade inguinale indolente; puis, quelques semaines après, roséole typique et autres éruptions syphilitiques, céphalée, alopécie, plaques muqueuses, etc. ;

2° Un silence complet ou interrompu seulement par quelques accidents tertiaires et ayant duré plusieurs années;

3° Une nouvelle infection syphilitique, caractérisée par un nouveau chancre induré avec adénopathie caractéristique, suivi, après quelques semaines, d'accidents secondaires incontestables et se présentant dans leur ordre chronologique régulier.

Les médecins étrangers sont d'accord avec les médecins français pour reconnaître l'insuffisance d'une ulcération chancriforme, quand il s'agit de déclarer un malade atteint de syphilis récidivée.

Neumann (*Wien. med. Presse*, XXVII, 146, 1886) déclare qu'on ne doit admettre comme positifs que les cas de récidive qui ont reçu la consécration des accidents secondaires : l'induration, chez les anciens syphilitiques, est une lésion qui peut se montrer à l'occasion des affections les plus banales ; une balanite simple peut en provoquer l'apparition; un chancre mou s'accompagne souvent d'induration de la base; on ne saurait donc admettre une réinfection syphilitique sur la seule constatation d'une ulcération à base indurée.

Que valent les observations de syphilis doubles quand on les passe à pareil crible?

Les malades, cités comme exemples de syphilis récidivée, peuvent se diviser en deux grandes classes.

Dans une première classe de faits, la seconde vérole a été admise sur la seule constatation d'un chancre non accompagné d'adénopathie, non suivi d'accidents constitutionnels, et ces faits constituent même la majorité des observations publiées; vous vous rappelez que, pour M. Diday, c'était une des particularités du chancre de réinfection de ne pas s'accompagner d'adénopathie, de n'être pas suivi d'accidents généraux.

14

Dans une seconde série d'observations, la deuxième syphilis s'est affirmée par le développement simultané ou successif du chancre, de l'adénopathie, d'accidents de la période secondaire.

Avec les notions que nous possédons aujourd'hui sur la production possible de pseudo-chancres spontanés ; aujourd'hui que nous savons que toute syphilis peut, à un moment quelconque de son évolution, donner naissance à des ulcérations présentant tous les caractères de l'ulcération initiale, nul ne peut affirmer que, dans les observations où une syphilis récidivée a été admise sur la simple constatation d'un chancre, sans ou même avec adénopathie, non suivi d'accidents généraux, on ait réellement eu affaire à une réinfection syphilitique et non à un pseudo-chancre. Plus d'une fois des malades ont dû être considérés comme présentant des chancres de réinfection, qui n'avaient qu'une syphilide ulcéreuse secondaire ou tertiaire, ou chez lesquels un vulgaire herpès, un chancre simple s'étaient indurés, comme chez ceux dont je vous ai cité l'observation à propos de l'étiologie du pseudo-chancre syphilitique.

Parmi les faits anciens, toute une série, et la plus nombreuse des observations de M. Diday, se rapporte, vous vous le rappelez sans doute, à des malades chez qui la récidive de la syphilis a été admise sur la seule constatation d'une simple ulcération chancriforme ; mais, point n'est besoin de recourir aux travaux antérieurs au mémoire du professeur Fournier sur le pseudo-chancre des sujets syphilitiques, pour voir l'existence d'une seconde vérole admise chez des sujets qui n'ont présenté qu'une ulcération chancriforme.

Le docteur Hugo Engel a publié récemment, dans le *Philadelphia Medical Times* une observation dont voici le résumé :

Un jeune homme de vingt-quatre ans, atteint sept ans auparavant d'une syphilis accompagnée rapidement d'accidents cérébraux graves, mais n'ayant plus donné lieu depuis plusieurs années à aucun accident sérieux, vint trouver, huit jours après un rapport suspect, le docteur Engel pour un chancre huntérien des plus caractérisés, qui mit trois semaines à se cicatriser ; il n'y eut ni adénopathie, ni accidents constitutionnels bien nets.

Que pensez-vous de ce chancre huntérien nettement caractérisé huit jours après que le malade s'est exposé à l'inoculation ?
Qu'est devenue l'incubation habituelle à ce genre de chancres ?
N'êtes-vous pas portés, en voyant le peu de temps qui s'est
écoulé entre le coït suspect et l'apparition du chancre, à admettre avec moi qu'il s'est agi bien plutôt d'un chancre simple
ou d'un herpès s'étant induré, comme cela s'observe chez les
anciens syphilitiques et ayant pris un aspect huntérien, que d'un
véritable chancre d'inoculation ?

Dans quelques observations d'ulcérations chancriformes sans
adénopathie concomitante, sans accidents généraux consécutifs,
il est pourtant quelquefois bien tentant d'admettre l'influence
d'une réinfection syphilitique ; tel est le cas rapporté par Diday
de cet officier qui eut un second chancre présentant tous les
caractères huntériens, moins l'adénopathie, après avoir été en
rapport avec une fille publique qui avait donné la vérole à un
autre client du médecin lyonnais : celui-ci put, du reste, examiner la femme et découvrit au pli génito-crural, près de l'anus
une ulcération en voie de cicatrisation, parcheminée, appartenant à la variété dite érosion chancriforme. Telle est aussi l'observation due au même auteur de cette dame, qui eut à la lèvre
un soi-disant chancre de réinfection dont l'auteur était un soldat
atteint de plaques muqueuses très larges aux deux amygdales,
au bord gauche de la langue et à la lèvre supérieure. Il n'y eut
après ce chancre ni adénopathie, ni accidents secondaires.

Dans quelle limite la syphilis des sujets incriminés comme
ayant infecté, dans ces deux cas, est-elle intervenue pour provoquer les accidents chancriformes des clients de M. Diday ?
Bien malin qui le déterminerait ; mais le rapprochement entre
la syphilis de l'un et l'autre sujet est bien séduisant.

En résumé, l'apparition d'un accident chancriforme ne suffit
pas à affirmer l'existence d'une réinfection syphilitique, mais
des confrontations, comme les deux faits de Diday que je viens
de vous rapporter, pourraient donner à réfléchir, si elles se
multipliaient.

Vous comprenez, messieurs, qu'en présence des doutes qu'une ulcération chancriforme non suivie d'accidents autres, laisse toujours dans l'esprit, les observations de chancres suivis d'accidents secondaires peuvent seules aujourd'hui être invoquées en faveur de la possibilité d'une réinfection ; elles semblent, à première vue, devoir présenter toutes les garanties d'authenticité possibles, et cependant, quand on les étudie dans tous leurs détails, on est frappé de ce fait que la plupart présentent des lacunes, prêtent à discussion, peuvent subir des interprétations différentes.

Chez bon nombre des malades, chez qui l'apparition du chancre second fut suivi de l'apparition d'accidents constitutionnels, la syphilis n'était pas assez ancienne, les malades n'étaient pas depuis assez longtemps exempts d'accidents pour que des accidents secondaires ne pussent se développer de par l'évolution naturelle de la maladie. Le temps qui s'est écoulé entre la première et la seconde vérole est court, trop court pour qu'on puisse affirmer la tendance aux éruptions secondaires, éteinte pour la première syphilis ; souvent aussi l'ulcération chancriforme, les éruptions cutanées et les plaques muqueuses sont découvertes en même temps, leur chronologie n'est pas établie, l'ordre de succession du chancre et des accidents secondaires n'est pas nettement déterminé, le temps qui s'est écoulé entre l'apparition du chancre et celle de ces derniers n'est pas toujours indiquée.

Sturgis a publié (dans *American Journal of the Med. Sc.*, 1882) une observation dont voici le résumé. Un homme atteint de syphilis depuis vingt-trois mois, et qui n'avait présenté aucun accident ni suivi aucun traitement depuis quinze mois, fut pris, trois jours après un rapprochement suspect, qui avait été précédé de cinq mois de repos sexuel, de chancres mixtes, à la suite desquels se reproduisirent tous les symptômes d'une syphilis jeune, d'une nouvelle infection.

Gabolotzcki rapporte également (dans *Mediz. Obozrenic.*, 1884) l'histoire d'un jeune homme de vingt-trois ans qui, dix-huit mois après un premier chancre suivi d'accidents secondaires, présenta un second chancre qui s'accompagna d'adénopathie et de roséole.

Neumann a observé le fait suivant : Une malade eut, au mois de septembre 1883, des plaques muqueuses et des syphilides papuleuses récidivantes ; elle fut traitée par les frictions mercurielles et l'iodure de potassium. En 1886, elle se présentait avec une induration des grandes lèvres, et eut des ganglions syphilitiques et une syphilide maculeuse fébrile. (*Wien. med. Presse*, 1886, p.146.)

En présence de syphilis encore jeunes, comme celle de Sturgis et de Gabolotzcki, ne remontant pas à plus de dix-huit ou de vingt-trois mois, en présence même de syphilis remontant à trois ans comme celle de Neumann, n'est-il pas permis de se demander si on a réellement affaire à une réinfection syphilitique ou s'il ne s'agit pas simplement d'un réveil de la syphilis première ? N'est-il pas permis de conserver quelque doute, surtout quand les accidents commencent par des chancres mal caractérisés, par des chancres mixtes, trois jours seulement après le rapport suspect ?

C'est en présence de pareils desiderata que quelques médecins se sont demandé s'il s'agissait bien dans ces cas de récidives réelles ou simplement de réveils plus ou moins tardifs de la maladie. Mais comment, avec une pareille hypothèse, expliquer le chancre signalé dans les observations ? Ce que les partisans de la réinfection considèrent comme un nouveau chancre ne serait qu'un pseudo-chancre, une syphilide née comme les autres sous l'influence du réveil de la syphilis et devenue indurée, chancriforme probablement sous l'influence du siège particulier qu'elle occupe, grandes lèvres chez la femme, sillon balano-préputial chez l'homme. Au lieu donc d'être des exemples de syphilis récidivée, de telles observations deviennent des faits de réveil tardif de la syphilis avec transformation chancriforme d'une ou plusieurs syphilides. Il faut avouer que cette interprétation devient fort plausible pour certaines syphilis prétendues récidivées dans lesquelles la récidive a suivi de très près la première atteinte et dans lesquelles la succession des accidents n'est pas nettement indiquée.

Certains partisans de la réinfection syphilitique, en voyant combien les deux véroles se suivaient de près, n'ont pas été jusqu'à considérer les malades comme guéris de leur première syphilis au moment de l'infection seconde, ils ont admis que celle-ci, se produisant chez un sujet légèrement syphilisé la première fois, apportait simplement un complément à la première vérole.

En voyant combien est peu considérable l'espace de temps qui, dans certaines observations, sépare la première vérole de la seconde, quelques partisans même de la réinfection hésitent à admettre une récidive véritable chez un malade ayant eu le temps d'épuiser l'influence préservatrice de la première vérole; ils sont plutôt portés à admettre un complément d'infection chez un sujet non saturé par la première syphilis.

Il semble, écrit Diday, qu'il ne s'agisse pas d'une réinfection mais plutôt d'une infection s'opérant, se complétant en plusieurs fois. Au deuxième contact, le principe infectant ne trouve pas une immunité complètement réalisée; il agit donc, mais il agit dans les limites que l'infection précédente marquait à son pouvoir actuel. C'est, comme le dit dans son langage pittoresque le syphiligraphe lyonnais, une vérole en deux livraisons complémentaires plutôt qu'une réédition.

Vous voyez, messieurs, en quoi pèchent certaines observations de syphilis récidivée dont la seconde atteinte a donné lieu à la production d'accidents secondaires; l'intervalle de temps écoulé entre la première et la seconde vérole n'a pas été suffisant pour qu'on puisse garantir qu'on ne se soit pas trouvé simplement en présence d'un réveil tardif, avec production d'un pseudo-chancre dans un point prédisposé à cette lésion, comme les grandes lèvres, le sillon balano-préputial.

Les observations dans lesquelles un long intervalle de temps a séparé la première de la deuxième vérole, ne sont pas non plus sans laisser place à quelques desiderata.

A côté des observations dans lesquelles il est regrettable, au point de vue de leur netteté, de voir la seconde vérole suivre de

trop près la vérole première, il en est d'autres dans lesquelles la
deuxième syphilis a été aussi nettement caractérisée que possible, dans lesquelles l'intervalle de temps entre la première et
la seconde vérole est assez long pour qu'on puisse considérer
celle-là comme épuisée; on dirait à première vue toutes les conditions d'une bonne observation réalisées, et cependant une
lacune reste qui rend tout l'échafaudage peu solide; quelques
doutes planent sur l'existence de la première syphilis; rien, en
effet, n'est souvent plus difficile que d'établir incontestablement
l'existence d'une vérole légère contractée dix, quinze, vingt ans
auparavant. Un bel exemple de la difficulté qu'il y a à établir
incontestablement la réalité de la première vérole vous est
fournie par l'observation que je vais vous rapporter.

Au mois de décembre 1887, entrait dans mon service un homme
de cinquante-huit ans, exerçant le métier de maçon, quelque peu
fatigué par son métier et paraissant bien avoir atteint la soixantaine,
mais solidement constitué et se portant ordinairement bien. Il était
atteint d'un chancre siégeant à la face interne du prépuce; ce chancre
avait tous les caractères de l'accident initial de la syphilis; c'était
un ulcère ou plutôt une érosion superficielle, présentant l'association des couleurs grise et rouge qui constitue le chancre en cocarde;
le fond était uni et très finement granuleux; les bords non décollés
se continuaient insensiblement avec la peau environnante, présentant tout au plus un petit bourrelet d'induration à l'union de l'ulcère
et des tissus circonvoisins.

Cet ulcère était absolument indolore et reposait sur une base nettement indurée, d'un demi-centimètre au moins d'épaisseur et ayant
une résistance sèche, élastique, cartilagineuse. Dans l'aine droite, du
même côté que l'ulcération du prépuce, il y avait un ganglion de
volume exagéré, plus gros qu'une forte noisette, dur, indolent.

Nous nous trouvions donc en présence d'un chancre avec lésion
ganglionnaire concomitante, développé chez un homme de cinquante-
huit ans. Celui-ci, du reste, avouait que, fidèle ordinairement dans
ses amours, il avait eu, un mois auparavant, des rapports suspects.
Rien que de bien naturel jusqu'à présent; mais voici où l'histoire devient intéressante: en examinant le gland, nous trouvâmes au niveau
du méat une petite cicatrice très nette et quand nous interrogeâmes
le malade pour en connaître l'origine, voici ce qu'il nous raconta:
Vingt-sept ans auparavant il avait eu la vérole: il avait été soigné

ici-même, à l'hôpital du Midi, par le docteur Puche, pour une ulcération siégeant au niveau du méat et qui fut déclarée, au moment de l'entrée, chancre phagédénique et pansée au tartrate ferrico-potassique. Dix jours après son entrée, le malade découvrit sur sa poitrine une éruption qu'il compare aux taches produites par des piqûres de puce et qui fut, sans hésitation, déclarée roséole par le chef de service ; celui-ci, d'ailleurs, aurait dit à ses élèves que, vu l'aspect du chancre, il attendait cette éruption pour commencer un traitement par l'iodure d'hydrargyre. On constata aussi, à cette époque, la tuméfaction des ganglions sous-occipitaux ; le malade n'est pas affirmatif sur l'existence de glandes dans l'aine.

Le chancre de 1860 dura un mois, le malade resta quatre-vingt-cinq jours à l'hôpital et n'eut plus aucun accident depuis cette époque.

Voici du reste les renseignements que nous fournissent les registres de l'hôpital : Jean X... trente ans, entré le 2 octobre 1860, sorti guéri le 27 décembre 1860. Chancre phagédénique. Roséole.

Ce malade est rentré à plusieurs reprises dans notre service pour s'y faire soigner de plaques muqueuses.

L'intervalle de temps, qui s'est passé sans aucune manifestation syphylitique entre la première et la deuxième vérole de notre malade, est plus que suffisant pour contenter l'esprit le plus rigoureux et pour qu'on puisse admettre une syphilis récidivée, si la première syphilis est démontrée ; malheureusement l'histoire de celle-ci est quelque peu sommaire.

Il est certain qu'en 1860, le diagnostic de syphilis a été posé : le récit bien net du malade, le traitement institué à cette époque, l'inscription retrouvée sur les registres de l'hôpital : chancre phagédénique, roséole, ne laissent, je crois, aucun doute à cet égard. Mais il est fort regrettable qu'avec un chancre, qui présenta certaines irrégularités puisqu'il fut phagédénique, ce qui est une rareté pour un chancre induré, il n'y ait pas eu quelques accidents plus caractérisés encore que la roséole, telles que plaques muqueuses, alopécie, etc.

Notre observation ne semble donc pas échapper à la lacune que je vous disais exister dans nombre des observations de syphilis récidivée dont les deux atteintes se sont produites à un grand intervalle l'une de l'autre ; il y a insuffisance de détails sur la première atteinte pour la rendre inattaquable ; mais, malgré ces lacunes, il n'en reste pas moins intéressant de voir un malade considéré deux fois, à l'hôpital du Midi, à vingt-sept ans de distance, comme commençant une syphilis.

Le même doute existe pour le malade qui est entré ces jours derniers au n° 7 de notre salle 8 ; cet homme était venu réclamer nos soins au mois de juillet dernier pour une affection aux apparences chancriformes, à ulcération profonde, presque phagédénique, à noyau d'induration très volumineux ; un ganglion peu développé, indolore existait dans l'aine. Le malade déclarait avoir été soigné, il y a vingt ans, à l'hôpital de Bordeaux, pour une vérole ; s'il faut s'en rapporter au dire du malade, voici en quoi aurait consisté cette vérole : chancre ayant duré un mois ; ganglion volumineux, douloureux, n'ayant pas suppuré ; lèpre (c'est l'expression du malade) ayant envahi tout le corps et ayant duré trois mois ; impossible de savoir s'il y eut à cette époque traitement par le mercure. Notre diagnostic resta indécis entre un chancre d'inoculation, et un syphilome tertiaire ulcéreux ; le traitement mixte fut institué, et après quelques semaines notre homme sortait guéri ; aujourd'hui il nous revient couvert de syphilides papuleuses. Dirons-nous que nous sommes en présence d'une réinfection syphilitique ? Trop de doutes, trop d'incertitudes, trop d'irrégularités existent dans l'histoire de la première vérole pour que nous puissions admettre une seconde syphilis chez ce malade qui, comme beaucoup d'autres, se pare d'une syphilis ancienne que rien de ce qu'il nous raconte ne permet d'affirmer.

Bauchet a publié une observation signalée partout ; il a vu survenir, en 1859, trois chancres suivis de roséole, de syphilide papulo-lenticulaire, de croûtes dans les cheveux et de plaques muqueuses, chez un malade qui avait eu en 1838 un chancre suivi de taches rouges sur la peau. A cette observation déjà ancienne, on peut reprocher, comme à la notre, le peu de détails sur la syphilis première survenue à une époque où la dualité chancreuse n'était pas encore établie.

Par l'étude que nous venons de faire, vous voyez, messieurs, en quoi pèchent la plupart les observations de syphilis récidivée publiées par les auteurs : ici la récidive a été admise d'après la seule existence d'une ulcération chancriforme qui pouvait n'être qu'une syphilide tardive ulcéreuse ; là, la soi-disant seconde vérole survenait à une époque trop rapprochée de la première pour qu'on pût affirmer d'une manière certaine qu'on n'était pas en présence d'une simple poussée éruptive dépendant encore de la syphilis ancienne ; enfin, dans des observations où la seconde vérole a été nettement caractérisée, où elle aurait été précédée d'une période de guérison assez longue pour que la première vérole fut considérée comme bien éteinte, c'est l'existence de celle-ci qui laisse des doutes dans l'esprit. Il est cependant possible de relever de loin en loin quelques observations présentant de grandes apparences de réalité.

Le regretté Homolle a rapporté dans l'article SYPHILIS du *Nouveau dictionnaire de médecine et de chirurgie pratiques* deux observations pour lesquelles il est fort tentant d'admettre la réalité de la récidive de la syphilis. Voici les faits :

Le premier cas est rapporté par Hutchinson : il a trait à un jeune médecin qui, après avoir eu, en 1860, un chancre induré, suivi de manifestations secondaires, qui se reproduisirent pendant deux ans, semblait être guéri. En 1865, Hutchinson, qui avait observé la première série d'accidents, constatait de nouveau un chancre induré, une forte éruption de roséole et une angine érythémateuse.

Le second cas appartient à Zeisl, qui l'a communiqué, en 1858, à la Société de médecine de Vienne : première infection en 1848 ; les accidents persistant malgré le traitement, le malade entra dans le service de Zeisl, en novembre 1849, avec des exostoses du frontal, une « corona Veneris » et deux ulcérations profondes du cuir chevelu. Après une cure de frictions, l'emploi du décocté de Zittmann et de l'iodure, le malade est renvoyé guéri en mai 1850. Le 6 octobre 1855, après un coït suspect, érosion du repli balano-préputial qui s'indure et s'accompagne d'adénopathie indolente, puis d'une éruption de roséole sur la poitrine.

Caspary, dont l'esprit critique semble rigoureux, et qui n'admet pas qu'on puisse considérer comme cas de syphilis double ceux dans lesquels il n'y a pas eu d'accidents généraux à la suite du chancre second, a publié dans la *Deutsche medizinische Wochenschrift*, de 1875, l'histoire d'un malade qui, ayant eu treize ans auparavant un chancre induré avec ulcérations de la gorge, plaques muqueuses à l'anus, était depuis de longues années indemne de tous accidents quand, en 1875, il présenta à nouveau un chancre induré avec engorgement ganglionnaire et éruption papuleuse.

Vous voyez, messieurs, que des observateurs sages peuvent de loin en loin recueillir des observations de syphilis double présentant de grandes apparences de réalité, offrant la succession que nous demandions tantôt : d'une première syphilis bien nette, d'un espace de temps de plusieurs années pendant lesquelles le malade paraît absolument guéri, enfin d'une seconde syphilis caractérisée par l'apparition dans leur ordre chronologique du chancre et d'accidents d'infection générale, éruptions cutanées, plaques muqueuses.

En présence de pareilles observations, il paraît difficile de ne pas admettre que le malade ait subi une seconde contagion : il y aurait un complément d'observation précieux, ce serait de pouvoir faire la confrontation, de pouvoir retrouver la syphilis du sujet infectant; mais ces confrontations sont chose difficile à obtenir et je ne connais guère pour avoir cet appui que les deux observations de M. Diday de malades atteints pour la seconde fois d'ulcérations chancreuses ou chancriformes, après avoir été en relation avec des sujets syphilitiques.

Malgré la difficulté de recueillir des observations incontestables, la possibilité de la réinfection syphilitique est aujourd'hui admise par des observateurs de premier ordre; au dernier Congrès international des sciences médicales tenu à Berlin, les professeurs Neumann et Lang déclaraient encore avoir vu des cas de réinfection.

Les quelques observations que je viens de vous rapporter, les réflexions qu'elles m'ont suggérées, vous montrent, messieurs, quelles causes d'erreur vous aurez à éviter avant de porter le diagnostic de récidive de syphilis et quelles conditions devront présenter vos observations pour ne pas encourir le danger d'être rangées au nombre des non-valeurs. Quant à la syphilide chancriforme, cause de tant d'erreurs, quelques indices vous permettront de la soupçonner et de la distinguer du chancre initial.

Bien que la syphilide chancriforme puisse rappeler toutes les formes du chancre, depuis le petit chancre lenticulaire jusqu'au chancre le plus volumineux, depuis l'érosion jusqu'au phagédénisme, elle est le plus souvent une tumeur ulcérée ; l'induration est très développée, l'ulcération est profonde, anfractueuse, irrégulière, le processus ulcéreux est très accusé ; le siège habituel est le sillon balano-préputial ; l'adénopathie, et c'est là un phénomène capital, ne l'accompagne presque jamais, presque toujours elle fait défaut ; les phénomènes de réaction locale sont des plus faibles. Quand on a pu suivre les différentes phases d'évolution de l'accident, on constate qu'on a affaire à une tumeur qui s'ulcère, l'induration précédant quelquefois de plusieurs semaines l'ulcération, et non pas à une ulcération qui s'indure comme cela s'observe en cas de chancre, l'ordre des facteurs est renversé : le chancre initial montre après peu de semaines d'existence une tendance manifeste à la cicatrisation, le syphilome chancriforme peut rester indéfiniment longtemps immobilisé dans un état stationnaire.

Un traitement interne composé de l'administration simultanée du mercure et de l'iodure de potassium provoque ordinairement une résolution, une réparation extrêmement rapide de la lésion chancriforme, tandis que son action sur le chancre vrai est à peu près nulle ; tous ces signes vous seront précieux : mais ce qui devra toujours éveiller votre attention, ce qui devra vous mettre sur la voie du diagnostic, c'est l'existence d'un chancre sans adénopathie, surtout si la lésion chancriforme présente un noyau d'induration volumineux et une ulcération très accusée.

Une fois votre attention éveillée sur la possibilité d'une lésion chancriforme et non d'un chancre vrai, vous scruterez le passé du malade et vous trouverez l'histoire de la syphilis ancienne quelquefois aussi vous trouverez, en examinant la surface du corps, les cicatrices d'anciennes lésions ulcéreuses, ou des lésions actuelles ne pouvant appartenir qu'à une syphilis déjà ancienne, exostoses, rupia.

De tout ceci, retenez donc ce fait qu'il faut bien se garder de conclure immédiatement de la constatation d'une lésion chancriforme à l'existence d'une syphilis à ses débuts et d'une inoculation nouvelle; et qu'il faut y regarder à deux fois avant de se prononcer sur la nature de la lésion quand on se trouve en présence d'un chancre ulcéreux à noyau d'induration volumineux, surtout si celui-ci ne s'accompagne pas d'adénopathie inguinale.

NEUVIÈME LEÇON

CANCER DES ORGANES GÉNITAUX. — PRINCIPALES BASES DE DIAGNOSTIC EN CAS D'ULCÉRATIONS GÉNITALES. — PHIMOSIS INFLAMMATOIRES.

I. Cancer des organes génitaux.
Fréquence. — Causes. — Début. — Cancers du prépuce, du fourreau et du gland. —Complications. — Analogies entre le cancer et les ulcérations syphilitiques. — Diagnostic.

II. Principales bases du diagnostic en cas d'ulcérations génitales. — Erreurs de diagnostic les plus fréquentes.
Bases du diagnostic : nombre des ulcérations, forme, étendue, couleur, bords, profondeur, aspect du fond, sécrétion, sensibilité. — État des tissus sous-jacents à l'ulcération et des ganglions. — Antécédents du malade. — Durée d'incubation de l'accident. — Inoculation. — Traitement d'épreuve. — Modifications de ces différents signes dans les affections les plus fréquentes, chancre syphilitique, chancre simple, herpès.

III. Phimosis inflammatoire.
Différents degrés du phimosis inflammatoire; causes; difficultés qu'il oppose au diagnostic. — Moyens de tourner la difficulté : examen de l'état général, examen des ganglions inguinaux, lymphangites du fourreau, acuité plus ou moins grande de l'inflammation du prépuce, lymphangites intrapréputiales, état du limbe, nature du pus qui s'écoule par le limbe. — Phimosis diabétique.

I

Messieurs,

Il est une affection, heureusement rare, particulièrement grave, qu'on confond facilement avec les ulcérations syphilitiques, c'est le cancer, et pourtant quand l'attention est éveillée sur sa possibilité, il est en général aisé d'arriver au diagnostic.

Le cancer est une maladie de l'âge adulte ou de la vieillesse ; on ne l'observe guère avant trente ans, et jusqu'à quarante ans les cas en sont rares, puisque Ricord déclarait n'en avoir jamais observé avant cet âge. Son maximum de fréquence se rencontre entre cinquante et soixante ans.

D'après Roux et Demarquay, le phimosis créerait une prédisposition à cette affection par suite des difficultés qu'il oppose aux soins de propreté, par suite aussi de l'état d'irritation permanent des muqueuses qui l'accompagne. Le traumatisme, des lésions inflammatoires subaiguës ou chroniques, blennorrhagies de longue durée, fistules uréthrales, semblent avoir été dans un certain nombre de cas les causes provocatrices de la maladie ; ces différentes lésions auraient agi par l'état d'irritation habituel qu'elles entretiennent. C'est, en effet, chose connue que l'épithélioma naît volontiers dans les points occupés par une irritation chronique, et il n'est rien d'étonnant qu'on voie se produire, au niveau des organes génitaux, ce qu'on observe dans les autres régions de l'économie où on a vu le cancer se développer à la surface de vésicatoires à demeure ou dans le trajet de fistules anciennes.

Le cancer débute ordinairement au niveau du gland ou du prépuce, particulièrement au niveau du sillon balano-préputial ou du méat ; il est tout à fait exceptionnel qu'il ait son point d'origine sur le fourreau.

Le début peut se faire par une simple fissure, rebelle à la cicatrisation, dont les lèvres tendent à s'écarter l'une de l'autre, qui se transforme en ulcère à bords rigides, à fond sanieux et qui devient promptement envahissante. Plus souvent le début a lieu par une excroissance papillaire ou verruqueuse, qui s'ulcère et s'étale en surface ; des nodosités caractéristiques ne tardent pas à se former au voisinage du nodule primitif.

Quand le début se fait par le gland, un petit tubercule se développe à la surface ; ce tubercule, indolent au début, devient bientôt sensible par suite de l'irritation que les frottements développent au niveau de la tumeur. Celle-ci s'accroît, s'ulcère ; toute la surface du gland se recouvre de végétations fongueuses et saignantes; il existe cependant une forme ulcéreuse, qui peut aboutir à la destruction du gland, sans qu'il se produise à la surface de l'ulcération de végétations importantes. La surface ulcérée repose sur une base dure ; ses bords sont indurés et déchiquetés; de la surface s'écoule un liquide sanieux et sanguinolent.

Chez les sujets atteints de phimosis, ce liquide sanieux et sanguinolent s'écoule par le limbe et vient tacher le linge ; au-dessous du prépuce on sent un certain nombre de bosselures ; enfin, par suite des progrès de la maladie, les végétations viennent faire saillie à l'orifice du prépuce ou à travers des pertuis gangreneux, formés à la suite de la distension excessive de la peau; ces végétations ont une large base d'implantation, sont ulcérées, saignantes; leur consistance est plus dure que celle des végétations vénériennes simples.

Quand le début se fait par le prépuce, le cancer est habituellement superficiel; dans l'épaisseur du repli préputial, au voisinage du limbe, apparaît un petit noyau d'induration d'abord indolent et bien localisé ; puis le prépuce s'infiltre dans sa totalité, s'épaissit, s'indure, revêt la consistance du carton; à un moment donné, il se produit un véritable phimosis cancéreux ; le fourreau et même le scrotum s'envahissent à leur tour; des ulcérations bourgeonnantes, saignant facilement, suppurant abondamment, se produisent de loin en loin.

Les cancers du prépuce et du fourreau s'étendent en surface en respectant les corps caverneux, du moins habituellement. Le cancer du gland, tout au contraire, envahit rapidemment ces organes.

Les ganglions inguinaux sont souvent atteints dans le cours du cancer des organes génitaux, et parfois même arrivent à s'ulcérer. Les cancers génitaux appartiennent le plus habituellement à la forme anatomique dite épithélioma.

Le cancer peut entraîner à sa suite un certain nombre de complications graves telles que la gangrène du prépuce, résultat de la distension excessive de celui-ci en cas de cancer sous-préputial accompagné de phimosis ; la rétention d'urine par suite de la compression ou de rétrécissement du canal.

La marche du cancer est relativement lente ; il n'est pas rare de le voir se prolonger pendant deux, trois ou quatre ans.

Par ce que je viens de vous dire, vous voyez, messieurs, qu'il existe un certain nombre d'analogies entre l'ulcération syphilitique primitive ou tertiaire et l'ulcération cancéreuse ; les unes et les autres affectionnent le gland et le prépuce ; les unes et les autres reposent sur une base indurée ; les ganglions inguinaux peuvent être envahis. C'est surtout à ses débuts que l'ulcération cancéreuse pourra être prise pour un chancre syphilitique initial ; quand elle aura vécu quelque temps, on la confondra plus volontiers avec une syphilide ulcéreuse tertiaire. Le diagnostic est pourtant de première importance dans l'un et l'autre cas ; si vous prenez un cancer à ses débuts pour une affection syphilitique, vous ne ferez pas, vous retarderez indéfiniment une opération qui, faite de bonne heure, sauverait peut-être le malade ; et le jour où vous ferez tardivement le diagnostic, il ne sera peut-être plus temps de pratiquer une opération qui constituait pour le malade la seule chance de salut. Si vous prenez une ulcération syphilitique pour un cancer, vous serez exposé à pratiquer l'excision de la verge, à faire inutilement une opération particulièrement grave et pénible ; et ne croyez pas que le danger, dont je vous menace en ce moment, soit un pur jeu de mon imagination ; la chose semble avoir été faite plus d'une fois et vous pourrez lire dans les *Cliniques* de Ricord l'histoire d'un malade qui, au moment de subir l'amputation de la verge pour un cancer, s'en fut trouver l'illustre chirurgien de l'hôpital du Midi ; celui-ci reconnut une lésion d'origine syphilitique, institua le traitement antisyphilitique, à la suite duquel le malade guérit rapidement et complètement ayant été sauvé d'une opération qu'un chirurgien distingué et érudit avait pensée nécessaire.

Dans le cas où le doute aura existé dans votre esprit entre un cancer au début et un chancre syphilitique (et le diagnostic, en

15

ce cas est parfois fort difficile, j'allais presque dire l'erreur permise), quand une ulcération, une fissure du sillon balano-préputial ou du prépuce, s'accompagnant ou non de gonflement ganglionnaire, n'aura pas présenté des caractères assez nets pour que vous puissiez porter un diagnostic ferme, la marche ultérieure de la maladie vous éclairera bientôt; s'il s'agit d'un chancre syphilitique, vous verrez après quelques jours celui-ci cesser de s'agrandir et, après un petit nombre de semaines, il tournera à la guérison et présentera les phases successives que nous avons vu prendre par le chancre en voie de cicatrisation; s'il s'agit, au contraire, d'un cancer, celui-ci continuera incessamment, impitoyablement sa marche envahissante. L'apparition de la roséole ou de syphilides papuleuses confirmerait la nature chancreuse de l'affection.

Le cancer, comme dit le professeur Fournier, est plutôt une tumeur qui s'ulcère; le chancre est une ulcération qui s'indure; l'induration basale du premier présente une dureté *sui generis*. sèche, élastique; celle du second se rapproche des engorgements, des infiltrations, ne donne pas aussi nettement la sensation d'une tumeur, n'a pas la dureté du cancroïde.

La description que je viens de vous faire de l'ulcération cancéreuse, celle que je vous ai faite autrefois des ulcérations syphilitiques tertiaires vous ont montré que ces deux ulcérations présentent un certain nombre de caractères, qui permettent dans la plupart des cas de poser un diagnostic : l'ulcération syphilitique saigne moins facilement que l'ulcération cancéreuse; sa forme est plus régulière, ses bords sont souvent polycyliques, formés par des cercles plus ou moins grands s'entro-coupant entre eux; sa base est moins indurée que celle du cancer; sa surface, moins granuleuse, moins végétante, moins bourgeonnante; elle ne fournit pas une sanie ichoreuse, fétide; elle ne s'accompagne pas ordinairement d'hypertrophie des ganglions de l'aine, tandis que celle-ci est à peu près de règle dans le cours des cancers quelque peu anciens. Enfin, dans les cas où un doute resterait dans votre esprit, essayez le traitement interne antisyphilitique mixte et, en vous basant sur son succès ou son insuccès, vous porterez un jugement définitif.

II

PRINCIPALES BASES DU DIAGNOSTIC EN CAS D'ULCÉRATION GÉNITALE.

Messieurs,

De l'étude que nous venons de faire des différentes ulcérations des organes génitaux, retenez les principales difficultés que vous rencontrerez au moment de faire un diagnostic et les bases sur lesquelles vous vous appuyerez pour éviter les erreurs. La syphilis occupe une place considérable dans l'histoire des ulcérations génitales et il est en général facile d'en reconnaître la nature, quand on se trouve en présence de l'accident initial; il est souvent aisé de faire fausse route quand on se trouve en présence d'accidents tardifs, d'accidents tertiaires en particulier ; ceux-ci peuvent, par leur aspect, donner l'impression d'un chancre mou, d'une affection cancéreuse plutôt que d'une affection syphilitique. Il faut que vous preniez grand soin de ne pas laisser passer sans y attacher d'importance certains chancres dont les uns à cause de leurs dimensions peu considérables (chancres nains), les autres à cause de leur superficialité (chancres érosifs, intertrigineux) sont facilement pris pour des érosions sans gravité ; ne vous laissez pas entraîner à considérer, à l'instar de vos malades, comme de simples inflammations du canal les écoulements auxquels donnent lieu les chancres de l'urèthre et craignez toujours de laisser quelqu'un de ceux-ci passer inaperçu.

Il faut aussi que vous sachiez reconnaître à quelle période plus ou moins avancée de la maladie appartient une ulcération syphilitique, puisque des analogies considérables, une identité complète d'aspect peuvent exister entre l'accident initial et les syphilides ulcéreuses les plus tardives.

Il faut d'autre part que vous ne considériez pas comme chancres syphilitiques des ulcérations à base accidentellement indurée, chancres et herpès irrités; que vous ne preniez pas pour chancres simples des chancres syphilitiques plus ulcéreux qu'indurés.

Vous arriverez à échapper à toutes ces causes d'erreur en relevant avec soin, chaque fois que vous vous trouverez en présence d'ulcérations des organes génitaux :

Leur nombre. — Le chancre syphilitique est le plus souvent unique.

Le chancre simple est presque toujours multiple, il est entouré de ses rejetons, comme le disait Ricord.

L'herpès donne habituellement naissance à la production simultanée de groupes vésiculaires et de vésicules isolées.

Leur forme. — Le chancre syphilitique est de forme régulière parfaitement symétrique, mathématiquement circulaire sur les surfaces planes, fissuraire ou en volet dans le fond des sillons.

Le chancre simple est souvent circulaire ou ovalaire, mais sa forme est généralement moins régulière que celle du chancre syphilitique; il envahit volontiers la surface entière des plis et des fissures qu'il rencontre sur son chemin.

Les ulcérations herpétiques sont délimitées par des bords festonnés, polycyliques et microcycliques, comme dit le professeur Fournier.

Les ulcérations syphilitiques tardives, quand elles sont étendues, ont souvent aussi des bords festonnés, polycycliques, mais formés par l'intersection de cercles peu nombreux et à grand diamètre.

Leur étendue. — Le chancre syphilitique ne dépasse ordinairement pas les dimensions d'une pièce de cinquante centimes à un franc; les chancres simples sont souvent beaucoup plus étendus, soit que plusieurs chancres se soient réunis et fondus en un seul, soit que le processus chancrelleux ait envahi toute la surface d'une plaie préexistante; soit encore que l'affection se soit compliquée de phagédénisme.

L'ulcération herpétique est habituellement peu étendue, correspondant au plus à un groupe de six ou huit vésicules.

Les ulcérations syphilitiques tardives varient énormément de volume, peuvent constituer une ulcération des moins étendues, peuvent au contraire prendre les allures phagédéniques et envahir des étendues considérables de tissus ; c'est entre elles et le chancre simple que se pose le diagnostic dans les cas de phagédénismes très développés.

Leur couleur. — Le chancre syphilitique a sa rougeur particulière ou sa membrane anhyste de revêtement ; le chancre simple, une couleur jaunâtre ; l'ulcération herpétique, les syphilomes tardifs ulcérés ont souvent aussi la coloration jaunâtre.

Les bords. — Les bords du chancre syphilitique sont en pente douce, creusés comme à l'évidoir, non décollés, souvent limités par un bourrelet d'induration nettement accusé : ceux du chancre simple sont taillés à pic comme à l'emporte-pièce, irréguliers, décollés : les bords de l'ulcération herpétique sont aussi abrupts, mais beaucoup moins profonds que ceux du chancre simple, non décollés ; leur hauteur ne dépasse ordinairement pas celle des couches épidermiques.

Les bords des ulcérations syphilitiques tardives sont tantôt taillés en pente douce et se fusionnant insensiblement avec le niveau des tissus normaux, tantôt au contraire taillés à pic, anfractueux, très profonds et délimitent des cavités cratériformes.

La profondeur. — Elle est généralement peu considérable dans le chancre syphilitique ; le chancre simple entame toujours plus ou moins profondément le derme ; les ulcérations herpétiques sont superficielles et ne dépassent pas habituellement l'épaisseur de l'épiderme ; les ulcérations syphilitiques tardives peuvent être de simples érosions superficielles ou des ulcérations profondes, térébrantes.

L'aspect du fond. — Celui du chancre syphilitique est lisse, finement granuleux, vernissé ; celui du chancre simple est inégal, vermoulu, anfractueux, alvéolaire ; l'ulcération herpétique est finement grenue ; les ulcérations syphilitiques tardives sont plutôt irrégulières, inégales, se rapprochent de l'aspect déchiqueté du chancre simple, mais quelques-unes ont la surface finement granuleuse du chancre syphilitique.

La sécrétion. — Le chancre syphilitique saigne facilement, le chancre simple suppure, l'ulcération herpétique pleure une sérosité abondante.

Leur sensibilité. — Le chancre syphilitique n'est le siège d'aucune sensation, d'aucune sensibilité spéciale ; le chancre simple est le siège de sensations plutôt agaçantes que pénibles ; l'apparition de l'herpès est précédée de douleurs parfois intolérables (herpès névralgique de M. Mauriac).

Après avoir étudié l'aspect de l'ulcération, vous examinerez *l'état des tissus sous-jacents*, vous les palperez avec soin pour établir s'ils ont conservé leur souplesse, s'ils sont atteints d'une induration purement inflammatoire ou d'une induration syphilitique.

Vous rechercherez en quel état sont les *ganglions* auxquels aboutissent les lymphatiques de la région dans lesquelles l'ulcération s'est développée ; vous verrez s'ils sont restés normaux comme cela s'observe habituellement au cours des syphilides ulcéreuses tardives et de l'herpès ; si l'un d'eux est altéré, douloureux, franchement enflammé, comme cela se voit fréquemment à la suite du chancre simple, quelquefois avec l'herpès ; si plusieurs ganglions se sont tuméfiés tout en restant indolores et indépendants, si, en un mot, il y a eu production de cette pléiade ganglionnaire que Ricord a montré être la compagne presque constante du chancre syphilitique.

Enfin vous pourrez puiser dans les antécédents du sujet, dans l'état général de sa santé quelques renseignements précieux ; vous vous informerez s'il est sujet aux herpès ; s'il est ancien syphilitique ou non ; vous rechercherez si vous trouvez à la surface de la peau ou des muqueuses quelque vestige ou quelque marque évidente d'une syphilis ancienne ou récente. Dans le cas de doute entre une lésion chancriforme ou un chancre initial, vous pourrez puiser dans la reconstitution des antécédents des renseignements d'une importance capitale ; la dénonciation d'une syphilis antérieure par le malade pourra seule dans bien des cas nous permettre d'établir le diagnostic vrai.

Vous tàcherez d'établir à quelle époque a eu lieu le rapprochement infectant, cette donnée est de premier ordre pour le diagnostic : si une ulcération s'est montrée quatre ou cinq jours après un coït suspect, elle ne pourra fatalement point être un chancre syphilitique ; survient-elle au contraire un mois après, il y a lieu de craindre que telle soit la nature.

Enfin dans quelques cas, vous pourrez, pour lever les doutes, recourir à l'inoculation ; mais c'est une ressource qu'il faudra réserver pour des cas rares et exceptionnels.

Quand vous aurez consulté toutes ces sources de renseignements qui vous sont offertes pour le diagnostic, il sera bien rare que vous n'arriviez pas à formuler un diagnostic motivé, précis, indiscutable ; dans quelques cas cependant, vous n'arriverez pas, malgré l'examen le plus minutieux, à lever tous les doutes et ce n'est qu'en suivant pendant quelque temps l'évolution de la maladie que vous parviendrez à vous faire une opinion précise. Quelquefois ce n'est qu'en étudiant les effets du traitement que vous serez édifiés sur la nature de l'accident en présence duquel vous vous trouvez ; dans les cas où la nature syphilitique tertiaire d'une affection est douteuse, il est de règle d'instituer comme pierre de touche le traitement mixte hydrargyro-ioduré ; l'action rapide ou le manque d'effet de ce traitement permettent de conclure à l'existence ou à l'absence de la syphilis.

III

PHIMOSIS INFLAMMATOIRE

J'ai l'honneur de vous présenter cinq malades atteints de phimosis inflammatoire, c'est-à-dire, cinq malades réduits par suite de l'inflammation de leur prépuce à l'impossibilité de découvrir leur gland. Jusqu'ici ces malades avaient toujours pu décalotter facilement ; ce n'est que, dans ces derniers jours que le prépuce s'est enflammé, œdématié, tuméfié ; peu à peu il a perdu sa souplesse ; les malades ont éprouvé de jour en jour une difficulté plus grande à ramener le prépuce en arrière du gland et finalement ils en sont arrivés à ce point qu'aucun d'eux ne saurait aujourd'hui vous découvrir cet organe.

Il est des degrés dans l'intensité de l'inflammation et de la déformation chez les différents individus que je vous présente ; chez les uns, il est absolument impossible de découvrir un point quelconque du gland ; chez d'autres, vous pouvez encore entrevoir, à travers le limbe tuméfié, le méat et la partie du gland qui l'entoure ; chez ces derniers, l'œil pourra vous fournir sur l'état de la partie antérieure du gland quelques renseignements qui vous sont absolument refusés chez les premiers.

Le phimosis inflammatoire est un gros impedimentum dans la pratique des maladies vénériennes ; il survient chez les malades atteints d'affections du gland, du sillon balano-préputial qui réclament parfois une intervention thérapeutique active et rapide ; il est nécessaire, il est urgent, de faire sur l'instant même le diagnostic de la maladie première et cependant le phimosis vous empêche de pouvoir découvrir et inspecter facilement la région malade. Comment arriverez-vous à tourner la difficulté ?

Les affections, que le phimosis inflammatoire masque le plus ordinairement, sont le chancre syphilitique, la chancrelle, les balanites simples, la blennorrhagie ; je vais vous exposer comment vous parviendrez ordinairement à présumer, à déterminer lequel de ces accidents a donné lieu au phimosis ; par quels moyens vous arriverez à diagnostiquer ce que le prépuce cache, bien que vous ne puissiez le voir; comment vous tournerez la difficulté.

Et d'abord, jetez un coup d'œil sur la peau, sur les muqueuses de vos malades; vous pourrez quelquefois découvrir une roséole, une syphilide papuleuse, une plaque muqueuse de l'angle des lèvres, comme cela se voit chez deux des malades que je vous présente; vous êtes dès lors en possession d'un élément de diagnostic considérable; votre client est un syphilitique, et il y a lieu de supposer qu'au-dessous de son phimosis se cache un chancre induré ou quelque plaque muqueuse; je dis : vous avez lieu de supposer; car, en syphilis comme en bien d'autres choses, il y a des cumulards et il est possible que votre client, tout en étant syphilitique, se paye encore un accident d'autre nature; il ne faut pas vous endormir sur le premier renseignement que vous venez de recueillir malgré son importance : faisons donc un pas de plus.

Il est une région que tout médecin habitué à la pratique des maladies vénériennes ne manque jamais d'étudier, c'est la région inguinale : là sont situés des ganglions lymphatiques dont l'état fournit souvent des indices de première valeur ; voyons ce que sont devenus ces ganglions chez nos clients. Voici deux malades qui présentent à première vue dans l'aine de chaque côté une masse saillante, irrégulière, visible à l'œil nu, recouverte d'une peau normale; palpons ces masses; il est facile de constater qu'elles sont composées d'une série de petites tumeurs ovalaires, d'une dureté cartilagineuse, absolument indolores, qui ne sont autres que les ganglions lymphatiques de la région tuméfiés ; ce sont là tous les caractères de la pléiade ganglionnaire satellite du chancre syphilitique, telle que Ricord nous a appris à la connaître ; de par les ganglions de l'aine, ces malades doivent être suspectés d'avoir au-dessous de leur phimosis un chancre syphilitique ; effectivement, ce sont nos malades à la roséole et à la syphilide papuleuse; tous les renseignements concordent donc pour les accabler.

Parmi nos trois autres malades, un seul possède une tuméfaction ganglionnaire dans l'aine ; cette tuméfaction ganglionnaire est constituée par un ganglion unique, douloureux à la
pression ; la peau est rouge à son niveau ; vous voyez combien la
lésion ganglionnaire diffère ici de la lésion ganglionnaire de nos
syphilitiques, chez qui plusieurs ganglions sont pris à la fois,
chez qui il y a indolence à la pression et état normal de la peau
au niveau des glandes malades : nous verrons tout à l'heure à
quoi correspond ce ganglion unique et enflammé.

Chez nos deux autres malades, pas de ganglions altérés dans
les aines.

Rapprochons-nous encore un peu plus du foyer du mal ; pre-
nons la peau du fourreau et faisons-la rouler entre nos doigts ;
chez nos syphilitiques, nous sentons très nettement des cordons
noueux, indolores, avec renflements très marqués sur leur trajet ;
ce sont des lymphatiques atteints de lymphangites syphilitiques ;
je ne m'arrêterai pas à leur étude, d'autant moins que chez les
autres malades il n'y a aucune lésion analogue ; retenez seulement que si la lymphangite du fourreau est plus fréquente chez
les syphilitiques, elle s'observe quelquefois chez des malades
atteints de balanite simple, ou même de blennorrhagie ; elle
s'observe aussi chez des malades atteints de chancrelle ; mais,
chez ces derniers, la lymphangite est douloureuse et peut donner
naissance à des abcès qui présentent après leur ouverture tous
les caractères de l'ulcère chancreux. Nous voici maintenant
arrivés au foyer du mal, il ne nous reste plus à examiner que le
prépuce.

Le prépuce se présente chez nos malades sous des aspects fort
différents ; d'abord vous voyez combien son volume varie, mais
j'insisterai peu sur ce caractère, je vous ferai plutôt remarquer
combien la peau est rouge, œdématiée, combien elle présente
des caractères inflammatoires chez quelques-uns, combien au
contraire elle s'éloigne peu de son aspect, de sa coloration normale chez les autres, bien que chez ceux-ci le degré de tuméfaction

soit pour le moins aussi prononcé que chez ceux-là; on peut
dire que l'état de la peau est ici franchement phlegmasique, phlegmoneux; là, presque aphlemasique. Les malades chez qui l'affection se présente avec ces derniers caractères sont nos syphilitiques; chez eux, la lésion du prépuce est aphlegmasique,
comme l'est celle des ganglions. comme le sont en général toutes
les lésions syphilitiques.

Palpons à présent le prépuce : chez ce syphilitique, il est
d'une dureté ligneuse, a perdu toute souplesse, c'est un cylindre
rigide qui ne permet pas au doigt de sentir le gland et de se
rendre compte des modifications qu'il a pu subir; mais l'induration
du prépuce est par elle-même caractéristique de la syphilis et
nous suffit pour affirmer que la vérole est la cause du mal.

Chez notre autre syphilitique, nous sentons, dans l'épaisseur
du prépuce, des cordons durs et des plaques noueuses, ce sont
des cordons et des nodules de lymphangite; nous sentons en
outre, à la partie supérieure de la base du gland, un gros noyau
d'induration cartilagineuse au niveau du méat, et un autre noyau
dur du volume d'une noisette; ce sont des chancres syphilitiques
dont l'un siège dans le sillon balano-préputial, l'autre au méat.

Chez cet autre malade, le prépuce est rouge, tuméfié, douloureux à la pression; il laisse écouler par son limbe un pus
abondant et crémeux, qui se mélange de sang au moment ou
nous essayons de palper le gland à travers le prépuce; c'est le
malade qui nous a présenté un ganglion douloureux dans l'aine;
cet homme, en raison de l'intensité des phénomènes inflammatoires, du mélange du sang au pus, doit être suspecté d'avoir des
chancres simples : en tout cas, il n'a pas un chancre syphilitique;
le chancre de la vérole, quand il provoque le phimosis, ne donne
pas ou donne à peine d'écoulement, comme vous pouvez vous
en assurer en regardant nos deux syphilitiques, chez qui vous ne
voyez rien s'écouler par l'orifice du limbe; il ne s'accompagne
pas de phénomènes inflammatoires aigus : la chancrelle, les balanites simples, la blennorrhagie seules donnent un écoulement
abondant; mais c'est à la chancrelle surtout qu'il appartient de
saigner facilement.

Un dernier mode d'examen va du reste lever tous nos doutes et vous prouver que notre malade a bien des chancres simples ; cet examen, c'est celui du limbe du prépuce. Déplissons aussi loin que nous pouvons la muqueuse de l'entrée du prépuce ; chez quatre de nos clients, cet examen ne nous montre rien de nouveau ; mais, chez celui que nous suspections de chancre simple, voici, au fond d'un des plis de la peau, une ulcération grisâtre, suppurante, à bords taillés à pic et décollés, c'est manifestement une chancrelle : cette chancrelle est due à la réinoculation du pus qui s'écoule sans cesse par le limbe, pus qui a évidemment emprunté ses propriétés infectantes à l'existence de chancrelles situées au-dessous du prépuce ; ce chancre simple du limbe est la signature de la maladie et nous indique qu'une ou plusieurs lésions semblables existent au-dessous du prépuce. Nous possédons donc sur nos cinq malades deux syphilitiques, un chancrelleux. Que peuvent bien avoir les deux autres malades ? Celui-ci doit avoir une balanite, car il nous raconte que son canal ne coulait pas, mais qu'il s'était développé depuis quelques jours dans le sillon balano-préputial, une inflammation étendue et violente sans écorchures marquées ; le pus, qui vient se montrer au niveau du limbe, quand nous exerçons une pression au niveau du cul-de-sac du prépuce est un pus visqueux, épais, crémeux ce qui coïncide bien avec l'hypothèse d'une balanite.

Notre dernier malade doit avoir une blennorrhagie, car il éprouve de violentes douleurs au niveau de la fosse naviculaire au moment de la miction urinaire ; le gonflement du prépuce est mou et très œdémateux comme on l'observe avec pareille maladie ; la pression exercée par le doigt le long du trajet de l'urèthre est douloureuse ; le pus qui s'écoule par le limbe est abondant et fluide : c'est un signe important pour le diagnostic du phimosis d'origine blennorrhagique et de celui qui succède à la balanite que la fluidité plus ou moins grande du pus ; en cas de balanite, que celle-ci soit simple, herpétique, circinée ou pustulo-ulcéreuse, le pus est généralement beaucoup plus épais qu'en cas de blennorrhagie. Je n'insiste pas sur les renseignements que l'examen histologique du pus pourrait vous fournir, parce que

ce n'est pas là un mode de diagnostic à la portée de tous et que
vous aurez toujours sous la main ; je vous rappellerai seulement
que la présence de fibres élastiques dans le pus est, comme
MM. Balzer et Leloir l'ont montré, un signe presque certain de
la présence de chancres simples ; le pus blennorrhagique se distinguera par l'abondance des gonocoques.

Il est une complication dont il faut que vous connaissiez la
possibilité dans le phimosis, qui succède à la balanite, c'est la
lymphangite intra-préputiale ; vous sentirez quelquefois, dans
l'épaisseur du prépuce, des cordons et même des noyaux durs
et indolores qui rappellent absolument ceux de la lymphangite
syphilitique ; les noyaux indurés pourraient être pris par un
doigt non prévenu pour la base d'un chancre induré syphilitique,
d'autant plus que pareille lymphangite peut s'accompagner d'adénopathie inguinale : ce sont pourtant de simples lymphangites
canaliculaires ou nodulaires, à la possibilité desquelles il faudra
songer, chaque fois que vous sentirez quelque chose de dur dans
l'intérieur du prépuce.

L'étude, que nous venons de faire de nos cinq malades, vous
montre comment on peut arriver à déterminer la nature d'un
phimosis inflammatoire, à présumer ou à déterminer ce qu'il
cache, sans l'avoir vu. Pour tourner les difficultés qu'un tel diagnostic présente, nous avons étudié successivement le terrain
sur lequel la maladie est survenue, c'est-à-dire la santé générale
du malade et nous avons découvert chez les uns la présence de
la syphilis, absente chez les autres ; nous avons examiné l'état des
ganglions inguinaux, cette base de renseignements de première
importance dans les affections des organes génitaux ; nous avons
noté l'intensité plus ou moins grandes des phénomènes inflammatoires observés au niveau du prépuce, l'état plus ou moins
œdémateux, la nature de l'écoulement qui se fait par le limbe ;
nous avons recherché par le palper la consistance du gland surtout au niveau de sa base et du méat, la sensibilité des différents
points de cet organe et du canal de l'urèthre.

En nous appuyant sur les renseignements fournis par ces différents modes d'investigation, nous sommes arrivés à faire le diagnostic de la lésion causale du phimosis inflammatoire sans l'avoir vue. Souvent le phimosis ne sera pas absolument complet et vous pourrez encore arriver à découvrir l'extrémité du gland : sur cette extrémité vous pourrez recueillir quelques renseignements supplémentaires, découvrir un chancre syphilitique ou simple du méat, un écoulement blennorrhagique, une balanite circinée venant expirer au niveau de l'orifice uréthral : un centimètre de gland, aperçu autour du méat, vous suffira pour recueillir ces renseignements de premier ordre.

Avant de clore cette étude des phimosis inflammatoires les plus habituels, il en est un dont je tiens à vous rappeler l'existence pour que vous n'en laissiez pas échapper la nature si vous en rencontrez, comme cela arrivera au moins à quelques uns d'entre vous, des exemples, c'est le phimosis diabétique.

Je vous ai déjà signalé la fréquence chez les diabétiques de l'eczéma et de la balanite ; chez un certain nombre d'entre eux, l'inflammation conduit au phimosis, c'est alors un phimosis inflammatoire chronique qu'on observe, avec production de poussées aiguës. Le prépuce est rouge, tuméfié ; il subit un épaisissement marqué et une transformation fibreuse ; son limbe est criblé de craquelures et de gerçures ; l'orifice est parfois tellement étroit que c'est à peine si les urines peuvent s'écouler. Des ulcérations profondes, prenant quelque peu des aspects des ulcérations syphilitiques et épithéliomateuses, peuvent se produire au niveau du prépuce ainsi malade. Il faut bien savoir que le diabète est souvent la cause de telles lésions du prépuce, pour ne pas traiter comme vénériens ces malades dont l'affection préputiale relève exclusivement de leur diabète. C'est ce qui était arrivé à un malade que plusieurs d'entre vous ont pu voir ces temps derniers à notre consultation, et dont la balanite et le phimosis diabétiques, survenus au moment où ses affaires l'avaient entraîné loin de sa famille, avaient été considérés par les médecins qui l'avaient soigné en province et par son médecin ordinaire comme d'origine vénérienne ; or ce malade rendait plus de 50 grammes de sucre par jour et ne s'était pas exposé à contracter une affection vénérienne. L'erreur que je vous signale en ce moment, messieurs, est fréquemment commise et il ne faut pas jeter la pierre aux médecins qui la commettent ; car balanite, eczéma, phimosis diabétique n'ont, comme toutes les inflammations diabétiques, aucun caractère spécial pathognomonique. Les inflammations génitales, consécutives au diabète, commencent ordinairement sous une apparence bénigne qui n'appelle en rien l'attention sur la maladie grave dont elles sont la conséquence ; ce n'est souvent qu'en voyant l'affection se prolonger et en ne lui trouvant pas de cause que le médecin arrive à penser que le diabète pourrait bien être là derrière : Méfiez-vous, messieurs, de la possibilité de cet accident et quand une balanite, un phimosis se présenteront à vous, dont la cause ne vous sautera pas aux yeux, pensez que le diabète peut avoir présidé à leur naissance.

DIXIÈME LEÇON

TRAITEMENT.

I. Chancre syphilitique.

Évolution naturelle du chancre; guérison spontanée. — Éviter avec grand soin les causes d'irritation; pansements antiseptiques; pansements humides et pansements secs. — Pommades mercurielles. — Nitrate d'argent. — Traitement interne. — Scarifications. — Cautérisations ignées.

Excision du chancre. — Peut-elle arrêter complètement le développement de la syphilis? en atténuer la gravité? Faut-il pratiquer l'excision?

L'adénopathie syphilitique ne réclame pas de traitement.

Syphilis secondaires.

Syphilides tertiaires. — Traitement interne. — Traitement externe.

II. Traitement du chancre simple.

Détruire la virulence. — Excision. — Destruction par le cautère actuel — Caustique carbo-sulfurique. — Pâte de Canquoin. — Indications et contre-indications de l'emploi des caustiques.— Tartrate ferrico-potassique. — Chlorure de zinc liquide; solution de nitrate d'argent. — Citron et acide citrique.

Iodoforme. — Naphtol camphré. — Iodol. — Salol. — Aristol. — Acide salicylique. — Résorcine. — Acide pyrogallique.

Bains chauds.

Acide phénique.

Conduite à tenir en présence d'un chancre simple.

Indications particulières à quelques chancres : chancres du limbe, chancres sous-préputiaux avec phimosis, chancres du méat.

III. Traitement des herpès et des balanites.

Herpès. — Poudres inertes ou légèrement astringentes; solutions de nitrate d'argent et de tannin. — Salol, iodol, aristol. — Solutions alcooliques. — Régime. — Arsenic. — Eaux sulfureuses.

Balanite pustulo-ulcéreuse. — Acide phénique.

Balanite circinée. — Nitrate d'argent.

Balanites simples. — Décoctions émollientes et poudres.

Balanite diabétique. — Traitement général.

IV. Traitement des phimosis inflammatoires.
Injections antiseptiques. — Bains locaux. — Compresses émollientes et
astringentes.
Incision du prépuce en cas de gangrène.
Injections sous-cutanées d'acide phénique.

Quand vous vous trouverez appelés à traiter un chancre syphilitique initial, il faut toujours vous souvenir que ce chancre est
destiné à guérir naturellement, fatalement et assez rapidement
sans laisser à sa suite de désordre notable ; la production d'une
complication peut seule retarder, empêcher cet heureux résultat ;
la gravité du chancre est beaucoup plus dans la gravité de la
maladie générale dont il est l'entrée en matière, que dans les
accidents locaux que lui-même peut entraîner. Il faut savoir
encore que la plupart des moyens thérapeutiques dont nous disposons, soit médicaments internes, soit médicaments externes,
ne paraissent pas susceptibles de hâter d'une façon bien notable la guérison de l'ulcération vénérienne. Aussi, en présence
d'un chancre induré, notre objectif peut être d'en hâter la réparation ; mais nos efforts tendent surtout à éviter au malade les
complications, à le protéger contre les accidents que les man-
quements à l'hygiène pourraient attirer ; on pourrait presque
résumer en ces deux mots le traitement du chancre syphilitique : propreté et patience. « Moins on fait au chancre, a écrit
le professeur Fournier, mieux il s'en trouve, et mieux il guérit. »

Il faut éviter toute irritation mécanique de l'ulcération, telle
que le frottement des vêtements sur les chancres du fourreau ;
il faut craindre les marches forcées, la danse.
Il faudra tâcher que le malade ne soit pas le premier à apporter
la complication en employant certains pansements irritants,
soit ceux que l'usage populaire a mis en honneur, tels que la
cendre de pipe, le tabac, l'urine, etc. ; soit ceux que la médecine et la pharmacie peuvent lui offrir, tels que les cautérisations
intempestives, les poudres très irritantes.
Quant au pansement à appliquer au chancre même, c'est
avant tout la propreté ; bien nettoyer, et bien doucement, matin

16

et soir, la surface du chancre ; et puis recourir pour le pansement aux antiseptiques faibles.

Dans le cas de chancre du gland, du sillon balano-préputial en particulier, vous nous voyez employer de préférence les pansements humides ; appliquer un tampon de charpie ou de coton hydrophile imbibé de vin aromatique, d'eau alcoolisée ou légèrement phéniquée, de liqueur de Labarraque, de coaltar saponiné ; le pansement est maintenu en place par le prépuce ; vous obtenez ainsi une surface toujours propre, bien détergée, de bon aspect et dans les meilleures conditions pour une prompte guérison.

Sur le fourreau, les pansements humides, ceux faits avec des corps gras, empêchent la dessiccation des liquides et la formation des croûtes ; c'est une condition avantageuse pour la cicatrisation ; mais leur emploi est d'une application peu commode ; ils sont difficiles à maintenir en place, ils amènent facilement des taches du linge et des vêtements, désagréables au point de vue de la propreté en général, particulièrement désagréables à un malade qui a tout intérêt à ne pas attirer l'éveil sur son mal : aussi vous nous voyez, pour les chancres de la peau, recourir plus volontiers aux pansements secs, aux poudres de salol, d'aristol ou de quinquina, que nous faisons recouvrir d'une couche de coton hydrophile ou de linge fin, destinée à garantir la surface du chancre contre le frottement des vêtements. J'évite toujours l'iodoforme, même soi-disant désodorisé ; il est inutile de signaler à la vindicte publique un malade qui a tout intérêt à cacher son mal au prochain et qui doit guérir parfaitement bien sans ce pansement désagréable à l'odorat et ennemi de tout secret.

Vous voyez par là que nous ne sommes pas loin du précepte du professeur Fournier : avec de l'hygiène, de l'eau et de la charpie, on guérit rapidement et facilement le chancre syphilitique ou plutôt on le laisse guérir.

Les chancres syphilitiques sont souvent pansés avec la poudre

de calomel ou les pommades mercurielles; mon collègue,
M. Mauriac, recommande particulièrement la formule suivante :

Cold cream .... 20 grammes.
Calomel................... 5   —

Je n'ai jamais remarqué que l'accident initial de la syphilis
bénéficiât d'une façon sensible des topiques hydrargyriques.

Les attouchements avec le crayon de nitrate d'argent ne paraissent pas activer la cicatrisation du chancre et la résorption
du noyau d'induration; dans quelques cas, ils ont semblé exercer
une action irritante plutôt nuisible qu'utile; ils doivent être
réservés pour les chancres qui, au moment de la cicatrisation,
se couvrent de bourgeons charnus exubérants.

Quelques chancres volumineux, à noyau d'induration excessif
on à tendance ulcéreuse très accusée, subissent manifestement
l'influence d'un traitement interne, dans lequel le mercure et
l'iode se trouvent associés; les iodures paraissent particulièrement favoriser la résolution de l'induration; ces chancres, qui
ont déjà pris les aspects et les tendances anatomiques des lésions
tardives, des gommes, se trouvent, comme celles-ci, avantageuse-
ment modifiés par le traitement mixte.

Dans ces derniers temps, j'ai essayé si les scarifications, ce
procédé de modification si puissant de nombre d'infiltrations
dermiques, ne pourraient hâter la disparition des noyaux d'induration chancreuse volumineux; les résultats que j'ai obtenus
ont été fort dissemblables et ne permettent encore aucune conclusion; les cautérisations ignées ponctuées ont semblé avoir
plus d'action que les scarifications; c'est du moins ce qui paraî-
trait ressortir de quelques expériences faites dans ces derniers
temps par mon interne M. Berdal.

Une grosse question a été soulevée dans ces dernières années
à propos du traitement du chancre : convient-il, comme je
viens de vous le dire, de laisser le chancre tranquille, de ne
pas se préoccuper autrement de lui, de veiller simplement à ce

que des complications ne se produisent pas à son niveau ? N'y a-t-il pas lieu, au contraire, d'intervenir contre lui d'une façon particulièrement énergique, de le détruire par des cautérisations profondes, pratiquées soit avec le cautère actuel, soit avec les caustiques potentiels ; ou bien encore dans les cas où la position du chancre le permet, n'y a-t-il pas lieu de l'enlever par une excision largement pratiquée ? Ne peut-on espérer qu'en détruisant ainsi largement et à fond le foyer initial de la vérole, on parvienne à enrayer le développement de la maladie ou tout au moins à en atténuer les effets ?

L'idée d'enlever le chancre pour arrêter les progrès de la vérole n'est pas une idée nouvelle :

Dès le seizième siècle, Jean de Vigo (1508) conseillait la destruction du chancre par la cautérisation ; mais les travaux des siècles derniers ne peuvent guère nous servir pour juger la valeur de la méthode ; la confusion, faite par les auteurs anciens, des différents ulcères vénériens, enlève toute valeur à leurs observations ; c'est seulement en se basant sur les observations, recueillies depuis que Ricord et ses élèves ont établi nettement la distinction des chancres syphilitique et simple, qu'on peut arriver à se faire une opinion de quelque valeur sur l'efficacité de l'excision ou de la destruction du chancre syphilitique comme méthode thérapeutique.

En 1857, Ricord admettait que la destruction du chancre peut être efficace pour prévenir le développement de la vérole ; il admettait qu'au moment où l'ulcération chancreuse apparaît, l'infection syphilitique n'est pas encore généralisée, toute la maladie se trouve confinée dans cette ulcération ; l'infection générale ne se ferait que consécutivement au développement du chancre et demanderait un certain temps pour se produire ; un certain espace de temps séparerait l'apparition du chancre de la production de l'infection générale ; il serait possible au médecin, en intervenant pendant cet espace de temps, d'arriver à détruire en temps utile le foyer d'où l'infection doit partir ; mais l'intervention devrait avoir lieu avant que l'induration ne fût produite ; car, dès que celle-ci se montre, c'est que la vérole est constituée et l'intervention est inutile. Ricord admettait l'arrêt d'évolution de la syphilis à la suite de la destruction du chancre ; mais c'était de sa part une pure' hypothèse à l'appui de laquelle il n'avait pas de fait expérimental à apporter.

Au commencement de la seconde moitié de ce siècle, quelques médecins pratiquent la destruction ou l'excision du chancre, les uns systématiquement et fréquemment, les autres de loin en loin et par simple désir de contrôler les faits avancés par les partisans de la méthode ; les résultats obtenus varient considérablement.

A l'étranger, des hommes autorisés déclarent avoir pu enrayer les progrès de la syphilis par la destruction du chancre ; Sigmund (*Wien. med. Presse*) a obtenu 14 succès sur 22 opérations ; Vogt, Neumann, Mac Craith ont presque toujours vu l'excision du chancre empêcher le développement de la maladie.

En France, au contraire, on s'entend généralement à reconnaître l'inutilité de la destruction de l'ulcère syphilitique initial, quel que soit le procédé employé pour le détruire ; destruction ou excision ne donnent que des insuccès à Diday, Rollet, Puche.

D'où peut provenir une telle dissemblance dans les résultats obtenus en France et à l'étranger par des observateurs d'une valeur incontestable ? De ce fait qu'élevés à l'école de Ricord et de ses élèves, les médecins français connaissaient mieux le chancre simple que leurs confrères étrangers dont quelques-uns en étaient encore à nier la dualité chancreuse ; ceux-ci enlevaient indifféremment chancres simples et chancres indurés : rien d'étonnant à ce qu'ils ne vissent pas la vérole se développer, quand ils avaient excisé de vulgaires chancres simples, des chancres non destinés par leur nature à être suivis de syphilis. Nombre de statistiques paraissent entachées de ce défaut, leurs observations ne valent guère plus pour l'éclaircissement de la question que celles de nos devanciers des siècles derniers, puisque, plus d'une fois sans doute, elles ont été viciées par la même confusion du chancre simple et du chancre syphilitique.

Dans ses *Leçons sur la syphilis chez la femme*, le professeur

Fournier, interprète de l'opinion généralement admise alors en France, condamne absolument l'excision du chancre en tant que méthode abortive : « La cautérisation, la destruction du chancre, écrit-il, en tant que méthode préventive, abortive de la vérole, est purement illusoire : supprimer le chancre n'est pas supprimer la diathèse. »

Depuis 1877, la question de l'utilité du traitement abortif a de nouveau été soulevée à la suite d'un travail d'Auspitz et d'Unna; ces auteurs, ayant excisé des chancres syphilitiques pour en faire l'étude histologique, furent frappés de ce double fait : 1° les lésions de l'accident initial consistent surtout en des inflammations vasculaires, en des artérites limitées qui restent localisées au pourtour de l'ulcération ; 2° la plupart des sujets, chez qui ces médecins avaient excisé le chancre, ne furent atteints que de véroles légères. Auspitz et Unna en arrivèrent à cette conclusion qu'il est souvent possible d'enlever, dans sa totalité, le foyer initial dont l'histologie montre le peu d'étendue; que cette ablation peut amener une atténuation, sinon un arrêt complet du développement de la maladie : l'excision du chancre redevint, sous l'impulsion d'Auspitz et d'Unna, une véritable méthode de traitement, un traitement abortif.

Bientôt les succès ne se comptent plus à l'étranger; Kölliker, Rydygier (de Varsovie), Pospelow, Zeisl, etc., en publient de nombreux exemples. Encouragés par ces succès, des opérateurs hardis, Bumm et Rinecker en arrivent à enlever les ganglions inguinaux, quand le gonflement de ceux-ci indique que l'infection a déjà dépassé le chancre ; Weisflug préfère les détruire par une injection de nitrate de mercure et les succès se répètent coup sur coup entre ses mains.

En France, les résultats obtenus paraissent beaucoup moins brillants : Gibier et Horteloup, mon collègue M. Mauriac, le professeur Fournier n'obtiennent aucun résultat appréciable malgré des opérations faites dans les conditions les plus favorables; le professeur Spilmann (de Nancy) se montre froid pour la méthode, bien qu'il semble en avoir obtenu quelque bénéfice apparent; le professeur Leloir (de Lille) croit avoir obtenu un succès et pense que l'excision est peut-être utile dans quelques cas. A côté des adversaires ou des partisans timides de la méthode de l'excision du chancre, nous voyons M. Diday, en compilant les différents faits publiés jusqu'en 1884, admettre 23 observations comme démonstratives; le chirurgien lyonnais croit que l'on peut déraciner la syphilis en enlevant le chancre tant que les vaisseaux et les ganglions sont sains; mais il faut en extraire les racines et les moindres radicelles, ce que Diday reconnaît être d'une difficulté fort variable avec les différents chancres auxquels on a affaire.

Ceux du reste qui voudrent connaître l'état exact de la question en 1887 n'ont qu'à lire le travail, plein d'une sage critique, publié à cette époque, dans les *Archives de médecine*, par mon interne le docteur Crivelli. En France, le champion de la méthode de l'excision du chancre est le docteur Jullien; au congrès médical de Londres, il lui attribuait un succès complet et quatre succès relatifs; au dernier congrès de Berlin, il se déclarait plus que jamais partisan de ce traitement et pouvait annoncer que le succès, qu'il avait communiqué au congrès de Londres, avait été tellement complet que, dix-sept mois plus tard, son malade avait pu de nouveau contracter la vérole comme si jamais il n'avait eu de chancre.

Mais à ce même congrès de Berlin, à côté des défenseurs de l'excision, quelques-uns de ses anciens partisans, quelques voix autorisées et non françaises ont fait le procès de ce mode de traitement abortif de la syphilis; Neumann a déclaré que l'éradication du chancre, qui n'est jamais insignifiante, n'a jamais que des résultats problématiques; convaincu autrefois de l'utilité de la méthode, il a fait des extirpations, il les a combinées au traitement préventif mercuriel, jamais il n'a obtenu un succès : aussi croit-il que l'extirpation n'est indiquée que quand elle est utile au traitement d'une complication, telle que phimosis ou gangrène. Neisser ne saurait non plus conseiller l'excision.

Pour vous résumer les résultats de mon expérience personnelle, je vous dirai que je n'ai jamais obtenu un résultat mani-

festement avantageux, bien que j'aie quelquefois opéré dans des
conditions excellentes; je vous ai déjà signalé l'observation de
ce malade que mon interne M. Critzman avait pu exciser dix
heures après l'apparition de son chancre et qui n'en eut pas
moins une syphilis intense.

Un seul de mes excisés, observé pendant dix-huit mois d'une
façon à peu près suivie, n'a présenté aucun accident du côté de
la peau et des muqueuses. Or, coïncidence malheureuse, il y
avait eu chez ce malade, à la suite de l'excision, réinduration
de la cicatrice; c'est-à-dire que chez lui, l'opération avait été
manquée; l'excision avait été insuffisamment large pour qu'on
puisse lui accorder quelque valeur. Il est probable que si les
accidents d'infection ont ici fait défaut, c'est que ce malade était
appelé à être naturellement du nombre de ces heureux chez
qui la syphilis ne se manifeste en dehors du chancre que par
des accidents insignifiants.

Vous voyez, messieurs, de quelles données théoriques est née
la pratique de l'excision : le virus syphilitique, déposé en un
point de la surface du corps, y séjourne pendant un certain
temps sans qu'il se fasse aucune diffusion aux environs, encore
moins aucune infection générale de l'économie; les lésions
anatomiques, que la présence du virus provoque autour de lui,
restent très limitées et circonscrites à un foyer fort peu étendu
(Auspitz et Unna); à l'époque où le chancre apparaît, l'infection
est encore limitée à son voisinage et il serait possible, en exci-
sant largement autour de lui, dans les premiers temps de son
apparition, de supprimer le foyer morbide en totalité et de prévenir la diffusion du virus et l'infection de l'économie. Du même
coup, comme le dit le professeur Fournier, on tuerait le chancre
et la vérole.

L'exactitude de cette donnée théorique se trouverait confirmée
par le résultat heureux d'un certain nombre d'excisions à la
suite desquelles on n'aurait vu se montrer que des syphilis très
légères ou même on n'aurait observé aucun signe d'infection
générale.

Le problème théorique a été nettement posé par le docteur Crivelli, quand il écrivait :

« Le chancre n'est-il que la première expression d'une infection déjà généralisée ou constitue-t-il au contraire un premier accident local, un foyer d'où le virus se propagerait de proche en proche à tout le reste de l'économie? En un mot, l'infection est-elle antérieure ou postérieure à l'apparition du chancre? »

La solution d'une pareille question résoudrait la valeur du traitement abortif de la syphilis. Si, en effet, le chancre n'est que la première expression d'une infection générale déjà réalisée, toute méthode abortive est vaine, l'ablation du chancre ne saurait prévenir une infection qui existe déjà. Si, au contraire, le chancre constitue un premier foyer virulent, préexistant à l'infection générale et d'où le virus se répandra dans l'économie pour produire cette infection, si le chancre par conséquent renferme pendant quelque temps en lui tout le virus syphilitique contenu dans l'économie, on peut espérer en détruisant le chancre, détruire du même coup le virus syphilitique et préserver l'organisme de l'infection. »

Mais si le problème est posé, il n'est malheureusement pas résolu et ne paraît même pas près de l'être.

Les données théoriques ne peuvent servir pour nous fixer sur la valeur de l'excision ; car ce sont pures hypothèses reposant sur des données plus que vagues. Qu'on ne se rallie pas à la théorie qui considère le chancre comme la première expression d'une infection syphilitique déjà généralisée, théorie qui ruine d'emblée la pratique de l'excision, je l'admets, bien que cette théorie compte des partisans des plus autorisés ; mais il n'est pas plus démontré qu'au moment où le chancre se montre, l'infection se trouve confinée à son niveau. Au moment où les phénomènes de réaction, provoqués par le virus syphilitique à son point d'implantation, deviennent perceptibles à nos sens, moment qui correspond à celui où le chancre apparaît, rien ne dit que ce même virus n'a pas déjà jeté, dans son voisinage ou au loin, des principes infectieux dont l'action, pour n'être pas encore perceptible, n'en est pas moins entamée ; pendant les semaines qui ont suivi l'inoculation, le travail d'infection a fort bien pu commencer d'une façon latente. L'absence de lymphangites, d'adénopathie ne prouve rien contre cette hypothèse ; pour n'être pas encore perceptibles à nos sens, ces lésions n'en sont peut-être pas moins en élaboration ; leur évolution, pour se faire d'une façon latente, n'en est peut-être pas moins réelle ; n'est-ce pas dans les mêmes conditions occultes que s'opère la préparation du chancre dans les semaines qui séparent le contact infectieux de son apparition ? Pour ma part, j'admettrais volontiers qu'au moment où le chancre se montre, l'infection a déjà touché les vaisseaux lymphatiques de la région et ces ganglions dont la tuméfaction va bientôt révéler l'invasion par la syphilis.

L'encouragement anatomique donné par Auspitz et Unna, quand ils montrèrent que les lésions inflammatoires sont très limitées, qu'elles n'occupent qu'un très petit espace au pourtour du chancre, qu'elles sont susceptibles d'être emportées dans une excision largement pratiquée, n'a même pas résisté aux observations du professeur Leloir, qui a vu le foyer inflammatoire périchancreux diffuser assez loin de celui-ci, dépasser les limites de l'excision généreuse que notre savant collègue avait pratiquée.

C'est donc uniquement d'après les résultats cliniques que nous pouvons nous faire actuellement une opinion : or, les observations, vous l'avez vu, fournissent des résultats différents : les unes reconnaissent une simple atténuation de la maladie ; d'autres proclament une guérison absolue et un arrêt complet, d'autres enfin signalent le manque total d'influence de l'opération sur l'évolution de la maladie.

Comment expliquer la fréquence, la constance des résultats merveilleux obtenus par certains observateurs au moyen de l'excision et les insuccès non moins réguliers fournis par la méthode à d'autres médecins ?

La raison d'être de résultats si dissemblables peut se concevoir de façon différente suivant qu'on examine les cas dans lesquels aucun accident syphilitique ne s'est montré après l'excision ou ceux dans lesquels la syphilis semble seulement avoir été atténuée : un certain nombre de succès sont passibles d'objections et prêtent peut-être au doute.

Dans les cas où la syphilis semble avoir été complètement entravée par l'excision, l'opération a généralement été pratiquée peu de temps après l'apparition du chancre, alors que le diagnostic est souvent encore difficile et il est permis peut-être de se demander si celui-ci fut toujours d'une précision et d'une netteté indiscutables.

Plus d'une fois probablement des chancres simples ont été enlevés comme chancres syphilitiques; et ce fait est d'autant plus probable que, comme le fait remarquer le professeur Fournier, chez un certain nombre de malades, la durée de l'incubation du chancre a été tout à fait insuffisante pour un chancre syphilitique; le temps qui s'est écoulé entre le moment où le malade s'était exposé au contact dangereux et le moment où le chancre excisé s'est montré, a été à peine de quelques jours; or, je vous l'ai dit, messieurs, une incubation de quelques jours appartient au chancre simple et non au chancre syphilitique; celui-ci ne se montre ordinairement que plusieurs semaines, trois semaines, un mois, après que le malade a été exposé à l'inoculation; un certain nombre de fois, il semble donc que ce sont des chancres simples qui furent excisés.

Dans d'autres cas, ce furent peut-être des herpès, des folliculites avec induration qui furent considérés comme des chancres naissants; car celui-ci, à ses débuts, n'est souvent, comme se plaît à le redire le professeur Fournier, qu'un *bobo* minuscule, insignifiant, facile à confondre avec des lésions d'autre nature. Enfin quelques-uns de ces chancres sans adénopathie n'étaient-ils pas de ces syphilides tardives chancriformes dont les ressemblances avec le chancre sont si grandes et dont le propre est de ne pas s'accompagner d'adénopathie inguinale?

Il est une chose regrettable, c'est que dans tous les cas d'excisions faites prématurément, à une époque où le diagnostic est difficile et souvent discutable, la confrontation du sujet infectant n'ait pu être faite, qu'on n'ait pu remonter jusqu'à la femme

et savoir de quelle lésion elle était atteinte ; on aurait pu de la
sorte lever bien des doutes et augmenter considérablement la
valeur des observations, de ces observations surtout où le malade a été considéré comme complètement sauvé de la syphilis
par l'excision.

Certains malades n'ont pas été suivis pendant assez longtemps
pour que les conclusions tirées de leurs observations puissent
être considérées comme indiscutables : pour considérer un malade comme sauvé de la syphilis, il ne suffit pas de l'avoir suivi
pendant deux ou trois mois, comme l'ont fait quelques observateurs et de n'avoir rien constaté pendant ce temps : tous les
jours, nous voyons des malades atteints de syphilis avérées, qui
n'ont suivi aucun traitement ou qui n'ont subi que des traitements insignifiants, rester indemnes de tout accident pendant
plusieurs mois après l'apparition du chancre et présenter ensuite
des manifestations syphilitiques, parfois même des manifestations graves. De ce qu'un malade est resté pendant plusieurs
mois après le chancre sans avoir de roséole, sans présenter de
syphilides ou de plaques muqueuses, il ne faut pas conclure
qu'on a prévenu chez lui toute infection et chanter trop vite
victoire ; Ottmar Augerer a publié une observation très intéressante à ce point de vue : un homme fut excisé d'un chancre
induré au mois de février 1880 ; dans les mois qui suivirent, il
ne présenta aucun accident qu'on pût rapporter à la syphilis et
se maria au mois d'octobre ; après son mariage pas plus qu'avant,
il ne fut possible chez ce malade de relever aucune manifestation syphilitique ; et cependant sa femme accoucha de deux
fœtus syphilitiques. Voici donc un malade qui, s'il était resté
célibataire, eût été déclaré guéri de sa syphilis et qui, ayant eu
la malencontreuse idée de se marier, prouva de la façon la plus
malheureuse, par l'infection de ses enfants, qu'il n'était pas
aussi purifié qu'on eût pu le croire en ne voyant que lui.

De pareilles observations vous montrent combien il faut être
réservé avant de déclarer un malade sauvé de l'infection syphilitique par l'excision.

L'importance de l'atténuation de la syphilis par l'excision du chancre est chose des plus difficiles à juger : elle est loin d'être fatale, chacun le reconnaît; il n'est pas, en effet, de médecin qui, ayant excisé plusieurs fois des chancres, n'ait vu quelques-uns au moins de ses malades présenter des syphilis tellement accentuées qu'on ne pouvait vraiment pas les considérer comme ayant tiré quelque profit de l'opération, bien que celle-ci eût été pratiquée dans les conditions les plus avantageuses. Est-il possible d'être opéré dans des conditions meilleures que mon malade chez qui on excisait le chancre encore à l'état de papule une dizaine d'heures après la première apparition de celle-ci, et chez lui cependant la syphilis fut intense, très intense?

L'atténuation de la syphilis par l'excision du chancre n'est donc pas fatale, tant s'en faut; sa fréquence, son importance ne sont pas choses qui puissent se juger d'une façon certaine; aucune base sûre d'appréciation ne nous est donnée pour établir la valeur de nos observations. Prévoir ce qu'une syphilis sera grave ou bénigne est chose bien difficile, je dirai même impossible, surtout à l'époque du chancre ; rien n'est plus délicat que de juger l'influence des traitements que nous opposons à cette maladie, qui n'a rien de cyclique et dont l'évolution est pleine de surprises. Juger le degré d'atténuation d'une syphilis par l'excision reste donc pure question d'appréciation individuelle et des plus délicates; tout le monde sait qu'en pareil cas chaque observateur apporte une impressionnabilité, une exigence plus ou moins grandes suivant son tempérament. Pour se faire une idée de la valeur exacte de l'excision, il serait bon que chacun de nous pût baser son opinion sur un grand nombre d'observations personnelles; or, en pareille matière, le médecin le plus favorisé ne dispose que d'un nombre limité d'observations et ses conclusions sont le résultat de quelques impressions plus ou moins vraies, plus ou moins chanceuses; chacun se fait une opinion d'après l'ensemble plus ou moins grave des quelques faits que le hasard lui a mis sous les yeux, ou sur la surprise heureuse d'un seul cas particulièrement bénin.

Mais en mettant les choses au mieux, les partisans même les

plus enthousiastes de l'excision n'osent pas prétendre qu'elle soit suivie d'une atténuation constante : elle pourrait seulement guérir quelquefois, soulager souvent, consoler toujours : puisse la suite des observations démontrer qu'elle remplit réellement ces trois objectifs.

Voici en quels termes mon savant collègue M. Mauriac exprimait, en 1883, son opinion sur la valeur de l'excision du chancre et je ne sache pas que son appréciation se soit depuis lors modifiée. Vous allez voir combien nos impressions se ressemblent :

« Après deux insuccès aussi éclatants (il s'agit de deux malades opérés par M. Mauriac très peu de temps après l'apparition de leur chancre et chez qui les accidents secondaires s'étaient cependant montrés, mais tardifs et peu intenses), les quelques illusions que j'avais conservées sur la possibilité de prévenir la généralisation du mal, par la destruction de l'accident primitif à son début, se sont évanouies.

» Ceux qui ont pratiqué l'excision sur une vaste échelle prétendent que, si elle ne prévient pas toujours l'intoxication, elle a du moins la propriété d'en atténuer les effets. Je doute que cette manière de voir repose sur des preuves sérieuses et indiscutables, car on ignore ce qu'aurait été la syphilis chez le malade, si on ne lui avait pas fait l'excision du chancre. On avance qu'elle eût été plus grave, plus confluente ; c'est une pure supposition... Prévient-elle ou ne prévient-elle pas la syphilis ? Voilà quelles sont les seules données du problème à résoudre ?

» Aussi que puis-je conclure, jusqu'à nouvel ordre, des faits qui me sont personnels, relativement à l'excision du chancre ? C'est que cette opération n'empêche pas la maladie de se généraliser, même lorsqu'elle est pratiquée dans des circonstances exceptionnellement favorables pour en assurer la réussite. »

Vous venez de voir, messieurs, quelles espérances on a pu fonder sur la méthode de l'excision ; vous avez vu combien nous manquons de bases pour discuter et établir d'une façon certaine la valeur des observations et quelles peuvent être les causes d'erreur introduites dans quelques-unes d'entre elles : dans ces conditions, faut-il abandonner l'excision du chancre ? Faut-il au contraire la conserver dans notre pratique médicale et dans quelles proportions?

Il est quelques cas dans lesquels je regarde l'emploi de l'excision comme légitime. Vous verrez venir à vous dans des conditions particulièrement malheureuses des malades pour lesquels il y aura lieu d'amener la disparition du chancre le plus rapidement possible et par tous les moyens dont vous disposez; certains syphilitiques vous supplieront de tenter le possible et l'impossible en vue d'obtenir l'atténuation de leur maladie; accordez aux uns et aux autres de ces malades une opération qui fera disparaître leur chancre et qui peut-être, atténuera leur maladie car s'il n'est pas jusqu'ici démontré que l'excision puisse atténuer la syphilis, il n'est pas non plus établi qu'elle ne puisse quelquefois le faire en quelque degré. Mais, avant de pratiquer l'excision, expliquez à vos clients sa valeur exacte; dites-leur que, si elle compte des partisans enthousiastes, son efficacité est loin d'être absolue, voire même démontrée; et si vos syphilitiques, par vous édifiés, demandent à être opérés, opérez-les, surtout si cette opération peut être utile au traitement d'une complication telle qu'un phimosis. Vos malades, à la suite de l'opération, reprendront un espoir consolateur, auront plus de temps pour s'accoutumer à l'idée de leur syphilis, et si plus tard celle-ci devient pour eux la cause d'un grave enuni, ils auront la consolation d'avoir tout tenté contre leur ennemie. N'obtiendriez-vous, du reste, que ce résultat d'avoir amené en quelques jours la disparition d'une plaie qui, abandonnée à elle-même, aurait persisté des semaines, ce serait encore un **grand** bénéfice pour certains malades que la contemplation de leur chancre plonge dans un état de désespoir capable d'éveiller des idées de suicide.

Mais ne pratiquez pas l'opération si, à côté du chancre, vous constatez la présence de lymphangite ou d'adénopathie syphilitiques; c'est là une contre-indication considérée comme absolue par la presque universalité des médecins, c'est la marque d'une infection déjà commencée par-dessus laquelle quelques opérateurs hardis comme Bumm, Rinecker, Weisflogg ont seuls osé passer, en complétant l'excision du chancre par l'ablation ou la destruction des ganglions malades.

Vous voyez dans quelles rares conditions je suis d'avis de tenter l'excision du chancre : chez des malades particulièrement démoralisés par leur syphilis ou ayant tout intérêt à faire disparaître rapidement leur chancre ; et encore faudra-t-il que le chancre soit récemment éclos ; qu'il ne s'accompagne pas de retentissement manifeste sur le système lymphatique, qu'il n'ait pas pris des dimensions considérables, que son ablation n'exige pas de grands délabrements : dans de telles conditions, vous pourrez intervenir, surtout si, en intervenant, vous pouvez combattre une complication telle qu'un phimosis ancien ou survenu à la suite du chancre.

Si le malade, instruit des avantages possibles de l'excision, vous la demande, je crois que vous pouvez la pratiquer sans hésitation, ne regardant pas comme grave une opération qui, avec les ressources de l'antisepsie moderne, n'est véritablement pas sérieuse, puisqu'elle est ordinairement suivie en quatre ou cinq jours d'une réunion immédiate et qu'elle amène la suppression d'une ulcération qui, abandonnée à son évolution naturelle, aurait duré des semaines.

En résumé, messieurs, en présence d'un chancre syphilitique, dans l'immense majorité des cas, la première, on pourrait dire la seule chose à faire, est l'hygiène, qui ici peut se résumer dans le mot propreté, antisepsie légère ou asepsie. Ce faisant, vous éviterez les complications, et l'ulcération pourra suivre tranquillement son évolution naturelle vers la guérison.

Quelques chancres volumineux et profondément ulcéreux se trouveront bien de l'emploi du traitement interne, de l'emploi simultané du mercure et de l'iodure, celui-ci pris à doses assez élevées, de 3 à 6 grammes par jour.

Le ganglion satellite du chancre ne doit pas être considéré comme une complication ; c'est le satellite fatal de l'ulcération

et pour lui, plus encore que pour elle, la résolution est la terminaison naturelle ; si quelquefois il arrive à s'enflammer, il suffira
généralement d'un peu de repos, de quelques applications émollientes pour faire tomber les phénomènes inflammatoires, et la
suppuration d'un ganglion syphilitique est chose tout à fait
exceptionnelle.

Les *syphilides secondaires* érosives disparaîtront presque toujours comme par enchantement sous la seule influence de soins
de propreté, lotions avec de l'eau légèrement alcoolisée ou phéniquée et emploi de la poudre d'oxyde de zinc ; les ulcéreuses
se trouveront bien de l'emploi de la poudre de salol ou d'aristol.

Les *syphilides tertiaires* ulcéreuses réclament à la fois le traitement interne mixte et le traitement externe : vous ferez
prendre à vos malades deux cuillerées à bouche de sirop de
Gibert par jour, une à midi, une le soir, de préférence au commencement des deux principaux repas pour assurer la tolérance
de l'estomac ; vous prolongerez ce traitement interne pendant
plusieurs semaines ; il sera bon de faire suivre son emploi de
celui du sirop iodotannique du docteur Vidal, dont voici la formule :

Iode..	1 gramme.
Tannin..	4 grammes.
Sirop de ratanhia...............................	50 —
Sirop de sucre	450 —

Vous pourrez, au lieu du sirop de Gibert, employer la solution recommandée par le docteur Besnier et que certains malades préfèrent et supportent plus facilement :

Liqueur de Van Swieten.........................	200 grammes.
Iodure de potassium............................	50 —
Eau distillée...................................	800 —

Le traitement interne exerce souvent une action des plus
manifestes et des plus avantageuses sur la marche des ulcérations
syphilitiques tertiaires et il peut quelquefois suffire pour en

17

amener la guérison rapide; mais ces ulcérations subissent d'une façon souvent extraordinaire l'action bienfaisante des topiques hydrargyriques et il ne faut jamais négliger d'employer ce mode de traitement qui, dans nombre de cas, hâte considérablement la guérison du malade.

Sur l'ulcération vous appliquerez une rondelle d'emplâtre de Vigo ou d'emplâtre rouge du docteur Vidal; en voici la formule :

Minium .... 2^{gr},50
Cinabre .... 1^{gr},50
Emplâtre diachylon .... 26 grammes.

Vous pourrez quelquefois vous contenter de l'emploi d'une pommade légèrement mercurialisée :

Vaseline .... 30 grammes.
Calomel 2   —

Certains malades se trouveront bien de la substitution des poudres excitantes, salol, iodol, aristol aux applications mercurielles.

Chancre simple.

Le traitement du chancre simple est essentiellement différent du traitement du chancre syphilitique.

Le chancre syphilitique constitue une lésion peu grave en elle-même, appelée à ne jamais prendre des proportions considérables; destiné à évoluer sans complications dans l'immense majorité des cas, il arrive fatalement et avec une rapidité relative à la guérison. Mais, derrière cette lésion locale bénigne par elle-même, une maladie générale grave évoluera, une infection profonde de l'économie se produira, quoique vous puissiez faire; l'excision elle-même, pratiquée dans les premières heures après l'apparition du chancre, sera, comme je vous l'ai dit, bien souvent au moins impuissante à prévenir l'infection. La cause des terreurs, que le chancre syphilitique nous cause, n'est pas dans la gravité d'une ulcération dont nous sommes appelés à devenir facilement maîtres et dont l'évolution naturelle est essentiellement bénigne; notre appréhension, à la vue d'un chancre syphilitique, est tout entière dans la crainte des accidents d'infection générale que nous savons pouvoir suivre le chancre.

Dans le chancre simple, les conditions sont absolument différentes : nulle altération générale de la santé, nulle infection de l'économie ne suivra son apparition ; nous ne craignons rien pour la constitution du malade ; mais des complications inflammatoires locales, suppuratives et gangreneuses, peuvent se produire facilement ; mais, grâce à la réinoculation facile du virus chancrelleux, grâce à sa virulence puissante, le chancre simple sèmera fréquemment, jettera autour de lui des rejetons ; au lieu de rester individu, unique et solitaire, comme le chancre syphilitique, il arrivera, comme disait Ricord, à créer une famille comptant des membres plus ou moins nombreux ; il arrivera à créer une colonie de chancres plus ou moins volumineux, se multipliant pendant un temps illimité par une série de réinocuculations successives. Le danger du chancre simple réside pour la plus grande partie dans sa virulence et dans ses réinoculations faciles.

En présence de ce danger, l'objectif thérapeutique naturel, poursuivi en tout temps par les médecins, a toujours été de détruire la virulence du chancre mou, de convertir la plaie virulente en plaie simple ; les moyens employés pour atteindre ce résultat ont beaucoup varié.

L'ablation du chancre par le bistouri, proposée par quelques médecins, est une très mauvaise opération ; il est toujours à craindre que le virus ne soit inoculé à la surface de la plaie pendant l'opération et que cette plaie ne devienne chancrelleuse dans toute son étendue. En pareil cas, au lieu d'un chancre petit, il se produirait un chancre aussi étendu que la plaie opératoire, beaucoup plus vaste par conséquent que le chancre initial ; l'opération aurait eu pour résultat de substituer un chancre vaste à un chancre petit. Que ce soit du reste pour vous un principe absolu d'éviter autant que possible les opérations sanglantes chez les malades atteints de chancres simples ; craignez de voir l'inoculation chancrelleuse se produire au niveau de la plaie et venir créer une complication sérieuse ; les ressources de l'antisepsie, dont nous disposons aujourd'hui, ont beaucoup diminué ce danger, mais il existe encore et il ne faut pas s'y exposer inutilement.

Pour obtenir la destruction du virus au niveau de la plaie chancrelleuse, tout en évitant de produire une plaie capable de subir la réinoculation, on recourt habituellement aux caustiques, soit au caustique actuel, soit aux caustiques potentiels. Pour arriver à un résultat favorable avec l'emploi des caustiques, il faut avoir soin d'atteindre tous les coins et recoins de la plaie dans toute leur profondeur; sinon, les parties, qui auraient échappé à la destruction, pourraient fournir un virus susceptible d'infecter à nouveau la plaie produite par le caustique; l'opération serait alors plus nuisible qu'utile. Pour assurer l'action complète des caustiques, il peut être bon de faire précéder leur emploi par un raclage de la surface malade pratiqué au moyen de la curette.

La destruction de la surface chancrelleuse au moyen du fer rouge, du thermocautère, du galvanocautère est une méthode fort active; mais elle entraîne des délabrements étendus, elle est douloureuse, effrayante et redoutée des malades. Le docteur Apostolia recommandé l'électrolyse, mais c'est encore un procédé douloureux, même en employant les anesthésiques locaux. En général, on accorde la préférence aux caustiques chimiques sur le cautère actuel.

Ricord employait habituellement le *caustique carbosulfurique* qu'il considérait comme d'une merveilleuse efficacité et à l'abri de tout reproche. Ce caustique se compose d'acide sulfurique uni à la poudre de charbon végétal dans les proportions nécessaires pour former une pâte demi-solide. Cette pâte, appliquée sur les chancres, ne tarde pas à se dessécher et à former une sorte de croûte noire qui reste adhérente aux tissus, qui fait, pour ainsi dire, corps avec eux et ne tombe que plusieurs jours après son application, dans le cours du second septénaire en général. Lors de sa chute, la plaie qu'elle laisse à découvert n'est plus qu'une plaie simple, exempte de toute virulence, analogue, en un mot, à l'ulcération qui suit la séparation d'une eschare vulgaire, et que la cicatrisation ne tarde pas à envahir. Quelquefois même, le travail réparateur est presque complètement achevé lorsque la croûte se détache, et il n'est pas rare de trouver au-dessous une cicatrice déjà formée.

Le caustique carbosulfurique est d'une application fort douloureuse; mais la douleur qu'il provoque est inférieure de beaucoup à celle que produit l'acide azotique ou le fer rouge; elle se montre aussi moins persistante que celle qui accompagne les applications de pâte de Vienne.

C'est un caustique profond qui, comme le chancre, a son rayonnement périphérique d'activité destructive... Du jour au lendemain, c'est fait du chancre et de sa spécificité virulente; le chancre est tué sur place et ce qui lui succède c'est une plaie simple, sans virulence, sans spécificité, une ulcération vulgaire qui, n'ayant plus de cause d'entretien, n'ayant plus de raison d'être, marche rapidement à la cicatrisation. Mais pour obtenir du moyen tout ce qu'on est en droit d'en attendre, il faut l'employer dans toute sa rigueur; pas de cautérisation superficielle, qui effleure le chancre, qui ébarbe l'ulcère; ce que vous devez produire, c'est une cautérisation énergique et profonde, c'est une destruction!

Vous voyez dans quels termes, Ricord a exposé les avantages et les inconvénients du caustique carbosulfurique, moyen d'action énergique dont le défaut est de constituer déjà une véritable petite opération chirurgicale.

M. Diday donne la préférence à la pâte de chlorure de zinc, dite pâte de Canquoin.

Les chancrelles étant bien abstergées, non saignantes, on y applique un morceau de pâte de Canquoin. L'épaisseur de ce morceau est de 1 à 3 millimètres. La largeur dépend de la forme et des dimensions du chancre. Si l'ulcère est arrondi, on taille un disque qui, autant que possible, ait exactement le même diamètre. Si, au contraire, il est irrégulier, il est plus sûr et plus expéditif de mettre d'abord au centre un morceau de pâte

qui en couvre la plus grande partie, puis de parfaire la cautérisation au moyen de petits fragments de pâte de Canquoin mis
à côté du principal ; il vaut mieux multiplier, autant que de besoin, les petits morceaux que de s'attacher à en faire un seul
exactement de même forme que l'ulcère.

Quand l'ulcère est creux, ayez soin d'y mettre un cône plutôt
qu'une lame de Canquoin et de bien le pousser jusqu'au fond.

A la verge, on fixe la pâte au moyen d'une bandelette de diachylon, qu'on applique par son plein et dont les chefs, croisés
de l'autre côté du membre, sont ensuite ramenés de manière à
avoir fait un peu plus de deux tours. Dans toute autre région,
on laisse tomber sur la pâte quelques gouttes de collodion.

Au bout d'une heure et demie, deux heures, deux heures et
demie au plus (temps pendant lequel il n'y a que très peu de
douleur) on enlève le diachylon ou on dissout le collodion avec
de l'éther. Les morceaux de pâte se détachent alors très facilement ; et on se trouve en face d'une eschare sèche dans toute
son étendue. S'il restait en dehors de l'eschare un point en suppuration, c'est que la cautérisation aurait été incomplète et il
faudrait immédiatement y appliquer à nouveau du caustique.

Dès le deuxième jour, l'eschare s'entoure d'un cercle suppurant. Ce cercle s'agrandit graduellement ; enfin, l'eschare devient
vacillante et tombe vers le sixième jour, laissant à sa place une
plaie de bonne nature marchant vite et franchement vers la
cicatrisation.

La destruction du chancre par les caustiques est toujours une
opération sérieuse et partant inapplicable dans nombre de cas ;
elle est sujette à des contre-indications nombreuses.

La perte de substance qu'elle entraîne après elle, la cicatrice
qui en est la conséquence la rendent absolument impraticable
dans le traitement d'un certain nombre de chancres, tels que
ceux du méat, de l'urèthre.

En cas de chancres multiples, si ceux-ci ne peuvent être tous
atteints à la fois, il y a lieu de s'abstenir de toute opération ; la
plaie, consécutive à l'eschare, courrait risque de subir une nou-

velle inoculation chancrelleuse au contact du pus fourni par les chancres non détruits.

Quand le chancre déjà ancien approche de l'époque de sa cicatrisation, il vaut mieux éviter au malade les douleurs et les délabrements d'une telle opération.

Pour quelques chancres enfin, à cause de leur forme irrégulière, de leur siège (chancres sous-préputiaux chez un malade atteint de phimosis), l'application de la méthode risquerait d'être incomplète ou même elle est tout à fait impraticable.

En tenant compte des contre-indications que présente le traitement du chancre simple par les caustiques, les malades sont nombreux chez lesquels ce mode de traitement ne peut être appliqué et pour qui on doit recourir à des pansements moins énergiques, dont les uns seront des pansements humides, dont les autres consisteront dans l'emploi de poudres sèches.

Le tartrate ferricopotassique aurait, d'après Ricord, quelque chose de véritablement spécifique dans son action sur le chancre rongeur, à tendance envahissante, c'est l'ennemi né du phagédénisme. Les ulcérations sont pansées avec de la charpie imbibée du liquide suivant :

Eau distillée.................................... 200 grammes.
Tartrate ferricopotassique..................... 30 —

Les malades peuvent prendre trois cuillerées à bouche par jour d'une semblable solution.

Les attouchements du chancre avec le chlorure de zinc liquide sont un très bon mode de pansement; ils ne sont pas très douloureux et enlèvent rapidement à l'ulcération sa virulence; le chlorure de zinc liquide limite son action aux surfaces ulcérées ; il n'attaque pas les surfaces encore recouvertes de leur épithélium. M. Mauriac recommande de faire les attouchements au chlorure de zinc tous les quatre jours et, dans l'intervalle, de pratiquer des lotions avec le vin aromatique.

M. Diday, le professeur Fournier recommandent l'emploi d'une solution de nitrate d'argent. Voici la formule de la solution employée par le célèbre chirurgien de l'Antiquaille :

```
Eau distillée.................................  20 grammes.
Nitrate d'argent.............................  8 décigrammes.
```

Le professeur Fournier se sert d'une solution à 3 p. 100, qu'il considère comme un topique excellent, surtout pendant les périodes de début et d'augment.

Le chancre est recouvert d'un tampon de coton hydrophile trempé dans la solution ; le pansement est renouvelé trois fois par jour.

Quand le chancre est entré dans la voie de la réparation, quand la plaie se recouvre de bourgeons de bon aspect, on se contente de toucher trois fois par jour le chancre avec un pinceau trempé dans la solution et on le recouvre d'un morceau d'ouate sèche.

Avec ce traitement, le chancre simple guérit dans un espace de trois à six semaines. Le pansement a le grand inconvénient de faire des taches sur les doigts et sur le linge.

Comme pansements antiseptiques, on a encore recommandé l'eau oxygénée ; les solutions de chloral, de liqueur de Labarraque au quart. On peut en rapprocher les solutions au jus de citron et à l'acide citrique recommandées par MM. Rollet et Mauriac, et dont voici les formules :

```
Eau...................................  20 grammes.
Jus de citron.........................   6    —
Laudanum..............................   3    —
Acétate de plomb liquide..............   4    —
                                           (ROLLET.)
```

ou

```
Eau...................................  30 grammes.
Acide citrique........................   3    —
Acide chlorhydrique...................   3    —
Perchlorure de fer....................   3    —
                                           (MAURIAC.)
```

Dans ces dernières années, un certain nombre de médicaments ont été signalés comme exerçant une action particulièrement heureuse sur le chancre simple; parmi eux, il convient de mentionner en premier ligne l'iodoforme.

Ce médicament paraît mériter dans beaucoup de cas la réputation qu'on lui a faite; il contribue à faire disparaître rapidement le pouvoir virulent du chancre; il en hâte la cicatrisation; malheureusement son odeur insupportable et trop révélatrice le rend inapplicable pour beaucoup de malades. Un certain nombre de mélanges ont été prônés comme susceptibles d'enlever à l'iodoforme son odeur; en voici quelques-uns :

	Iodoforme porphyrisé........................	2 parties.
	Café pulvérisé.............................	1 partie.
ou		
	Iodoforme	10 parties.
	Acide phénique............................	1 partie.
ou		
	Iodoforme	10 grammes.
	Acide phénique	5 centigr.
	Essence de menthe........................	1 ou 2 gouttes.
ou		
	Iodoforme	15 grammes.
	Camphre..................................	5 —
	Essence de menthe	2 gouttes.
ou		
	Iodoforme................................	5 grammes.
	Essence de roses..........................	2 gouttes.
ou		
	Iodoforme................................	5 grammes.
	Coumarine................................	1 gramme.
ou		
	Iodoforme.................................	
	Poudre de quinquina......................	Parties égales.
	Benjoin pulvérisé..........................	
	Carbonate de magnésie saturé d'ess. d'eucal.....	

L'iodoforme a été encore associé au goudron (5 à 10 p. 100), à l'essence d'eucalyptus, etc. Toutes ces substances atténuent grandement, suppriment quelquefois l'odeur de l'iodoforme au moment où elles viennent d'être mélangées avec lui; mais l'odeur de ce dernier ne tarde pas à prendre le dessus et nous ne possédons vraiment pas de substance qui parvienne à lui faire perdre complètement et pour toujours ce défaut; ce médicament reste jusqu'à présent d'une activité incontestable, mais inapplicable dans la plupart des cas à cause de son odeur par trop pénétrante.

J'ai essayé à plusieurs reprises le naphtol camphré, ce puissant modificateur des plaies dont le professeur Bouchard nous a fait connaître le mode d'emploi et les vertus. La muqueuse préputiale paraît peu tolérante pour ce médicament dont l'emploi a toujours été suivi entre nos mains de phénomènes violents de réaction, de gonflement, d'œdème du prépuce capables d'amener le phimosis inflammatoire.

L'iodol, le salol peuvent remplacer l'iodoforme; ils n'en ont pas les inconvénients olfactifs, mais leur action est un peu moins puissante; l'aristol est peut-être appelé à prendre le pas sur tous ces médicaments.

L'acide salicylique compte des défenseurs ardents, Hasted-Boyland en Amérique, Fienza en Italie, Wagner en Allemagne, Autier en France; il s'emploie pur, mélangé avec d'autres poudres, dissous dans l'alcool ou dans la glycérine. Voici quelques-unes des principales formules sous lesquelles il est ordonné :

	Acide salicylique...............	1 gramme.
	Talc ou amidon..................	9 grammes.
ou		
	Acide salicylique...............	$1^{gr},50$
	Alcool.........................	3 grammes.
	Axonge.........................	15 —
ou		
	Acide salicylique...............	1 gramme.
	Alcool à 60°....................	15 grammes.
ou		
	Acide salicylique...............	2 grammes.
	Glycérine......................	100 —

L'acide salicylique employé pur est très douloureux, provoque une inflammation vive et est souvent suivi de la formation d'une eschare; il constitue un procédé de destruction analogue aux caustiques chimiques; son emploi ne doit pas être prolongé plus de vingt-quatre heures; les poudres étendues, solutions, pommades agissent plutôt comme antiseptiques.

La résorcine, vivement recommandée par Mannino, a pour défenseurs en France, MM. Leblond et Jullien; le premier surtout a obtenu d'excellents résultats de l'emploi de ce médicament, qui, moins caustique que l'acide salicylique, peut être employé à l'état de pureté ou mélangé à des poudres indifférentes, en solutions ou en pommades.

Le docteur Leblond saupoudre chaque matin le chancre avec la poudre de résorcine jusqu'à ce que la plaie soit devenue, de grisâtre, rosée et couverte de bourgeons charnus de bonne nature, ce qui demande en général cinq ou six jours; on fait alors les pansements avec une solution de résorcine à 5 p. 100; la cicatrisation se complète rapidement.

Il est rare que les ganglions se prennent au cours d'un pareil pansement.

L'application de la résorcine ne donne qu'une cuisson facilement supportée.

Mon savant maître de l'hôpital Saint-Louis, le docteur Vidal a montré que l'acide pyrogallique agit d'une façon très active pour détruire la virulence du chancre simple : il l'emploie ordinairement sous forme de pommade au dixième ou au cinquième. La douleur provoquée par le pansement est très modérée et ne se prolonge que pendant quelques minutes ; la réaction inflammatoire est fort peu intense ; l'action caustique se limite aux tissus malades. Deux ou trois pansements suffiront ordinairement pour enlever à l'ulcération sa virulence et pour que la cicatrisation s'opère avec rapidité comme celle d'une plaie simple, sous l'influence d'un pansement consécutif à l'iodoforme ou à l'acide salicylique.

Le docteur Bottey n'aurait pas obtenu des résultats constants de l'emploi de l'acide pyrogallique et aurait même constaté quelques inconvénients à ce médicament : douleurs violentes, complications inflammatoires ; il est juste de remarquer que ce médecin ordonnait l'acide pyrogallique en solution ou sous forme de poudres.

Le docteur Terrillon préconise la formule suivante :

Amidon	40 grammes.
Vaseline	120 —
Acide pyrogallique	40 —

Le docteur Aubert a recommandé un traitement basé sur la propriété qu'ont les températures élevées de détruire la virulence du chancre simple : le célèbre médecin lyonnais a montré, j'ai déjà eu occasion de vous le dire, qu'en élevant la température du pus chancrelleux à une température de 42° ou en le maintenant pendant dix-huit heures à des températures variant aux environs de 37 à 38°, on lui enlevait toute virulence ; son inoculation reste sans résultat et ne provoque plus le développement d'un nouveau chancre simple. Un traitement basé sur cette découverte a été préconisé par le docteur Aubert et par mon regretté collègue Martineau et son élève Lormand, c'est celui par les bains chauds prolongés.

Le docteur Aubert a pu maintenir les malades pendant huit à dix heures dans un demi-bain à 40° ; la température générale du malade s'est élevée à 39°,5.

Martineau et Lormand plaçaient des malades dans une quantité d'eau juste suffisante pour que la moitié inférieure du corps fût seule dans le bain ; des compresses froides étaient appliquées sur la tête ; des cordiaux étaient administrés de loin en loin. De tels bains demandent que les malades soient surveillés soigneusement pendant toute la durée du bain ; mais ils sont en général bien supportés et suivis d'une amélioration rapide. Plus d'une fois, il a été permis de constater la perte de virulence du chancre après un seul bain.

Malgré ce que de pareils bains ont de théoriquement rationnel, malgré les résultats heureux qu'ils ont donnés dans quelques cas, il est à craindre que les difficultés de leur application ne les empêche pendant longtemps encore de pénétrer dans la pratique courante.

A côté des pansements qui paraissent efficaces dans le traitement du chancre simple, je dois vous en signaler quelquesuns qui semblent mal supportés par certains malades ; c'est ainsi que le professeur Fournier déclare avoir vu plus d'une fois les attouchements avec le crayon de nitrate d'argent produire de mauvais effets : depuis Ricord, il est reconnu que nom-

bre de chancres simples retirent un résultat plutôt malheureux
que favorable des pansements faits avec les corps gras, principalement de l'emploi des pommades mercurielles.

Le pansement habituellement employé dans notre service
diffère quelque peu de ceux que je viens de vous énumérer : depuis plusieurs années, j'emploie pour le traitement du chancre
simple une solution alcoolique d'acide phénique ainsi for-
mulée :

> Alcool à 90°..................... 10 parties.
> Acide phénique cristallisé........ 1 partie.

Je touche la surface de l'ulcération avec un pinceau trempé
dans cette solution ; quand la surface du chancre est très irrégulière, on peut faire précéder le lavage à l'acide phénique par le
raclage de la plaie.

Au début, nous craignions qu'une solution aussi forte d'acide
phénique ne fût caustique pour la peau et les muqueuses environnantes. Nous avions grand soin qu'aucune partie du liquide
ne se répandît sur les tissus sains limitrophes ; aujourd'hui, par
l'usage, nous sommes devenus beaucoup plus hardis ; nous
avons pu constater que la peau, et surtout les muqueuses du
gland et du prépuce, supportent sans inconvénient le contact
de la solution phéniquée au dixième ; aussi, maintenant, quand
nous pansons un chancre simple, nous ne nous préoccupons
plus ou nous nous préoccupons fort peu de surveiller s'il coule
du liquide sur les tissus environnants ; ce que nous cherchons
surtout, c'est à assurer la pénétration du liquide dans tous les
coins et recoins de la plaie.

Après trois années d'expérience, je crois pouvoir dire sans
hésitation que la solution d'acide phénique est à la fois une
médication très active et une médication inoffensive ; qu'elle
modifie très puissamment la marche de l'affection sans qu'on ait
à redouter d'elle le moindre inconvénient pour les tissus sains
avoisinants. L'attouchement lui-même n'est pas très douloureux ; il semble que le malade profite quelque peu des propriétés
anesthésiques de l'acide phénique.

Le lendemain, le surlendemain du jour où on a touché un chancre simple avec la solution phéniquée, on voit la surface de celui-ci perdre son aspect tomenteux, sa coloration gris jaunâtre et prendre une teinte rosée; dépouiller son aspect de plaie de mauvaise nature pour revêtir celui d'une plaie de bonne nature et bientôt l'ulcération marche vers la guérison comme une plaie simple; la cicatrisation se produit en quelques jours; le chancre simple a manifestement perdu sa virulence au contact de l'acide phénique.

Après l'attouchement à l'acide phénique, nous employons souvent le salol pour panser la petite plaie, mais les bons effets du traitement ne sont pas dus à ce pansement; car, comme nous l'avons essayé souvent, il suffit, après l'attouchement avec l'acide phénique, de maintenir la plaie propre pour la voir marcher rapidement vers la guérison, sous un simple pansement avec du coton hydrophile trempé dans de l'eau légèrement alcoolisée, ou dans du vin aromatique. Le chancre simple, touché à l'acide phénique, se cicatrise à peu près aussi vite que celui qui est traité par des modificateurs énergiques; c'est bien là la meilleure preuve que la solution phéniquée lui a fait perdre toute virulence.

Un seul attouchement suffit généralement pour obtenir le résultat recherché; cependant, quand le chancre est très étendu, très irrégulier, très anfractueux, j'en touche, deux ou trois matins de suite, la surface avec la solution phéniquée, pour bien m'assurer qu'aucun point n'a échappé à l'action du liquide et que le virus a été atteint dans tous ses retranchements.

La solution phéniquée me paraît posséder, pour la destruction du virus chancrelleux, une activité au moins aussi grande que celle des cautérisations énergiques avec le cautère actuel et les caustiques chimiques; elle est d'une application beaucoup plus facile, beaucoup moins douloureuse et beaucoup moins effrayante pour les malades; elle ne produit pas les délabrements qui suivent les grandes cautérisations; elle est applicable à tous les chancres, non seulement à ceux que vous pouvez voir, mais même à ceux que vous ne pouvez découvrir, aux chancres sous-préputiaux accompagnés de phimosis, comme j'aurai l'occasion de vous le dire à propos du phimosis.

Les grandes cautérisations constituent la médication par excellence du chancre simple, puisqu'elles permettent de détruire instantanément le virus ; mais elles subissent un nombre considérable de contre-indications qui restreignent beaucoup leur application. Elles ne peuvent guère s'employer qu'en cas de chancres récents et peu étendus, sont ordinairement contre-indiquées en présence de chancres quelque peu anciens, de chancres multiples, de chancres sous-préputiaux ou du méat, etc. ; la solution alcoolique d'acide phénique ne subit aucune de ces contre-indications : sa fluidité considérable lui permet de pénétrer dans toutes les anfractuosités de la plaie, peut-être même de poursuivre le virus dans les couches superficielles du tissu cellulaire; si vous me permettiez d'employer le langage de nos anciens, je vous dirais que c'est un médicament subtil, capable de poursuivre le virus dans ses derniers refuges.

Voici, messieurs, en quels termes je vous résumerai la conduite que je vous conseille de tenir en présence d'un chancre simple : éviter de tirer sur le pansement s'il en a déjà été pratiqué un et s'il est adhérent, le détacher par des lavages répétés.

Éviter de frotter la plaie en vue de la nettoyer; éviter de la presser, d'en tirailler les bords; éviter, en un mot, tout ce qui pourrait la faire saigner; ce sont soins délicats, dont M. Diday a montré l'importance : faire saigner la plaie, c'est exposer le malade au bubon.

Laver la plaie avec de l'eau légèrement phéniquée ou mieux encore avec une solution faible de sublimé.

Toucher avec grand soin toutes les anfractuosités de la plaie avec un pinceau trempé dans la solution d'acide phénique au dixième.

Panser ensuite avec la poudre de salol ou d'aristol, au besoin l'iodoforme ou une solution antiseptique, eau phéniquée ou alcoolisée, coaltar saponiné, etc.

L'attouchement avec la solution phéniquée peut être répété

deux ou trois jours de suite, pour qu'on soit plus sûr d'obtenir la destruction de toute virulence.

Il est quelques chancres dont le traitement demande des attentions particulières. En cas de chancres du limbe, il faut éviter de faire décalotter le malade pour ne pas agrandir les ulcérations déjà existantes, pour ne pas produire de nouvelles fissures en faisant franchir la masse volumineuse du gland par un anneau dépourvu de souplesse.

En cas de phimosis, suivant que l'ouverture du prépuce sera plus ou moins grande, vous introduirez plusieurs jours de suite le matin jusqu'au fond du sillon balano-préputial un pinceau trempé dans la solution alcoolique d'acide phénique ou vous pousserez avec une petite seringue et un tube de caoutchouc, une certaine quantité de la même solution ; dans le courant de la journée, vous ferez faire entre le prépuce et le gland des injections avec une solution de résorcine à 4 pour 100, ou bien encore avec de l'eau additionnée d'hypochlorite de soude, de la liqueur de Labarraque, de coaltar saponiné.

Les chancres du méat seront touchés à l'acide phénique et saupoudrés de poudre de salol ; il faudra éviter de pousser des injections, d'introduire des sondes médicamenteuses, qui auraient souvent pour résultat d'amener des inoculations profondes ; tout chancre, situé trop profondément dans l'urèthre pour échapper à notre vue, se trouvera souvent mieux d'être abandonné à lui-même que d'être traité à l'aveugle.

L'*herpès* se répare habituellement en quelques jours par de simples soins d'hygiène ; quelques lotions avec de l'eau blanche ou de l'eau alcoolisée, un peu de poudre de bismuth, d'amidon ou d'oxyde de zinc suffisent à amener la cicatrisation. Si le processus ulcéreux était accusé outre mesure et si la cicatrisation tardait à se produire, on pourrait, suivant le conseil de Diday, panser la surface de la plaie avec un bourdonnet de charpie imbibé de la solution suivante :

Eau distillée...................... 18 grammes.
Nitrate d'argent................. 50 centigr.

ou avec

Glycérine.......	20 grammes.
Tannin......................	1 gramme.

Les poudres de salol, d'iodol, d'aristol sont d'un emploi facile et d'une activité marquée.

Le professeur Leloir recommande vivement l'emploi des solutions alcooliques dans le traitement de l'herpès en général.

Les malades atteints d'herpès génital récidivant éviteront les alimentations excitantes, les fatigues excessives; ils devront pratiquer la constance dans les rapports, puisque, vous vous le rappelez sans doute, le changement de gîte est une cause fréquente d'apparition de l'herpès.

La pratique, longtemps prolongée, de la médication arsenicale, parfois celle de la médication alcaline, a paru retarder dans quelques cas l'apparition des crises.

Le traitement par les eaux sulfureuses, particulièrement par celles d'Uriage, est le traitement dont l'efficacité est incontestablement la plus grande; il compte à son actif nombre de guérisons.

La *balanite pustulo-ulcéreuse* se trouve mieux des attouchements avec la solution alcoolique d'acide phénique au dixième que de l'emploi des solutions de nitrate d'argent; il semble, bien que je ne vous donne pas ce précepte comme absolu, que les ulcérations qui ont atteint le derme subissent, en général, meilleure influence des solutions phéniquées que des solutions de nitrate d'argent; celles-ci seraient préférables dans les érosions superficielles. Après l'attouchement avec l'acide phénique, on saupoudrera les ulcérations avec la poudre d'oxyde de zinc ou avec le salol.

La *balanite circinée* sera traitée par les attouchements avec la solution de nitrate d'argent au cinquantième, le malade fera en outre des lotions avec une solution faible de sublimé et des pansements avec la poudre d'oxyde de zinc.

18

Contre les *balanites simples*, on emploiera les lotions avec l'eau blanche, avec la décoction de racine de guimauve, les poudres de bismuth, d'amidon, d'oxyde de zinc.

La *balanite diabétique* exige le traitement général du diabète, dont elle est une des manifestations.

Le traitement du *phimosis inflammatoire*, qui accompagne les ulcérations et les inflammations du gland, demande de la part du médecin, une grande surveillance, une certaine décision, parfois une véritable énergie.

Dans la plupart des cas, dans les phimosis qui accompagnent le chancre syphilitique, la blennorrhagie et certaines balanites simples herpétiques ou érosives, quelques injections antiseptiques pratiquées entre le prépuce et le gland viendront rapidement à bout de l'affection. J'ai l'habitude d'employer en pareil cas, une solution de résorcine à 4 pour 100; les injections avec la liqueur de Labarraque étendue, avec l'eau phéniquée ou alcoolisée conduisent au même résultat, mais leur action m'a paru moins rapide et plus irritante.

Si l'inflammation est vive, le résultat du traitement sera facilité par l'emploi simultané de bains dans la décoction de racine de guimauve, par l'application de compresses trempées dans la même décoction ou dans l'eau blanche; le malade aura soin de maintenir la verge relevée pour faciliter la circulation veineuse et diminuer l'œdème.

Sous l'influence d'un pareil traitement, les balanites simples s'éteignent rapidement; si elles se prolongent ou si elles sont très intenses il sera bon de passer, entre le prépuce et le gland, un pinceau trempé dans une solution de nitrate d'argent au cinquantième.

Quand je suppose l'existence de chancres simples, je fais faire plusieurs fois par jour des injections sous-préputiales avec une solution de résorcine à 4 p. 100, et je passe chaque matin, entre le prépuce et le gland, un pinceau trempé dans la solution alcoolique d'acide phénique au dixième.

Quand la tension est extrême; quand le pus, qui s'écoule par le limbe, est d'odeur fétide, mélangé de détritus sanieux et de sang, surtout s'il renferme des gouttelettes huileuses (Ricord, Mauriac, Horteloup); quand la peau devient violacée; quand, en un mot, la gangrène est là, sinon commencée, tout au moins menaçante, tous les médecins sont d'accord qu'il ne faut pas perdre de temps, toute minute d'attente pourrait coûter fort cher au malade; il faut fendre le prépuce sur sa face supérieure depuis le limbe jusqu'au cul-de-sac balano-préputial; vous arriverez ainsi à prévenir la gangrène, si elle n'est pas commencée; à l'arrêter facilement, si elle était déjà commencée; vous aurez sauvé votre malade de la complication grave qui le menaçait, la perte partielle ou totale du gland.

La crainte d'une inoculation chancrelleuse sur les lèvres de l'incision ne doit pas vous arrêter en pareil cas; vous aurez raison de prendre toutes les précautions antiseptiques pour la prévenir; mais, comme je vous l'ai dit déjà, le travail gangreneux aura habituellement chez de tels malades, enlevé à tous les chancres simples leurs propriétés virulentes, et il ne restera plus sous le prépuce de virus chancrelleux capable d'amener une réinoculation au niveau des incisions que vous pourrez faire.

Dans ces derniers temps, j'ai pu obtenir, au moyen des injections sous-préputiales phéniquées, la chute rapide des phénomènes inflammatoires et la cessation du phimosis chez des malades, chez qui la gangrène du prépuce était imminente, pour qui l'incision du prépuce nous eût semblé nécessaire, si nous n'avions disposé que des moyens ordinaires de traitement. Chez quelques-uns de ces malades, nous pûmes constater, après cessation du phimosis, un degré plus ou moins prononcé de gangrène du gland, certainement antérieur au moment où nous avions institué le traitement phéniqué, et arrêté par celui-ci, dans son développement. Nous avons, par notre traitement, diminué la durée des soins nécessaires au malade; nous lui avons évité une opération qui est toujours suivie de la production d'un jabot disgracieux dont les malades vous demandent presque tous, après leur guérison, de corriger la difformité par une opération supplémentaire. Voici une des observations recueillies par mon interne M. Berdal.

GANGRÈNE DU GLAND. — *Guérison par l'acide phénique au dixième sans incision du prépuce.*

Gustave L......, âgé de dix-sept ans, marchand forain, entré à l'hôpital du Midi, le 6 août 1890, salle 8.

Ce jeune homme possède un passé absolument vierge au point de vue vénérien. Son prépuce, de dimensions normales, était, avant sa maladie, assez large pour pouvoir être facilement ramené en arrière du gland.

Il voit une femme pour la première fois, le 17 juillet 1890 et n'éprouve aucun malaise jusqu'au 20 juillet. Ce jour-là il se trouve simplement gêné par une sensation douloureuse siégeant au niveau du gland. Il n'a pas l'occasion d'examiner sa verge (le malade est très surveillé par son père) mais il remarque sur sa chemise quelques taches de pus. Ces troubles s'aggravent rapidement, la douleur devient intense, la marche difficile ; le phimosis se produit le 1er août ; le malade se plaint alors à son père sans toutefois avouer la cause de son mal. On le fait mettre au lit et on lui donne une légère purgation. C'est le 6 août seulement que le malade fait des aveux complets et vient à l'hôpital du Midi.

Au moment où nous voyons le malade, la verge présente une augmentation de volume considérable, surtout marquée du côté droit. A ce niveau se trouve une légère saillie facilement appréciable à la vue. L'organe entier présente une coloration rouge, luisante, érysipélateuse. Par l'orifice rétréci du prépuce s'écoule un liquide roussâtre, d'odeur infecte, mélangé de débris noirâtres, constitués par des fragments de tissu sphacélé et par des caillots sanguins. (Le malade a eu une légère hémorrhagie la nuit précédente.) Quand on essaye de presser la verge du malade, celui-ci se plaint si vivement qu'il est impossible de prolonger l'examen. En outre de ces troubles locaux, le malade présente un état général peu satisfaisant : il est pâle, fatigué, et éprouve une certaine répugnance pour les aliments. (On a négligé de prendre la température.)

Le 6 août, à dix heures, nous faisons un grand lavage sous-préputial avec de l'eau boriquée à saturation, de façon à nettoyer la cavité glando-préputiale ; puis, par la même sonde, injectons une solution d'acide phénique au dixième. L'opération ne se fait pas sans difficulté, en raison de la douleur qu'éprouve le jeune malade. Nous la recommençons le soir même, mais avec infiniment moins de peine, les tissus étant déjà moins distendus et moins douloureux. La rougeur elle-même a diminué. Dans l'intervalle des deux lavages, le malade fait des injections avec de la résorcine à 4 p. 100.

Le 7 août, au matin, une détente considérable s'est produite : la douleur et le gonflement ont diminué, l'écoulement est moins abondant et franchement purulent.

On continue le traitement institué le premier jour ; et les jours suivants l'amélioration s'accentue de plus en plus, l'écoulement est peu abondant, la douleur à peu près nulle, et, le 13 août, le malade commence à décalotter. On cesse l'acide phénique et on continue les injections de résorcine.

Le 16 août, on peut découvrir le gland dans toute son étendue. On trouve, alors, une perte de substance considérable située sur le côté droit du gland dont le tissu est détruit, à ce niveau, jusqu'au canal de l'urèthre et jusqu'aux corps caverneux. En arrière, cette perte de substance, dont la surface bourgeonne comme une plaie de bonne nature, s'étend sous le fourreau de la verge dans une étendue de cinq ou six millimètres. L'écoulement purulent a disparu, mais, au moment où nous examinons le malade pour la dernière fois, nous remarquons qu'une certaine quantité d'un liquide clair s'est accumulé dans la cavité glando-préputiale. Nous nous proposions de rechercher, le lendemain, s'il n'y aurait pas une petite perforation du canal, au niveau du prolongement que l'ulcération envoie sous le fourreau ; mais, le malade ayant quitté l'hôpital dans la journée, nous n'avons pas pu vérifier cette hypothèse.

Sous l'influence des injections sous-préputiales d'acide phénique, les phénomènes inflammatoires les plus graves s'amendent presque immédiatement, et l'application de ces injections au traitement des phimosis inflammatoires chancrelleux avec menace de gangrène, et des gangrènes du gland en général, me paraît une des applications les plus efficaces de la méthode antiseptique au traitement des affections génitales.

TABLE DES MATIÈRES

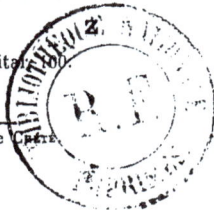

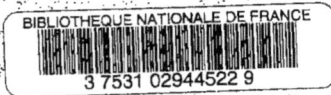

8536-91 — Corbeil. Imprimerie Crété.

www.ingramcontent.com/pod-product-compliance
Lightning Source LLC
Chambersburg PA
CBHW070248200326
41518CB00010B/1727